Dr. Ludwig Büchner

Physiologische Bilder

Dr. Ludwig Büchner

Physiologische Bilder

ISBN/EAN: 9783741177668

Manufactured in Europe, USA, Canada, Australia, Japa

Cover: Foto ©Lupo / pixelio.de

Manufactured and distributed by brebook publishing software
(www.brebook.com)

Dr. Ludwig Büchner

Physiologische Bilder

Herz
Blut
me und Leben
Zelle . .
und Lunge
Chloroform

Das Herz.

Es liegt ein Meer von Lust und Qual,
Von Wonnen und von Sorgen,
Von Freuden, Leiden ohne Zahl
Im Herzen tief verborgen.

H. Steinheuer.

Das Herz! — Welch' wichtiges, oftgenanntes Wort! Welcher Reichthum von Gedanken, Anschauungen, Empfindungen drängt sich bei seiner Nennung vor unsern Geist, welche Fülle von Erinnerungen läßt es in uns rege werden! Hat es einen Moment unsers Daseins gegeben, bei dem es nicht in irgend einer Weise betheiligt gewesen? Haben wir nicht mit dem Herzen geliebt, geweint, gehofft und — gehaßt? Haben wir nicht seinen Namen unzähligemal ausgesprochen, um zu zeigen, was in den verschiedensten Lagen des Lebens unser Inneres bewegte?

Und haben uns doch so selten oder nie die Frage vorgelegt, was denn dieses wichtige, in unserm ganzen Sein eine so große Rolle spielende Ding eigentlich sei? Und in der That ist die Antwort auf diese Frage nicht so leicht, als es auf den ersten Anblick scheinen mag. Denn wie unendlich verschieden fällt dieselbe aus, je nach dem Standpunkte desjenigen, an den wir die Frage richten!

Fragen wir den Dichter, der gewiß ein Recht hat, gefragt zu werden, da das Herz in seinen Dichtungen eine der ersten, wenn nicht die erste Rolle spielt, so wird er uns antworten, daß das Herz der erste und letzte Inbegriff alles Schönen und Erhabenen, daß es der Sitz der Liebe und aller edlen Empfindungen sei, welcher die Menschenbrust fähig ist, und daß nicht bloß Lust und Freude, sondern auch jede Art von Trauer und Wehe in ihm versammelt sind. Aus seinem eignen Herzen läßt er, wie er sagt, bald Töne des höchsten Entzückens, bald solche des Schmerzes, der Wehmuth oder Sehnsucht hervorströmen; mit einem „starken" oder „edlen" Herzen begabt er seine Helden, mit einem „fühlenden" Herzen seine sinnigen Frauengestalten; an einem „kranken" oder „gebrochenen" Herzen läßt er Liebende oder Kummervolle zu Grunde gehen. Ohne das Herz gibt es nach ihm weder Poesie, noch Menschenwürde, und er bedenkt sich schließlich nicht, das kleine lebendige Ding geradezu für das Größte und Bedeutendste auf Erden zu erklären.

Im unermeßlichen Weltsysteme
Die schönste Perle der Natur,
In ihrem Strahlendiademe
Der reichste Demant in der Schnur,

Das höchste Wunder unter allen,
Das Meisterwerk in Raum und Zeit,
Das ist das Herz in seinem Wallen,
Das Herz in seiner Trunkenheit.

(Schmidt von Lübeck.)

Fragen wir dagegen den Anatomen, den Physiologen, was denn dieses vielgenannte, vielbewunderte Herz eigentlich sei, so erhalten wir die trockne Antwort: „Ein hohler Muskel, welcher das Blut auf- und abwärts treibt und dasselbe in den verschiedenen Organen des Körpers vertheilt." — „Und weiter?" fragen wir. — „Weiter nichts!" lautet es wieder aus dem Munde des Angeredeten. Da wenden wir uns, noch ganz erfüllt von der poetischen Schilderung des Dichters, unwillig an den Arzt und fragen, ob man denn nicht am kranken oder gebrochenen Herzen sterben könne? — „Allerdings," antwortet er. — „Nun also," rufen wir erfreut, „ist es doch klar, daß das Herz, welches von Liebe oder Kummer erkrankt oder bricht, etwas anderes und mehr als ein hohler Muskel sein muß!" Aber die Antwort des Arztes reißt uns wieder aus unsern Illusionen. „Sie befinden sich im Irrthum," sagt er. „Kranke Herzen gibt es freilich, aber nicht aus Liebe, sondern aus krankhafter Entartung seiner Klappen, und gebrochene oder geborstene Herzen gibt es auch, aber nicht aus Kummer, sondern aus krankhafter Veränderung seiner Wandungen." — „Aber," antworten wir nun, immer mehr in die Enge getrieben, „Sie werden uns doch nicht abstreiten wollen, daß das Herz leidet oder bewegt wird, wenn wir Freude oder Schmerz empfinden? Drängt sich uns nicht, wie man zu sagen pflegt, alles Blut nach dem Herzen, wenn eine bedeutende Empfindung in uns rege wird? Fühlen wir nicht sein heftiges Klopfen, wenn wir erschrecken oder in Erwartung sind? Fühlen wir nicht, wie es stille steht, wenn uns eine große Angst oder Furcht beklemmt? und empfinden wir nicht Schmerzen und Stiche in demselben, wenn uns gemüthlich etwas wehe thut? Wie wollen Sie etwas läugnen, von dessen Vorhandensein uns jeder Augenblick die unmittelbarste Kunde gibt?" Aber der so heftig Angeredete läßt sich nicht irre machen, und erwidert ruhig: „Sie behaupten, Schmerzen oder Bewegung am Herzen zu empfinden? Wenn ich Sie nun aber auf die Probe stellen und ersuchen würde, mir die Stelle genau anzugeben, wo denn Ihr Herz eigentlich liegt, so zweifle ich kaum, daß Ihre Angabe falsch sein würde. Man hat diese Probe öfter versucht und immer gefunden, daß Menschen, welche noch nicht einer Leichenöffnung beigewohnt hatten oder sonstwie belehrt worden waren, die Stelle nicht richtig anzugeben wußten, wo ihr Herz lag. Also konnten sie auch keine Empfindungen in demselben verspüren. Aber würden Sie diese Stelle auch ganz genau kennen, so wäre es dennoch unmöglich, daß Sie jene angeblichen Empfindungen im Herzen verspürt hätten, da das Herz bekanntlich zu den empfindungslosen Organen gehört. Es fühlt nichts von dem, was in seinem Innern oder auf seiner Oberfläche vorgeht, nichts von Wunden oder sonstigen Leiden, und die bedeutendsten Krankheiten des Herzens können ohne irgend welche Schmerzempfindung in demselben verlaufen. Was das Stillestehen des Herzens angeht, so beruht Ihre Meinung auf einer Fabel; denn kein Herz kann stillestehen, außer auf wenige Secunden, ohne sofort den Tod desjenigen herbeizuführen, dem es angehört. Herzklopfen und Beklemmung auf der Brust, Schwierigkeit zu athmen und flüchtige Stiche durch die Brust und Aehnliches mögen Sie allerdings in Folge gewisser Gemüthsaufregungen empfinden oder empfunden haben, aber diese Erscheinungen hängen nicht vom Herzen, sondern vom Nervensystem ab; und wenn das Herz durch sein schnelleres oder langsameres, heftigeres oder minder heftiges Pochen Antheil an diesen Vorgängen nimmt, so ist es nicht Sitz und Ursache jener Leiden, sondern es erleiden seine vom Nervensystem abhängigen Bewegungen nur Störungen in Folge jener abnormen Vorgänge in den Nerven, sind also nur nachträglich in Mitleidenschaft gezogen. Mögen Sie das Herz betrachten, wie und wo Sie wollen, niemals werden Sie etwas Weiteres in ihm finden, als Häute und Muskeln oder einen mechanischen Apparat, eine gewöhnliche Maschine, welche durch ihre fortwährende einfache und einförmige Thätigkeit das Blut in Bewegung erhält, und deren einzige und alleinige Bestimmung auf diese Bewegung gerichtet ist. Erkrankt das Herz, so kann es in manchen Fällen einen Zustand von geistiger Verstimmung und Schwermuth erzeugen, aber nicht als unmittelbare Folge dieser Erkrankung, sondern dadurch, daß ein solches Leiden oft den ganzen Körper durch die Störungen des Blutlaufs, welche es mit sich führt, in einen Zustand von Kranksein und Unbehaglichkeit versetzt. Dagegen sieht man auch sehr häufig Herzkranke, welche keine oder nur geringe Beschwerden von ihren Leiden haben und sehr munter und lebenslustig sind; ja vielleicht gar keine Ahnung von der Natur und Gefahr ihres Leidens besitzen. Also muß es Ihnen klar werden, daß die dichterische

Ansicht, welche Sie bisher über das Herz hatten, eine unrichtige ist!" — „Aber," rufen wir nun endlich ärgerlich aus, „wenn dies wahr wäre, wie könnte es möglich sein, daß die Menschen von jeher etwas Anderes unter dem Wort „Herz" verstanden haben, als was Ihr materialistischen Aerzte und Naturforscher darunter verstehen wollt? Hat es doch die Natur selbst uns in das Herz gelegt, daß wir ein Herz haben, das der Sitz unsrer edelsten Empfindungen ist! Nehmt Ihr dem Menschen sein Herz, so nehmt Ihr ihm das Beste, was er hat, und würdigt ihn zu einer Maschine herab, die nur ißt, erwirbt und stirbt!" — „Im Gegentheil," nimmt wieder der Arzt das Wort, „wollten wir einem Menschen das Herz nehmen, so würden wir die Haupttriebfeder seiner organischen Maschinerie entfernen und der ganzen Thätigkeit dieser Maschine ein rasches Ende machen. Keine Thätigkeit des Organismus geht auf eine mechanischere Weise vor sich als diejenige des Herzens, und wenn der Sprachgebrauch im Laufe der Zeiten dem Herzen alle möglichen geistigen und gemüthlichen Thätigkeiten zugeschrieben und auf seinem Namen den Inbegriff aller freudigen oder traurigen Empfindungen versammelt hat, so ist derselbe eben einfach ein falscher und aus mangelhafter anatomischer und physiologischer Kenntniß oder aus irrigen Naturanschauungen zu einer Zeit hervorgegangen, da man von dem Bau und den Functionen des menschlichen Körpers die verkehrtesten Vorstellungen hegte. Vielleicht wäre es jetzt, nachdem man besser über diese Verhältnisse belehrt ist, ganz an der Zeit, diesen alten und falschen Sprachgebrauch durch einen neuen und besseren zu ersetzen!"

„Aber nein!" rufen dagegen die Freunde und Vertheidiger des Herzens aus, „das ist denn doch zu weit gegangen. Mag auch alles Gesagte wahr sein, für unsern Sprachgebrauch wenigstens lassen wir die alten und wohlerworbenen Rechte des Herzens nicht antasten und mögen kein anderes Wort für dieses, mit dem wir von je gewohnt sind, einen so schönen und unentbehrlichen Begriff zu verbinden!"

Und gewiß mit Recht! und auch der Verfasser dieses Aufsatzes ist nicht einverstanden mit dem Arzte, welcher den Unwillen seiner Frager dadurch erregt hat, daß er diesen alten und geheiligten Sprachgebrauch umstürzen wollte. Denn dieser Gebrauch hat, wie sich im Verlaufe dieser Darstellung zeigen wird, seinen sehr natürlichen und physiologischen Grund; er wird immer bestehen, und allen Anatomen und Physiologen gegenüber wird der Dichter mit seinen auf das Herz gehäuften Attributen Recht behalten. Aber freilich ist und bleibt dieser Sprachgebrauch stets nur ein bildlicher und kann uns nicht verhindern, der Wahrheit und Wirklichkeit ihr Recht zu geben und zu fragen, was denn neben diesem bildlichen, neben dem Herzen der Fabel und der Poesie das eigentliche anatomische Herz sei? Und da bleibt freilich keine andre Antwort, als die schon gegebene; denn von ihrer Richtigkeit kann sich leicht jeder überzeugen, der seine Augen gebrauchen will. Indessen hindert dieses nicht, daß das Herz, auch mit den nüchternen Blicken eines Arztes und Naturforschers betrachtet, doch ein höchst merkwürdiges, interessantes und wichtiges Ding ist, über dessen genauere Beschaffenheit kein Gebildeter unwissend sein sollte; und wenn wir unsern Lesern im Folgenden auch nichts von Leiden der Liebe oder des Kummers, nichts von nagenden Würmern in demselben, nichts von einem guten oder bösen, traurigen oder liebenden, muthigen oder furchtsamen Herzen zu erzählen wissen, so bietet uns seine Betrachtung im gesunden wie im kranken Zustande doch genug des Merkwürdigen; und wenn es in Wirklichkeit auch nichts weiter als eine bewußtlose Pumpe ist, so fehlt es doch auch nicht an Poesie in seinem Bau und seinem „einfachen, aber kunstvollen Mechanismus, der etwas Besseres ist, als der ihm angelogene poetische Flitterkram." (Abel's: Aus der Natur.) Ist es doch eines der wichtigsten Organe des thierischen Haushalts, der Mittelpunkt des gesammten Blutlaufs und der fast einzige Beweger der im ganzen Körper und selbst an dessen letzten Enden befindlichen Blutmasse — eine sehr einfach und sehr zweckentsprechend eingerichtete Maschine, welche sich in einer immerwährenden und nur durch den Tod unterbrochenen Bewegung befindet, und ohne welche kein höheres thierisches oder menschliches Leben möglich wäre.

Anatomisch betrachtet ist das Herz ein runder oder besser gesagt eiförmiger, in einen häutigen Beutel, den sogenannten Herzbeutel, eingeschlossener Fleischsack, der an seinem unteren Ende in eine stumpfe Spitze ausläuft, an seinem oberen und hinteren Theile aber mit großen häutigen Röhren oder Blutgefäßen in Verbindung steht. Mit der bekannten Form eines Kartenherzens hat dieser Sack eine nur sehr entfernte Aehnlichkeit, und warum die Volksanschauung von je das Herz in dieser eigenthümlichen oben eingeschnittenen Form und gar mit einer daraus hervorschlagenden Flamme sich vorstellt oder abbildet, ist unbekannt. Die Größe dieses Fleischsackes entspricht ungefähr der Größe einer zusammengeballten Faust, während es in Krankheiten eine fast fünf- bis sechsfache Größe erreichen und die ganze linke Brusthälfte beinahe ausfüllen kann. Seine Lage ist eine etwas schiefe, mit der Spitze nach unten, theils in der Mitte der Brust hinter dem Brustbein, theils in der linken Brusthälfte und zwar unmittelbar hinter den daselbst befindlichen Rippen und zum Theil an denselben anliegend. Nur seine Ränder werden ringsum von einem Theil der über dieselben hinragenden Lungen bedeckt. Nimmt man einem lebenden Thiere das Brustbein und einen Theil der Rippen hinweg und eröffnet den Herzbeutel, so kann man das Herz an seiner normalen Stelle nicht bloß liegen, sondern auch sich bewegen sehen. Auch wenn man Thiere rasch tödtet und sogleich darauf ihre Brusthöhle öffnet, sieht man das Herz noch eine Weile schlagen und kann es leicht durch Lufteinblasen in die Lunge längere Zeit in seiner Bewegung erhalten. Aber nicht bloß an Thieren, sondern auch am Menschen selbst war man im Stande, die Lage und Bewegungen des Herzens während des Lebens durch unmittelbare Anschauung zu studiren, theils bei Gelegenheit von großen Verwundungen der Brust, theils an Menschen, bei denen durch einen angebornen Bildungsfehler die Brust zum Theil offen und das Herz sichtbar war.*) Bei geschlossener Brust ersetzt uns diese unmittel-

*) Ein solcher, Herr Eugen Groux aus Hamburg, reist noch zur Zeit umher, um sich Akademieen und Gelehrten zur Besichtigung vorzustellen. Er trägt, wie ein Aufsatz von Dr. Lyons in der irländischen Atlantis erzählt, eine „klaffende, tiefe Wunde in der Brust" mit sich herum; aber sie ist keine wirkliche Wunde, sondern ein angeborner harmloser Entwicklungsfehler, der seinen Inhaber nicht im Geringsten abhält, des Lebens Lust verständig zu genießen. Dieser Entwickelungsfehler besteht bei Groux darin, daß die Verknöcherung des Brustbeins auf einer frühen Stufe stehen blieb, so daß dieses, in zwei Theile geschieden, eine lange unregelmäßige dreieckige Spalte umfaßt, die Groux willkührlich mit Hülfe der Brustmuskeln erweitern kann, so daß in dieser Spalte die Lungen, das Herz und einige größere Gefäße sichtbar, fühlbar und in ihrer Thätigkeit auch hörbar sind. Man sieht deutlich die Bewegungen des Herzens, wie sich dessen Spitze abwechselnd gegen die Brustwandung hebt und wieder nach innen senkt. Ebenso fühlt die tastende Hand das Auf- und Niederwogen der Lungen u. s. w.

Zur Zeit Harvey's, des eminenten Forschers, so erzählt Lyons weiter, lebte ein junger Viscount Montgommery, bei dem in Folge eines Bruches der Rippen linkerseits und langwährender Eiterung eine große Höhlung in der Brustwand entstanden war, durch welche hindurch man drei Finger mit dem Daumen einführen konnte. Harvey führte den Viscount dem wissensdurstigen Karl I., dessen Leibarzt er war, vor und stellte in dessen Gegenwart seine Untersuchungen an. Er erkannte hier, daß die fleischige Hervorragung, welche Andere für die Lunge gehalten hatten, nichts Geringeres als die Herzspitze sei — ihr pulsirendes Anschlagen an die Brustwand, sowie der Rhythmus mit dem Pulse am Handgelenk überzeugten Harvey von der Wahrheit seiner Annahme. Der junge Montgom-

bare Anschauung das Gefühl der aufgelegten Hand, welche den Stoß des sich bewegenden Herzens wider die Brustwand deutlich empfindet, am deutlichsten in der Gegend der Herzspitze, ungefähr zwei Finger breit unterhalb der linken Brustwarze oder zwischen der fünften und sechsten Rippe linkerseits. Zwar ist der Ausdruck „Stoß" nicht ganz richtig, indem die Bewegung mehr in einem Vorwölben der Muskelsubstanz des Herzens und gleichzeitigem Andrücken an die Brustwand besteht, wobei der nachgiebige Zwischenrippenraum ein wenig gehoben wird. Dieses periodische, mit jeder einzelnen Zusammenziehung des Herzens sich wiederholende Andrücken, wobei sich die Herzspitze zugleich etwas aufrichtet, erzeugt dann das, was man ganz allgemein als „Herzschlag", „Herzstoß", auch wohl als „Herzchok" zu bezeichnen pflegt. Der Herzschlag gibt uns Kunde davon, daß unsre Lebensthätigkeit wach, unser Blut in Bewegung ist, obgleich er in gewöhnlichen Zuständen durch das subjective Gefühl nicht empfunden wird — entweder, weil die dadurch erzeugte Nervenreizung nicht bis zu den Organen des Bewußtseins und der Empfindung vordringt, oder weil durch die lange Gewöhnung unser Gefühl dafür abgestumpft ist. Richten wir dagegen absichtlich unsere besondere Aufmerksamkeit auf die Bewegung unseres Herzens, so empfinden

---

mery erfreute sich übrigens, nachdem der genannte Verlust mit der Zeit seine Gefahren und Schrecknisse verloren hatte, des besten Wohlseins. Sein Diener mußte täglich die Höhlung reinigen und sie dann mit einer Platte zum Schutze gegen Außen bedecken.

wir dieselbe auch einigermaßen. Noch weit mehr ist dieses indessen der Fall, wenn das Herz in Folge von Aufregung oder Krankheit eine verstärkte und das Normale überschreitende Bewegung annimmt; es entsteht dann das häufige und in höherem Grade ein sehr peinliches Gefühl erzeugende Herzklopfen. Namentlich ist dieses der Fall, wenn sich das Herz in Folge einer Erkrankung verdickt oder vergrößert hat, und ist das Herzklopfen in einem solchen Falle dauernd, während es bei bloßer nervöser Aufregung vorübergehend ist. Auch wird der Herzstoß bei einer solchen Vergrößerung des Herzens nicht bloß stärker und fühlbarer, sondern er verändert auch die Stelle, an der er am deutlichsten gefühlt werden kann.

Indem nämlich das Herz größer wird, muß es natürlich auch einen größeren Raum einnehmen, als vorher, und dadurch seine Spitze mehr herab und seiner etwas queren Lage wegen mehr nach seitlich abwärts sinken lassen. Daher fühlt man in einem solchen Falle den Herzstoß nicht mehr an der normalen Stelle, sondern oft mehrere Finger breit tiefer und seitlicher. Sobald der Arzt bei der Untersuchung der Brust eines Menschen einen solchen Befund antrifft und den Herzstoß stärker, tiefer und seitlicher als im gewöhnlichen Zustand findet, so ist er meist schon im Stande, aus diesem einzigen, anscheinend unbedeutenden Zeichen auf eine wirkliche Krankheit und Vergrößerung des Herzens zu schließen. Aber ein noch directeres Mittel, den Umfang und die Größe des Herzens bei jedem Menschen zu bestimmen, gibt dem Arzte das sogenannte Beklopfen der Brust an die Hand. Soweit das Herz an der Brust anliegt, erzeugt der beklopfende Finger einen matten und leeren Schall, während dagegen an allen andern Stellen, wo lufthaltige Lungensubstanz liegt, ein voller, hallender Ton entsteht. Man sieht leicht, daß es auf diese Weise möglich sein muß, die Grenzen zwischen Herz und Lunge zu bestimmen, und in der That ist der Arzt, welcher dieses Mittel anwendet und überdem auch noch Stelle und Stärke des Herzstoßes in Betracht zieht, meist im Stande, ein sehr bestimmtes Urtheil über die Größe eines gesunden oder kranken Herzens abzugeben.

Die Ursache seiner unaufhörlichen Bewegung scheint in dem Herzen selbst oder vielmehr in den in demselben enthaltenen Nerven und Nervengeflechten zu liegen, woher es kommen mag, daß diese Bewegung eine so große und merkwürdige Selbstständigkeit zeigt, und daß selbst Herzen, welche man aus dem Körper herausgenommen und aus jeder Verbindung mit demselben gelöst hat, zu schlagen fortfahren. Herausgeschnittene Froschherzen kann man noch stundenlang auf dem Tische hüpfen oder pulsiren sehen, anfangs schneller und heftiger, später langsamer und schwächer, bis ihre Lebensthätigkeit allmählich erlischt. Man kann diese Bewegung sogar Tagelang erhalten, wenn man die Herzen vor dem Vertrocknen schützt und dabei mäßig warm hält, oder auch wenn man dieselben frei schwebend aufhängt. Selbst abgeschnittene Stücke fahren fort sich zu bewegen, zu pulsiren, was dem Beschauer einen eigenthümlichen und unheimlichen Anblick gewährt.

„Dies ist eines jener Schauspiele", sagt der englische Physiolog Lewes, „welche den Geist des Anatomen mit einer Art zitternder Scheu erfüllen. Von seiner Kindheit her hat er gelernt, das Schlagen des Herzens in irgend welcher mysteriösen Art mit Leben und Bewegung zu vergesellschaften, und hier sieht er es unter Umständen auftreten, die von jeder möglichen Voraussetzung von Leben und Bewegung fern liegen. Was bedeuten jene Bewegungen? Es sind dies nicht die gleichmäßigen Bewegungen des Lebens; es sind dies nicht die Erregungen des Schreckens; es sind dies nicht Wirkungen eines Instinkts. Todt und zerstört ist der wunderbare Mechanismus, dessen Mittelpunkt noch vor Kurzem das Herz gewesen ist; und nun liegt neben dem todten Körper dies fortschlagende Organ, als ob es den Todeskampf allein fortsetzen wolle." Natürlich kann bei plötzlichen gewaltsamen Todesarten, bei denen die Reizbarkeit des Herzens nicht durch vorausgegangene Krankheit erloschen ist, das Nämliche auch innerhalb des Körpers selbst stattfinden. Panum fand bei einem Kaninchen, das fast 10 Stunden nach dem Tode mit geöffnetem Brustkorb dagelegen hatte, den rechten Vorhof noch stark pulsirend, und dies erhielt sich bis 15 Stunden nach dem Tode, stets schwächer werdend. Vulpian beobachtete sogar beim Hunde undulirende Bewegungen an den Herzkammern bis zu 24, an dem rechten Vorhof bis zu 93 Stunden nach dem Tode! Ganz ähnliche Beobachtungen hat man bei Hingerichteten und Erhängten gemacht, bei denen man noch mehrere Stunden nach

Execution derartige Bewegungen des Herzens wahrnahm.*) Ein Herz kann sogar aufgehört haben sich zu bewegen oder 4—5 Stunden vollkommen still gestanden und doch nicht die Fähigkeit verloren haben, sich unter dem Einfluß mechanischer, chemischer oder physikalischer Reize von Neuem zusammenzuziehen. So hat man das Herz hingerichteter Menschen noch geraume Zeit nach dem Tode durch Elektricität zu Zusammenziehungen zu bringen vermocht, und ein ausgeschnittenes, bereits zur Ruhe gekommenes Froschherz fängt bei einem ihm ertheilten Stoße von Neuem an zu pulsiren.

„Es geschieht übrigens auch nicht immer," so erzählt Lewes, „daß die Pulsationen schnell aufhören, wenn der

---

*) Vulpian (Gaz. de Paris, 31, 33, 1858) wurde durch Em. Rousseau folgende Beobachtung auf der Anatomie zu Rouen vom Jahre 1806 mitgetheilt. „Bei einer im März oder April hingerichteten Frau zeigten sich noch Contractionen des rechten Vorhofs, als der Brustkorb 24 Stunden nach der Hinrichtung geöffnet wurde, und diese Bewegungen waren sogar noch sichtbar, nachdem der Herzbeutel bereits 5 Stunden geöffnet worden war. Die Leiche hatte auf einem Tische in dem durch einen Ofen geheizten Laboratorium gelegen. Die beiden Cloquet, Laumonier und Flaubert der Aeltere beobachteten mit Rousseau diese Bewegungen." — Aus neuerer Zeit theilt das Edinburgh med. Journal vom August 1859 einen Fall mit, wo die Bewegungen des Herzens bei einem Morgens um 10 Uhr durch den Strang hingerichteten Verbrecher bis Nachmittags um 3 Uhr beobachtet wurden. — Mit Recht konnte daher der berühmte Physiolog Haller von dem Herzen sagen, daß es dasjenige Organ des Körpers sei, welches zuerst lebt und zuletzt stirbt (primum vivens, ultimum moriens).

Tod allmählig eintrat. Vesalius machte hiervon eine schreckensvolle Erfahrung. Dieser große Anatom, der sich mit innerem Adel über die Vorurtheile seiner Zeit erhob und nicht zufrieden damit war, wie es seine Vorgänger gethan hatten, nur Thiere zu zergliedern, gestattete seinem Scalpell, auch die Complexitäten des menschliches Baues zu durchdringen und öffnete eines Tages den Leichnam eines jungen Edelmanns, dessen behandelnder Arzt er gewesen war, um womöglich die Ursache seines Todes zu erfahren. Wer aber kann sich den Schrecken aller Anwesenden ausmalen, als sie das Herz noch regelmäßig schlagen sahen! Vesal wurde angeklagt, einen Menschen lebendig zergliedert zu haben; und für jene Zeit war die Anklage nicht so ganz unvernünftig. Er mußte vor der Inquisition erscheinen und entging mit genauer Noth dem Tode. Eine Wallfahrt nach dem heiligen Lande war seine Strafe; doch überwand er nie den durch dies unglückliche Zusammentreffen erregten Skandal!"

In dem erst einige Tage bebrüteten Hühnerei sieht man das Herz als einen kleinen rothen, hüpfenden Punkt, und wenn man bedenkt, daß dieses schon zu einer Zeit geschieht, wo es noch kein Blut erhält und keine Spur von Nervenelementen in demselben nachweisbar ist, wo es also factisch nichts weiter ist, als ein Zellenhaufen; wenn man dies ferner mit einigen Erfahrungen an niederen Thieren zusammenhält, so muß man geneigt werden zu glauben, daß nicht einmal die Nerven des Herzens die Erreger seiner Thätigkeit sind, sondern daß diese Thätigkeit eine selbstständige Quelle in dem Herzen selbst und in der Erregbarkeit seiner musculären Theile haben muß. Daß auch nicht das das Herz durchströmende Blut der Erreger seiner Bewegung sein kann, wie einst Haller glaubte, wird dadurch bewiesen, daß auch das ausgeschnittene und von Blut entleerte Herz weiter schlägt. Alles dieses hindert jedoch nicht, daß die Art oder Schnelligkeit seiner Bewegung durch Nerveneinfluß sehr wesentlich verändert und bestimmt werden kann. Namentlich sind es zwei vom Gehirn zum Herzen herabsteigende Nerven, welche einen solchen Einfluß in einer sehr merkwürdigen Weise üben. Reizt man dieselben, so schlägt das Herz langsamer oder steht bei noch stärkerer Reizung für einige Augenblicke still, um seine Bewegung bei Aufhebung der Reizung mit stärkeren Schlägen allmählig wieder herzustellen. Wenn wir also bei einer heftigen Gemüthsbewegung das Gefühl haben, als stehe das Herz plötzlich still, um dann einige Augenblicke nachher mit heftigen und pochenden Schlägen das Versäumte nachzuholen, so haben wir dieses dem Einflusse des herumschweifenden Nerven zu verdanken, welcher die im Gehirn zu Stande gekommene Erregung bis zu dem Herzen fortgepflanzt hat. Dagegen ist der Wille unter gewöhnlichen Umständen ganz unfähig, auf das Herz, wie auf alle von dem sogenannten sympathischen Nervensystem versorgten Theile, und auf seine Bewegung einen Einfluß auszuüben. Doch erzählt man von einzelnen Menschen, welche im Stande gewesen sein sollen, willkührlich ihre Herzbewegung abzuändern, ja sogar durch absichtliche Unterdrückung ihrer Athem- und Herzbewegung ihren Tod herbeizuführen.

Aus dem Gesagten ist nun leicht ersichtlich, wie man im Stande gewesen ist und gewesen sein muß, an bloßgelegten thierischen wie menschlichen Herzen die Vorgänge der Herzbewegungen auf das Genaueste zu studiren und sie in allen einzelnen Phasen zu verfolgen. Es genüge zu bemerken, daß dieselbe in einem unaufhörlichen rhythmischen Wechsel zwischen Ausdehnung und Verkleinerung besteht, indem sich die überall aus Muskelsubstanz bestehenden Wände des Herzens abwechselnd zusammenziehen oder erschlaffen und dabei die zwischen ihnen eingeschlossenen Höhlungen bald verengern, bald erweitern. Der Zweck dieser Bewegung, welche für den äußeren Anblick dem abwechselnden halben Oeffnen und wieder Schließen einer zusammengeballten Faust ähnelt, ist kein anderer, als das in einem geschlossenen Röhren- oder Gefäßsystem enthaltene und jene Höhlungen fortwährend passirende Blut, mit andern Worten die gesammte Blutmenge in einer andauernden Bewegung und Circulation durch den ganzen Körper zu erhalten — eine Bewegung, welche zur Erhaltung aller und jeder Lebensthätigkeit in höher organisirten Geschöpfen unumgänglich nothwendig ist. Um diese wichtige Aufgabe vollständig erfüllen zu können, ist das Herz der Vögel, Säugethiere und des Menschen in seinem Innern, in zwei große Abtheilungen, in das rechte und das linke Herz, getheilt, und zwar durch eine Scheidewand, welche sein Inneres der Länge nach in zwei Hälften trennt.

Aeußerlich ist diese Theilung an dem Herzen kaum bemerkbar, und wenn daher der Leser vom linken und rechten Herzen sprechen hört, so muß er sich darunter nicht zwei getrennte Herzen, sondern nur zwei getrennte innere Abtheilungen vorstellen. Das *rechte* Herz hat schwächere oder dünnere Wände und Muskeln, als das linke, und ist dazu bestimmt, das Blut in die Lungen zu treiben, woselbst es durch den Sauerstoff der Luft angesäuert und hellroth gemacht wird, während dagegen das linke Herz dieses angesäuerte, hellrothe Blut aus den Lungen aufnimmt und nun mittelst seiner kräftigen Zusammenziehungen in rastlosem Laufe durch den ganzen Körper treibt. Alle diese Verbindungen und Zusammenhänge sind vermittelt durch lange häutige Röhren, sogenannte *Gefäße*, in denen das Blut eingeschlossen ist und welche, nachdem sie sich in verschiedener Dicke und Länge im Körper verzweigt haben, zuletzt alle, zu einigen Hauptstämmen vereinigt, zum Herzen zurückkehren — oder von ihm ausgehen. So ist das Herz Mittelpunkt und Ursache dieses ganzen Blutkreislaufs und hat auch keine andere Bestimmung, als diese. In seinem Innern ist es mit einem merkwürdigen Apparat von Klappen und Ventilen ausgerüstet, welche ganz so functioniren, wie die Klappen oder Ventile einer von Men- [illegible] und welche verhindern, daß [illegible] Gefäßen in das Herz [illegible] wieder auf dem nämli[illegible] es eingetreten ist, und im Gegentheil [illegible], daß es seinen Weg nach vorwärts in die großen Körperadern fortsetzt. Das Herz befindet sich, wie schon gesagt, in einem fortwährenden Wechsel zwischen Zusammenziehung, Systole genannt, und Erschlaffung, Diastole genannt. Sobald nun der Zustand der Erschlaffung eintritt, müssen sich die in seinem Innern befindlichen Hohlräume oder Höhlungen erweitern und hiermit das in den benachbarten großen Gefäßen enthaltene Blut in dieselben eintreten lassen. In diesem Moment sind die erwähnten Klappen oder Ventile geöffnet und lassen das Blut ohne Schwierigkeit passiren oder eintreten. Sobald dagegen auf diesen Moment der Erschlaffung oder Ausdehnung der Moment der Zusammenziehung oder Verkleinerung folgt, schließen sich durch den Druck des zusammengepreßten Blutes selbst jene Klappen oder Ventile und machen es auf diese Weise dem Blut unmöglich, einen andern, als den ihm vorgeschriebenen Weg nach vorwärts zu nehmen. Aber auf diese Zusammenziehung folgt nun wieder die Ausdehnung so rasch, daß das vorwärts getriebene Blut dennoch wieder zum Theil in den Raum zurücktreten würde, den es so eben verlassen hat, wenn es daran nicht abermals durch einen Apparat von Klappen oder Ventilen gehindert wäre, welcher in den großen Gefäßen nicht weit von der Stelle, wo sie in das Herz einmünden, angebracht ist. Dieser Apparat läßt ebenso das Blut leicht vorwärts, aber nicht rückwärts dringen und schließt die Oeffnung vollkommen ab, sobald in dem Moment, wo sich die Herzkammern wieder ausdehnen, das zurücktretende Blut an die Klappen anprallt.

Somit kann neues Blut nur von rückwärts her in das Herz eintreten, und es ist leicht einzusehen, auf welche Weise durch die Bewegung des Herzens und durch das fortwährende auf- und zugehende Spiel der in ihm und in den großen Gefäßen angebrachten Klappen-Apparate ein andauernder Kreislauf der gesammten, den Körper erfüllenden Blutmasse stattfinden muß.

Natürlich leeren die Herzhöhlen bei jeder einzelnen Zusammenziehung des Herzens ihren gesammten Inhalt nie vollständig, sondern immer nur theilweise aus, da sich ihr innerer Raum nur verkleinern, nie aber ganz verschwinden kann. Dennoch wird auf diese Weise bei der Schnelligkeit der Herzbewegung soviel Blut fortdauernd voranbefördert, daß man berechnet hat, daß in einer einzigen Stunde die gesammte Blutmenge des Körpers 40mal und öfter das Herz passirt, daß also der Umschwung der gesammten Blutmasse noch nicht zwei Minuten zu seiner Vollendung nöthig hat! Nach den neuesten Berechnungen von Vierordt gar genügen 23—31 Pulsschläge oder einzelne Zusammenziehungen des Herzens, um einen ganzen Blutumlauf zu vollenden! Beim Pferde geschieht dies innerhalb 26, beim Hund innerhalb 15, beim Kaninchen innerhalb 6, beim Menschen innerhalb 23 bis 24 Secunden oder — mit andern Worten — ein einzelnes Bluttheilchen braucht die angegebene Zeit, um vom Herzen hinweg durch die gesammte Blutbahn und wieder zu ihm zurück zu gelangen. Diese Umlaufszeiten sind um so kürzer, je jünger oder kleiner die Thiere sind. Das

Minimum der Kreislaufsdauer beträgt $3\frac{1}{4}$ Secunden beim jungen Eichhörnchen, das 430 Pulse in der Minute hat, und dessen gesammte Blutmasse darnach innerhalb 24 Stunden 24000 Mal ihren Umschwung vollenden oder das nie ruhende Herz passiren muß! Ebenso ist bei dem Menschen die Zahl der Herz- oder Pulsschläge — was das Nämliche ist — verschieden nach Alter, Geschlecht, Körpergröße, Temperament u. s. w. Während das Herz des Ungeborenen 140—150 Mal in der Minute schlägt, schlägt das Herz des Neugebornen 130 bis 140 Mal, bei Kindern von 2—3 Jahren etwa 100 Mal. Bei Erwachsenen beträgt die Zahl der Schläge etwa 70—75, wobei jedoch der Puls der Frau etwa 10—14 Mal mehr in der Minute schlägt, als der des Mannes, sinkt bei alten Leuten noch etwas tiefer und steigt im hohen Alter wieder um umgefähr 5 Schläge. Im Allgemeinen ist die Zahl der Pulsschläge um so geringer, je bedeutender die Körpergröße ist. So können ein sehr großer und ein sehr kleiner Mann von gleichem Alter 40, resp. 60 Schläge in der Minute haben. Dieses gilt auch für die Thiere, so daß man im Allgemeinen bei solchen, welche größer sind, als der Mensch, einen langsameren, bei solchen, welche kleiner sind, einen schnelleren Pulsschlag antrifft. So hat das Pferd durchschnittlich 40, der Hund 100—120 Pulsschläge in der Minute. Uebrigens besitzen die beiden höheren Wirbelthierklassen eine bedeutend raschere Blutbewegung, als Kriechthiere und Fische. Auch die verschiedenen Lebenseinflüsse bedingen eine nicht geringe

Verschiedenheit in der Schnelligkeit des Herzschlags. Am ruhigsten ist derselbe Morgens beim Liegen im Bette oder in der Nacht während des Schlafes, und beschleunigt wird er durch jede körperliche Bewegung oder Anstrengung, durch die Mahlzeit, durch Genuß geistiger oder erregender Getränke, wie Wein, Kaffee u. s. f., durch die Anstrengung des Denkens, durch Gemüthsbewegung u. s. w. Im Stehen ist er häufiger, als im Sitzen oder Liegen; häufiger und kräftiger beim Ein- und Ausathmen. Durch sehr tiefes Einathmen dagegen wird der Herzschlag langsamer und kann sogar durch gleichzeitiges Anhalten des Athems zum Verschwinden gebracht werden, indem dadurch eine solche Behinderung der Blutcirculation in der Brust zu Stande gebracht wird, daß das Herz seinen Inhalt nicht mehr austreiben kann und stille stehen muß. Wird dieses über eine kurze Zeit hinaus fortgesetzt, so kann der Versuch lebensgefährlich werden und soll sogar als Mittel zum Selbstmord benutzt worden sein.*) Träge und schlaffe Menschen haben einen seltneren Puls, als thätige und erregbare; bei kräftigen und gut genährten Personen ist er häufiger und kräftiger, als bei schwachen oder schlecht genährten. Die Kraft, welche das Herz durch seine Zusammenziehung bei solchen Personen auszuüben im Stande ist, ist eine ungemein bedeutende und wird gleich der Kraft geschätzt, welche ein Druck von 60 Pfunden auszuüben im Stande ist. Um diese Kraft

*) Einen derartigen Fall citirt Karl Vogt in seinen physiologischen Briefen nach dem römischen Schriftsteller Valerius Maximus.

messen zu können, hat man ein eignes Instrument, den sogenannten Hämatodynamometer erfunden, eine hufeisenförmig gebogene, mit Quecksilber gefüllte Glasröhre, welche mit den Schlagadern eines Thieres in Verbindung gebracht wird, und in der die Kraft des Herzens dem Drucke einer Quecksilbersäule von 160 Millimetern Höhe das Gleichgewicht hält. Aber auch ohne dieses Instrument muß diese Kraft jedem deutlich geworden sein, welcher einmal Gelegenheit hatte, das sogenannte Spritzen verwundeter Arterien oder Schlagadern zu beobachten. Aus diesen Adern, in welchen das Blut durch den Stoß des Herzens vorwärts getrieben wird, ergießt sich dasselbe, wenn sie durchschnitten sind, mit solcher Gewalt, daß es in starken, oft mehrere Fuß hohen und weiten Bogen zu Boden fällt. Haller sah es aus kleinen Arterien bei Hunden und Schafen sechs Fuß hoch steigen. Aus der Schenkelarterie eines Pferdes stieg es nach Hales nur zwei Fuß; dagegen spritzte es aus der Halsader eines Schafes nach F. Hufeland acht Fuß weit; Nasse sah es bei einem Hunde aus der Halsader sechs, aus der Schenkelarterie zwei und einen halben Fuß hoch spritzen. Oesterreicher sah, daß das Herz eines jungen Hundes, der kaum ein halbes Pfund wog, eine Last von 6½ Pfund in die Höhe schleuderte! Auch an seinem eignen Körper kann Jedermann ein einfaches Experiment machen, um die Stoßkraft des Herzens zu erproben. Legt man nämlich im Sitzen ein Bein derart über das andere, daß die Kniekehle des einen auf dem

Knievorsprung des andern ruht, so wird man bei Beobachtung der Fußspitze des übergeschlagenen Beines sich leicht überzeugen, daß dieselbe in einer fortwährenden, mit dem Schlag oder Stoß des Herzens gleichzeitigen Hebung und Senkung sich befindet. Dieses dauert auch noch fort, wenn man den freischwebenden Fuß des übergeschlagenen Beines in steigender Vermehrung mit Gewichten belastet — wo man denn finden wird, daß selbst noch bei einer solchen Belastung mit funfzig Pfunden der Fuß seine pulsirende Bewegung beibehält. Ursache dieser Bewegung ist nichts Anderes, als der durch die Zusammenziehung des Herzens erzeugte Puls der Kniekehlenschlagader, welcher Kraft genug besitzt, um eine Last von 50 Pfunden, vermehrt durch das eigne Gewicht des belasteten Beines, in eine hebende und senkende Bewegung zu versetzen. Ueberhaupt verdient bei dieser Gelegenheit erwähnt zu werden, daß das, was man im gewöhnlichen Leben unter dem Worte „Puls" versteht, die rhythmische Bewegung der an oberflächlichen Stellen gelegenen und daher leicht fühlbaren Schlagadern ist, welche ihre Entstehung lediglich der schon beschriebenen Thätigkeit des Herzens verdankt. Indem nämlich dieses mit seiner jedesmaligen Zusammenziehung eine gewisse Menge von Blut in diese häutigen, mit sehr elastischen Wänden versehenen Röhren hineinwirft, dehnt es dieselben derart aus, daß sie einen starken fühlbaren und sichtbaren Stoß ausüben, um sogleich darnach wieder kraft ihrer Elasticität sich zusammenzuziehen. Die vorangeflossene Blutwelle geht in diesen Adern so rasch, daß sie ungefähr 28 Pariser Fuß in der Secunde zurücklegt, woraus zugleich leicht ersichtlich, daß der Moment, in welchem der Stoß des Herzens, und derjenige, in welchem der Stoß der Schlagadern oder der **Puls** (im engeren Sinne) erfolgt, nur um Bruchtheile einer Secunde differiren kann. Schnelle und Beschaffenheit des Arterien-Pulses hängen daher auf das Engste mit der Schnelle und Beschaffenheit der Herz-Contraction zusammen, und Alles, was diese verändert, verändert auch jenen. Da es aber kaum einen krankhaften Zustand des Körpers gibt, der sich nicht in irgend einer Weise in der Thätigkeit des Herzens und der großen Gefäße reflectirt, so ist leicht zu begreifen, welch' unschätzbaren und zuverlässigen Gradmesser in der Erkenntniß und Beurtheilung der Krankheiten die Betastung des Pulses dem Arzte an die Hand gibt. Sicherer als der Barometer die Witterung anzeigt, belehrt uns der Puls über Natur, Fortgang, Gefahr u. s. w. einer Krankheit und lehrt uns tiefverborgene Leiden zu einer Zeit kennen oder vermuthen, da noch alle andern Krankheitszeichen zu fehlen scheinen. Wir unterscheiden einen schnellen und langsamen, einen größen und kleinen, einen vollen und leeren, einen harten und weichen Puls u. s. w.; wir wissen, daß das sogenannte **Fieber** immer mit einer Erhöhung der Pulsfrequenz einhergeht, und haben arzneiliche Mittel in der Hand, wodurch wir in den Stand gesetzt sind, eine zu große Häufigkeit des Pulses, welche bloß von übermäßiger Steigerung der Gefäßthätigkeit herrührt, auf ihr normales

Maß zurückzuführen. In der Heilkunde aller Völker und aller Zeiten hat der Puls eine große Rolle gespielt — oft eine weit größere, als ihm wirklich zukommt. „Noch im 15. Jahrhundert durfte Paracelsus die Störungen des Pulses, wie alle Krankheiten des Menschen, ohne von seinem großen Rufe etwas einzubüßen, auf den Einfluß der Gestirne zurückführen. Er nahm einen Zusammenhang des Herzens mit der Sonne u. s. w. an. Zwei Pulse an den Füßen gehörten dem Saturn und Jupiter, zwei am Halse dem Mercur und der Venus, zwei an den Schläfen dem Mercur und dem Monde, während der Sonnenpuls unter dem Herzen seinen Sitz hatte. Auch der großen Welt schrieb dieser Gelehrte sieben Pulse zu ꝛc." (Wallach, das Leben des Menschen, 1859). Mit solchen abenteuerlichen Vorstellungen hat die heutige Wissenschaft natürlich nichts mehr zu schaffen.

Die geschilderte hohe Ausbildung seines wunderbaren Mechanismus bei dem Menschen und den höheren Wirbelthierklassen hat übrigens das Herz nicht mit Einemmale, sondern erst nach Ueberschreitung zahlloser Mittel- oder Vorstufen erlangt. Die kleinsten oder untersten Thiere besitzen weder ein Herz, noch einen Kreislauf, noch besondere Blutgefäße, und verhalten sich also hierin geradeso wie der erste zarte, nur aus einem Aggregat von Zellen bestehende Keim des höheren Thieres. Die Ernährungsflüssigkeit oder der Nahrungssaft durchdringt bei ihnen alle Theile und Gewebe und hat keinen andern Motor (Beweger), als ihre moleculären Strömungen und die sogenannten endosmotischen Veränderungen der Parenchymflüssigkeit. Auch noch eine Stufe höher (bei den niederen Würmern, den Quallen, Polypen ꝛc.) finden sich weder Herzen noch Gefäße, sondern nur eine den Nahrungssaft oder das Blut enthaltende Leibeshöhle, in welcher die Flüssigkeit bisweilen durch schwingende, innerlich angebrachte Wimperhaare, oft aber auch nur durch die eigne Körperbewegung des Thieres umhergetrieben wird und durch einzelne Ausläufer jener Höhle in die sogenannten Anhangsgebilde des Körpers eintritt, um aus ihnen wieder in die allgemeine Höhlung zurückzukehren. Auch bei den Mollusken oder Weichthieren und bei der Mehrzahl der Gliederthiere trifft man auf einen noch ganz unvollständigen Gefäßapparat mit beiderseits offenen Mündungen, aus denen sich das Blut frei in wandungslosen Strömchen zwischen die Gewebe ergießt und aus ihnen zu dem Herzen wieder zurückkehrt — welches hier durch einen einfachen, mit musculösen Wandungen versehenen und der Zusammenziehung fähigen cylindrischen Schlauch vertreten wird. Derselbe ist bald kürzer, bald länger, liegt meist in der Mittellinie des Rückens gerade unterhalb der äußeren Bedeckungen und zeigt Zusammenziehungen, durch welche die Fortbewegung des Blutes in seinen zwanglosen Bahnen bedingt wird. Dagegen haben die höher entwickelten Würmer und einige andere Wirbellose einen bereits überall geschlossenen Röhren- oder Gefäßapparat, von welchem einzelne Theile bald an einer, bald an mehreren Stellen sogenannte Propulsionsorgane für das Blut bilden. Ueberhaupt besitzen bei ihnen die verschiedensten Theile des Gefäßsystems die Fähigkeit der Contraction und damit die Kraft, das Blut vorwärts zu treiben. Den Uebergang von dieser Art der Einrichtung zu den Wirbelthieren, bei denen zuerst ein eigentliches musculöses, in der Art des Menschenherzens gebildetes Organ als Herz auftritt, bildet der dürftig entwickelte Amphioxus oder Branchiostoma — ein Fisch, bei dem wir nur einen einfachen, cylinderförmigen, der Zusammenziehung fähigen Herzschlauch antreffen, aus welchem die mit einer kleinen Anschwellung beginnenden Kiemenarterien seitwärts paarweise hervortreten. Bei den übrigen Fischen bewirkt eine einfache Herzkammer die ganze Circulation. Das Blut geht von dieser Kammer aus zu den Athmungsorganen, sammelt sich aus den Haargefäßen derselben wieder in die sogenannten Kiemenvenen, und diese setzen sich dann unmittelbar in die Schlagadern des Körpers fort. Unterstützt wird die Thätigkeit des Herzens beim Fisch durch sogenannte Hülfsherzen, d. h. Stellen an bestimmten Blutgefäßen, wo sich dieselben mit Muskelmasse belegt und in pulsirender Bewegung zeigen. Es erinnert dies zugleich an die geschilderten Verhältnisse bei den wirbellosen Thieren. Die Amphibien zeigen Uebergangsformen zwischen Fisch und Vogel und Säugethier, indem die sogenannten nackten näher am Fisch, die beschuppten näher an den höheren Wirbelthieren stehen. Erst mit dem Auftreten der Lungen, welche bei den höheren

Thieren die Kiemen der niederen ersetzen, zeigt sich eine Andeutung einer Trennung des Herzens in eine rechte und eine linke Hälfte, zuerst an den sogenannten Vorkammern, später an den eigentlichen Herzkammern selbst. Eine vollständige Trennung derselben in zwei Hälften durch eine Scheidewand findet sich jedoch nur bei den Krokodilen. Dafür besitzen denn auch Vögel und Säugethiere mit dem ganz ausgebildeten Herzen eine bedeutend raschere und kräftigere Blutbewegung als Reptilien und Fische, bei denen eine verhältnißmäßige Kleinheit des Herzens mit weniger häufigen Zusammenziehungen verbunden ist. Ihre Herzen schlagen jedoch rascher, wenn ihre Lebensthätigkeit im Sommer durch die Wärme mehr erregt wird. Andrerseits wieder scheint es, als ob bei den wirbellosen Thieren die große anatomische Unvollkommenheit ihrer Circulationsapparate durch eine vermehrte Contraction ihres Herzens ein Gegengewicht fände. Bei dem Regenwurm, dessen Gefäßsystem zu den vollkommensten gehört, zählt man nur 14—18 Herzschläge in der Minute, bei der gewöhnlichen Gartenschnecke 34, beim Flußkrebs 50, beim Ligusterschwärmer aber, dessen Kreislauf unter allen genannten Thieren am unvollständigsten ist, etwa 60—70. Mit den Anforderungen des Stoffwechsels ändert sich dabei auch die Häufigkeit der Herzschläge sehr merklich, am auffallendsten bei den Insecten, deren Flugbewegungen eine beträchtliche Vermehrung in dem Verbrauch organischer Materie nothwendig machen. Schon bei mäßiger Bewegung steigt bei dem

Ligusterschwärmer die Zahl der Herzschläge bis auf 100, bei noch stärkerer bis auf 140 bis 150. Die Larve hat etwa dieselbe Anzahl, wie das ausgebildete Insect während der Ruhe, während sie zur Zeit des Puppenschlafs auf 18 oder 20 sinkt. Noch weit geringer ist die Anzahl der Herzschläge im Winterschlafe, bei den Insecten, wie überhaupt bei allen wirbellosen Thieren. Die Contractionen scheinen dann fast aufgehört zu haben. (Siehe Bergmann und Leuckart: Vergleichende Anatomie und Physiologie.)

Aehnliche Stadien, wie in der Thierreihe, durchläuft das Herz während seiner embryonalen Ausbildung. So ist namentlich die „erste embryonale Anlage des Herzens aller Wirbelthiere ein einfacher Schlauch, in dessen eines Ende das Blut aus dem Körper eintritt und aus dessen anderem es austritt. Aus diesem Schlauche bildet sich durch verschiedene Erweiterungen, Krümmungen und nachträgliche Bildung von Scheidewänden das einfache, aus einem Vorhof und einer Kammer bestehende Herz des Fisches, wie das Herz der Säugethiere und Vögel mit doppelten Kammern und Vorhöfen und gesonderten Körper- und Lungen-Arterien, sowie endlich die Uebergangsstufen zwischen beiden, die Herzen der Reptilien.“ (Funke, Lehrbuch der Physiologie.)

Nach allem diesem bleibt noch eine Erscheinung zu erwähnen übrig, welche zu den merkwürdigsten nicht bloß im Leben des Herzens, sondern im Leben des thierischen und menschlichen Organismus überhaupt gehören dürfte, und deren Ursache durch das begreiflich werden wird, was weiter oben über das Vorhandensein und die Thätigkeit eines Ventil- oder Klappenapparats im Herzen und den anhängenden großen Gefäßen gesagt wurde — die Erscheinung der sogenannten Herztöne nämlich. „Ah!" — werden jetzt vielleicht einige unserer Leser oder Leserinnen erleichtert ausrufen — „Herztöne! Also doch endlich Etwas, das an Poesie und an die höhere Bedeutung des Herzens erinnert! Ein tönendes Herz wollen wir uns schon eher gefallen lassen, als einen hohlen, ewig nur sich ausdehnenden und dann wieder zusammenziehenden Muskel oder Fleischsack. Also schnell, was sind das für Töne und kann man vielleicht die Sprache des Herzens an ihnen erkennen?" — Ach nein, meine poetischen Herzfreunde und Herzfreundinnen, das kann man nicht! Und vielleicht ist es recht gut, daß man es nicht kann; denn welche Vorrechte würden alsdann die Aerzte durch ein solches Verständniß der Herzsprache bei ihren schönen Patientinnen gewinnen! Nein, in diesem Punkte sind und wissen sie nichts mehr, als ihre Mitsterblichen; und wer unter ihnen die Sprache des Herzens verstehen will, dem kann das Hörrohr dazu nichts nützen. Auch bedauern wir sehr, Ihnen sagen zu müssen, daß, wenn auch das Herz in der That tönend, und zwar recht vernehmlich tönend ist, doch daraus für Ihre gute poetische Meinung von ihm kein Gewinn erwächst. Im Gegentheil lauten seine Töne recht prosaisch, recht einfach und einförmig. Es ist von Musik, von Melodie oder von irgend etwas, das einer Sprache ähnlich wäre, so wenig darin, wie in dem Picken einer Wanduhr, mit deren einförmigem Tik-Tak man die Herztöne oft, und zwar recht passend, verglichen hat; und wenn man der Wanduhr nachrühmen kann, daß sie durch ihren melancholischen Schlag in tiefer Nachtstille schon manchen sinnenden Denker oder Dichter zu Betrachtungen dieser oder jener Art angeregt haben mag, so ist dieses ein poetisches oder höheres Verdienst der Wanduhr, welches man dem Schlage des menschlichen Herzens nicht einmal nachrühmen kann. Freilich kann man auf der anderen Seite wieder zum Ruhme des Herzens nicht verschweigen, daß ohne sein, wenn auch noch so unpoetisches Tik-Tak doch niemals irgend ein poetischer oder auch nur sonstiger Gedanke im Gehirn eines Menschen hätte entstehen können, und daß ohne die Blutwelle, welche sein Schlag 70 Mal in der Minute zum Gehirne führt, weder Philosophie, noch Dichtkunst, noch irgend etwas von dem, was Menschen denken oder empfinden, existiren würde. Aber hinwiederum kann man auch nicht „Nein" sagen, wenn Einer, der dem Herzen nicht wohl will, jenes Verdienst als ein sehr secundäres und unbewußtes und darum eigentlich gar nicht verdienstliches bezeichnet und behauptet, es sei nicht höher zu stellen, als z. B. das Verdienst des Magens, welcher ebenfalls zum Zustandekommen jener schönen und erhabenen Dinge eben so nothwendig, als das Herz, und doch selbst nichts weniger als schön oder erhaben sei. Dagegen könnte freilich zuletzt wieder ein Dritter auftreten und sich entrüstet darüber zeigen wollen, daß man die unbestreitbaren Verdienste und die hohe Bedeutung des Magens derart in den Staub zu ziehen versuche — aber wir können ihn unmöglich weiter zu Wort kommen lassen, denn wir würden sonst uns und unsere Leser in einen Streit verwickeln, dessen Ende nicht abzusehen wäre, und ziehen es daher vor, auf unser eigentliches Thema oder auf die Herztöne zurückzukommen und es dem Gutdünken unserer freundlichen Leser selbst zu überlassen, welche höhere und dem prosaischen Verstand der materialistischen Aerzte unzugängliche Bedeutung sie aus jenen Tönen herausfinden mögen. — Legt man also sein Ohr unmittelbar oder unter Vermittelung eines sogenannten Hörrohrs an die linke Brustseite eines Menschen, so hört man daselbst zwei laute, deutliche, rasch auf einander folgende Töne, von denen der erste etwas länger und dumpfer, der zweite etwas kürzer, heller und klappender erscheint. Auf diesen zweiten Ton folgt eine sehr kurze, kaum bemerkbare Pause, nach deren Ablauf sogleich wieder der erste Ton erscheint — und so fort. Fragt man nun, was die Ursache für die Entstehung dieser Töne sei, so werden unsere Leser vielleicht schon errathen haben, daß die oben erwähnten Klappen und Ventile und deren Thätigkeit die Schuld daran tragen. Indem nämlich diese zarten, dünnhäutigen, aber doch festen Klappen durch den Andrang des Blutes sich aufblähen und während der Zusammenziehung des Herzens rasch bis auf den höchstmöglichen Grad ihrer Anspannung ausgedehnt werden, müssen sie einen Ton oder ein Geräusch erzeugen — in ähnlicher Weise, wie z. B. ein dünnes Tuch, welches wir an beiden Enden fassen und rasch anspannen, ebenfalls einen dumpfen Schall hören läßt. Früher hielt man die Ansicht fest, das Anschlagen des Blutes an die Klappen im Moment der Zusammenziehung des Herzens veranlasse die Entstehung der Herztöne, aber es muß diese Ansicht darum falsch sein, weil ein solches eigentliches Anschlagen gar nicht stattfinden kann. Im ganzen Herzen und Gefäßsystem ist nirgend auch nur eine noch so kleine Menge Luft oder ein noch so kleiner leerer Raum vorhanden, was nöthig sein müßte, wenn ein solches Anschlagen oder Anwogen der Blutwelle an die Klappen sollte stattfinden können; sondern im Gegentheil sind diese Klappen überall und immer von Blut ganz umspült. Daher kann es nur ihre durch den stärkeren Andrang des Blutes bewirkte heftige Anspannung sein, welche die Töne erzeugt; und es reicht diese Anspannung auch vollkommen aus, um solche Töne hervorzubringen und erklärlich zu machen. Der erste dumpfere Ton rührt von den eigentlichen Herzklappen her und ist darum nur ein einziger, weil die beiden Abtheilungen des Herzens, die rechte und die linke, deren jede einen besonderen Klappenapparat besitzt, sich ganz gleichzeitig und gemeinschaftlich zusammenziehen. Der zweite hellere Ton, welcher beinahe wie ein Nachschlag auf den ersten folgt, rührt von den Gefäßklappen her, welche sich in dem Momente anspannen, in welchem sich das Herz selbst wieder ausdehnt, erweitert, welche aber so nahe und fast unmittelbar an dem Herzen gelegen sind, daß der an ihnen entstehende Ton, ebenso wie der eigentliche Herzton, überall über dem Herzen gehört wird. Dieses kann indessen nicht verhindern, daß man ihn dennoch weitaus am stärksten an der Basis oder an der oberen breiten Seite des Herzens hört — als an dem Orte, wo die großen Gefäße in das Herz einmünden. Auch er ist, obgleich an zwei geschiedenen Klappenapparaten entstehend, doch nur ein einziger, weil jene beiden Apparate sich ganz gleichzeitig anspannen oder schließen. Streng genommen entstehen daher nicht zwei, sondern vier Töne am Herzen, von denen aber jedesmal zwei gleichzeitig gehört werden und daher dem horchenden Ohre als ein einziger erscheinen.

Je klarer und unzweifelhafter, je leichter der einfachsten Beobachtung zugänglich nun diese Verhältnisse und Erscheinungen sind, um so mehr mag man sich darüber verwundern, daß in der Geschichte des menschlichen Geistes, der nur langsam und Schritt vor Schritt seiner Entwickelung entgegenreift, eine so lange Zeit vergehen konnte, ehe man zu deren Erkenntniß gelangte. „Siebzehn Jahrhunderte", sagt Lewes, „sind eine so ungeheure Spanne Zeit zur Ausarbeitung der Entdeckung einer Thatsache, welche, nun wir sie einmal kennen, so augenfällig scheint, daß es ein Wunder scheint, wie sie jemals hat unbekannt sein können."

Von einem Behorchen der Brust im gesunden oder

kranken Zustande hatten die früheren Aerzte entweder keine oder eine sehr schwache Ahnung, und namentlich die Erscheinungen am Herzen scheinen ihrer Aufmerksamkeit gänzlich entgangen zu sein. Der Engländer Harvey, der berühmte Entdecker des Blutkreislaufs, welcher im Anfang des 17. Jahrhunderts lebte, ist der Erste, der von den Tönen und Geräuschen des Herzens spricht, welche sowohl gehört als gefühlt werden könnten; aber das Zeitalter, in dem er lebte, verstand so wenig die Sprache der Wahrheit und Forschung, daß der große Mann darüber von seinen Zeitgenossen nicht nur bekämpft, sondern sogar auf das Aeußerste lächerlich gemacht werden konnte, und daß seine Entdeckung für die nächste Zeit nach ihm gar keine Früchte trug. Freilich erlangen wir darum kein Recht, uns über die Beschränktheit jenes Zeitalters zu beschweren; denn unsere eigenen Zeitgenossen betragen sich im Angesicht neuer und ihren eingelernten Anschauungen feindlicher Wahrheiten selten besser als die Feinde und Verspötter Harvey's. Es scheint für alle Zeiten eine Art inneren Verhängnisses auf der Wahrheit zu liegen, welches sie nöthigt, sich überall mit unendlichen Schwierigkeiten und umgeben von den todten oder verstümmelten Gliedern ihrer Jünger und Bekenner zur Geltung durchzuarbeiten. „Die Moral der ganzen Geschichte" bezeichnet Lewes dahin; „daß sie uns die merkwürdige Dienstbeflissenheit des Geistes in Gegenwart einmal fich festgesetzter Meinungen zeigt und die Schwierigkeit, welche selbst ausgezeichnete Männer fühlen, offen vorliegende Thatsachen zu sehen, wenn ihre Augen durch vorgefaßte Meinungen verschleiert sind.“ Erst im Anfang unsres Jahrhunderts legte wieder Corvisart, der berühmte Leibarzt Napoleon's, bei Herzkranken sein Ohr an die Brust, und heute schon ist kein gebildeter und in der neuen Schule auferzogener Arzt, der dieses nicht thut — entweder unmittelbar oder unter Vermittlung eines eigenthümlichen, einfachen Instruments, des Hörrohrs. Erfinder des Hörrohrs ist der geniale Franzose Laennec (1815—1826), welcher zuerst die sogenannte physikalische Untersuchungsmethode der Brust in die Heilkunde einführte. Er kam durch einen Zufall auf seine Erfindung, indem er bei einer herzkranken Dame es versuchte, ihre Brust mittelst einer zusammengedrehten Rolle Papier zu untersuchen — sich daran erinnernd, daß ein fester Stab Geräusche gut fortleitet. Zwar verstärkt dieses Instrument weder den Schall der in der Brust entstehenden Geräusche, noch hat es überhaupt einen andern, als nur äußerlichen Vorzug vor dem bloßen Ohre, das man, wo es angeht, unmittelbar an die Brust anlegt. Also in dem Hörrohr selbst liegt durchaus kein eigenthümlicher Zauber, wie Manche denken mögen, die mit dessen Gebrauch nicht vertraut sind; sein Zauber liegt vielmehr in dem, was die durch dasselbe vertretene physikalische Untersuchung der Brust im gesunden und kranken Zustande geleistet hat. Diese Untersuchung ist es gewesen, welche uns zuerst näher mit den Leiden und Erkrankungen des Herzens bekannt gemacht hat.

Man sagt nicht zu viel, wenn man behauptet, daß

die Aerzte früherer Zeit davon so viel wie nichts wußten. Die Zeichen, aus denen sie auf ein Herzleiden schließen zu dürfen glaubten, waren höchst zweifelhafte und unzuverlässige und konnten höchstens für eine Erkrankung des Herzens überhaupt beweisen, während die Aerzte jetziger Zeit in den Stand gesetzt sind, über die Art der Erkrankung, über die Größe und Beschaffenheit des erkrankten Herzens meist die genaueste Auskunft zu geben, und während auf diese Weise ein Gebiet der Krankheitslehre, welches früher zu den schwierigsten und dunkelsten Parthien derselben gehörte, nunmehr zu einer der hellsten und lichtvollsten geworden ist. Denn die weitaus meisten Erkrankungen des Herzens sind, wie der Leser vielleicht schon errathen haben wird, Erkrankungen seiner Klappen oder Ventile, welche erst als allmähliche Nachwirkung Vergrößerungen oder auch Verkleinerungen des Herzmuskels, Erweiterung seiner Höhlen u. s. w. im Gefolge haben. Es können sich diese Klappen entzünden, verdicken, mit einander verwachsen oder endlich der Sitz bedeutender knorpliger oder kalkiger Ablagerungen werden, und es leuchtet ein, daß durch solche Veränderungen die Oeffnungen und Mündungen der Herzhöhlen und großen Gefäße, welche durch jene Klappen verschlossen werden, bald erweitert, bald verengert, bald schlußunfähig, bald wieder zu wenig Blut hindurchlassend werden müssen. Die natürliche Folge davon ist, daß Störungen in der Bewegung und Circulation des Blutes eintreten müssen und als weitere Folge dieses gehinderten Blutlaufs sonstige

Erkrankungen des Körpers oder einzelner Organe, welche zuletzt, wenn auch oft sehr langsam, bis zum Tode führen. Ebenso natürlich werden es nach allem Gesagten unsere Leser finden, daß das, was wir ihnen vorhin als Herztöne beschrieben haben, durch die geschilderten Erkrankungen der Klappen eine wesentliche Veränderung erleiden muß, und an diesem Umstande liegt es, daß wir durch Behorchung des kranken Herzens im Stande sind, uns eine so genaue und bestimmte Anschauung von dessen innerer Beschaffenheit zu verschaffen. Sobald z. B. ein Klappenapparat derart erkrankt oder verändert ist, daß er dem zurückdrängenden Blute keinen dasselbe vollkommen abschließenden Widerstand mehr entgegenzusetzen im Stande ist, so ist es klar, daß einmal die Klappen nicht mehr, wie in früherer Weise, aufgebläht und angespannt werden können, und daß zum Zweiten ein Theil des eingedrungenen Blutes in dem Moment der Klappenanspannung durch die nicht schlußfähige Oeffnung wieder dahin zurückkehren muß, wo es hergekommen ist. Oder in einem andern Falle ist die normale Oeffnung durch Krankheit derart verengert, daß das eintretende Blut nur mit großer Gewalt und langsamer als sonst durch die Kraft des sich zusammenziehenden Herzens hindurch gepreßt werden kann. Es leuchtet ein, daß in allen diesen oder ähnlichen Fällen die normalen Herztöne bestimmte, dem Charakter der Krankheit entsprechende Veränderungen ihrer Beschaffenheit erleiden müssen. Am häufigsten verwandeln sie sich in s. g. Geräusche oder Aftergeräusche, welche bald einen blasenden oder sausenden, bald einen sägenden, schnurrenden, gurgelnden, raspelnden u. s. w. Charakter besitzen. Dieselben können in einzelnen Fällen so laut werden, daß man sie nicht bloß durch das angelegte Ohr, sondern sogar in einiger Entfernung von der Brust zu vernehmen im Stande ist. Das Letztere ist auch namentlich bei solchen Geräuschen der Fall, welche nicht im Innern des Herzens durch Erkrankungen seiner Klappen, sondern auf dessen Oberfläche durch entzündliche Ausschwitzungen und dadurch bedingte mechanische Reibungen seiner Wände mit den Wänden des Herzbeutels erzeugt werden. Solche Entzündungen der Herzoberfläche geben sich auch dem Gefühle des Kranken oft durch stechende Schmerzen kund, während die Erkrankungen im Innern sich der subjectiven Empfindung nur durch die Störungen der normalen Thätigkeit des Herzens verrathen. Der Arzt, welcher dieses weiß, muß um so aufmerksamer im Verlaufe solcher Krankheiten, welche ein Mitergriffensein des Herzens im Gefolge zu haben pflegen, dessen Zustand im Auge behalten und bei dem leisesten Anzeichen eines solchen Ergriffenseins dasselbe im ersten Keime zu ersticken suchen. Gelingt ihm dieses nicht, so sind seine späteren Bemühungen meist vergeblich, da einmal eingetretene anatomische Veränderungen des Herzens und seiner Klappenapparate den Hülfsmitteln der Heilkunde natürlich unzugänglich sind. Uebrigens sind solche Veränderungen trotz der großen Wichtigkeit des Organs keineswegs immer das Leben bedrohend, und erreichen viele Herzkranke bei verhältnißmäßig wenig gestörter Gesundheit ein hohes Alter. Auch gleichen sich manche Störungen durch die Thätigkeit des Organismus selbst im Laufe der Jahre ganz oder theilweise wieder aus.

Immerhin müssen Herzkranke ein besonderes Augenmerk auf ihren Gesundheitszustand richten und die Vorschriften des Arztes strenge befolgen. Vernünftige und den Umständen angemessene Lebensweise und schnelle Beseitigung gewisser eintretender Folgebeschwerden durch ärztliche Hülfe können sehr viel beitragen, um das Leben zu verlängern. — *Wunden* des Herzens sind fast immer unbedingt tödtlich, weil dieselben wegen der fortwährenden Bewegung des Herzens nicht heilen können, und weil das Blut unaufhaltsam aus ihnen herausströmt. Nur solche Wunden können heilen, welche so dünn und schmal sind, daß das Blut nicht aus ihnen ausströmen kann, und man kann z. B. ein Herz in seinem musculösen Theil mit einer langen, spitzigen und dünnen Nadel durchstechen, ohne daß diese Verwundung tödtlich wird.*) Auch *zerreißen* und *brechen* kann das Herz, wie wir schon am Eingang unseres Aufsatzes angedeutet haben, aber nur dann, wenn dasselbe schon vorher krank war und durch diese Krankheit schwach, mürbe oder zerreißlich geworden

*) Uebrigens ist neuerdings durch ärztliche Zeitschriften der Fall eines Mannes in *Bologna* mitgetheilt worden, welcher im Jahre 1633 durch zwei Dolchstiche in das Herz schwer verwundet und binnen 78 Tagen geheilt wurde. 19 Jahre später starb er, und zeigte die angestellte Leichenuntersuchung die sehr bedeutende Größe jener Verletzungen.

ist. Alsdann kann eine leichte Gelegenheitsursache, ein Fall, ein Stoß, eine körperliche Anstrengung oder auch eine Gemüthsbewegung eine Berstung des Herzens und damit einen raschen Tod zur Folge haben. Von dem König Philipp II. von Spanien wird erzählt, daß er plötzlich gestorben sei auf die Nachricht, daß seine Leute geschlagen worden. Bei der Section fand man das Herz geborsten. (Siehe Güntner: Das Seelenleben des Menschen, 1561.) Oder auch bei gesundem Herzen kann ein Fall aus bedeutender Höhe oder eine heftige körperliche Mißhandlung eine solche Zerreißung herbeiführen. — Also mag es in einzelnen, wenn auch seltenen Fällen, seine Begründung haben, wenn von einem Menschen gesagt wird, „das Herz sei ihm vor Kummer gebrochen" — aber immer mußte dabei eine eigentliche Erkrankung des Herzens vorangegangen sein. Gemüthsbewegungen überhaupt können wohl einen sehr bedeutenden, aber, wie es scheint, immer nur indirecten Einfluß auf die Bewegungen des Herzens ausüben unter Vermittlung der Nervenverbindungen, welche zwischen ihm und den Centralorganen des Nervensystems bestehen. Dieser Einfluß mag es denn auch gewesen sein, welcher dem Herzen den unverdienten Ruf als Sitz geistiger Empfindungen eingetragen hat, während es doch mit seelischen Vorgängen unmittelbar nicht das Mindeste zu thun hat. Gewiß hat jeder unserer Leser aus der von uns, wenn auch nur kurz und der Hauptsache nach gegebenen Beschreibung entnehmen müssen, daß die Bestimmung des Herzens als solches keine andere sein kann, als ein Beweger des Blutes zu sein. Verknöcherungen seiner Klappen (ein sehr häufiges Vorkommniß), Entartungen seiner Substanz können, mögen sie auch noch so hochgradig sein, wohl die bedeutendsten Störungen des Blutumlaufs veranlassen; niemals aber werden sie das erzeugen, was der Sprachgebrauch unter einem „verknöcherten" oder „kranken" Herzen versteht; und ein Mensch mit einem in Wirklichkeit verknöcherten Herzen kann den gutmüthigsten Charakter besitzen, während mit dem bösartigsten das gesündeste Herz bestehen kann. Als der eigentliche Sitz aller geistigen Vorgänge, Denkprocesse, bewußten Empfindungen und Willensanregungen, endlich aber auch aller Bewegungen des Gemüths, muß nach dem dermaligen Stande unsrer Kenntnisse das Gehirn des Menschen und der höhern Thiere angesehen werden — an dessen Erregungen das Herz nur sympathisch Antheil nimmt und diese Sympathie bald durch schnelleres oder langsameres Schlagen (Herzklopfen), bald durch augenblicklichen Stillstand (Herzbeklemmung), bald durch stärkere oder unregelmäßige Contractionen (Herzkrampf und Herzklopfen) zu erkennen gibt.*)

*) Der physiologische Mechanismus dieses Vorgangs wird von dem berühmten Physiologen Claude-Bernard in folgender Weise erklärt: Jede Reizung des s. g. pneumogastrischen Nerven, welcher Herz und Hirn miteinander verbindet, bringt bei ersterem einen vorübergehenden Stillstand oder eine Verlangsamung seiner Bewegungen hervor, auf welchen Zustand alsbald wieder, nachdem der Reiz sich erschöpft hat, eine kurze Periode schnellerer oder lebhafterer Herzbewegungen zur Ausgleichung des entstandenen Mißverhältnisses folgt. Da nun Bewegung und Einwirkung des

In diesen sympathischen Beziehungen müssen wir denn auch die Erklärung für den eingebürgerten Sprachgebrauch und dafür finden, daß wir mit dem Herzen zu lieben, zu hassen und zu fürchten glauben; und sie dürften auch vollkommen hinreichen, um jenen Gebrauch zu rechtfertigen. Sollte übrigens — worauf so manche Erscheinungen des täglichen, wie krankhaften Lebens hinzudeuten scheinen — es der Wissenschaft einmal gelingen, noch genauere und nicht bloß durch s. g. Reflex vermittelte Beziehungen zwischen den in und zwischen den Eingeweiden gelegenen Centraltheilen des ganglösen oder sympathischen Nervensystems und den niedern und gemüthlichen Erregungen der Seele durch Trieb, Leidenschaft, die Gefühle von Lust und Unlust u. s. w., nachzuweisen, so würde der Sprachgebrauch noch weit mehr, als jetzt, gerechtfertigt erscheinen. Jedenfalls geht aus Allem hervor, daß wir kein Recht haben, ihn anzufeinden oder durch einen andern ersetzen zu wollen. Mag daher auch der

Blutes auf die Centraltheile des Nervensystems (Gehirn u. s. w.) von jenen Herzbewegungen unmittelbar abhängt, so ist es klar, daß geistige oder gemüthliche Erregungen des Gehirns auf diesem Wege sich sofort dem Herzen mittheilen und von diesem alsbald wieder zu dem Gehirn zurückkehren müssen, welches bald durch langsameres Zuströmen des Blutes ermattet, bewußtlos wird u. s. w., bald durch schnelleres Zuströmen mehr erregt wird, schneller arbeitet u. s. w. So bestätigt, wie Claude-Bernard ausführt, die Wissenschaft den Sprachgebrauch des Dichters, Künstlers und des täglichen Lebens, statt ihn zu zerstören, und wird dieses überall thun, wo sie dazu vorgerückt genug ist. Hier „werden der Dichter, der Philosoph und der Physiolog die nämliche Sprache reden und sich alle gegenseitig verstehen.“.

Anatom oder Physiolog das Herz noch so oft für nichts weiter als für einen hohlen Muskel erklären — von dem ihm einmal angewiesenen Rang im Reiche der Poesie und der täglichen Sprache wird es nicht mehr heruntersteigen; wir werden fortfahren, in gebundener und ungebundener Rede so viel von ihm zu erzählen und seinen Namen in derselben Weise und Bedeutung zu gebrauchen, wie bisher, und werden uns schließlich trotz aller Einwendungen materialistisch gesinnter Aerzte stets mit Recht auf die schönen Worte des Dichters berufen:

„Was ist das Herrlichste in unserm Sein?
„Was schließet wol in dunkle, kleine Räume
„Den höchsten Schmerz und Höllenqualen ein,
„Und Erdenglück und Paradiesesträume?
„Was schlägt so hoch bei reiner Freud' und Lust?
„Was ist so leicht, so innig zu betrüben?
„Das ist das Herz in unsrer Brust
„Mit seinem Hoffen, seinem Lieben!“ —

Das Blut.

„Blut ist ein ganz besondrer Saft" — läßt Göthe den Mephistopheles zu Faust sagen, als dieser mit Blut seinen verderbenschwangern Contract unterschreiben soll, und leiht damit einem zwar dunkel, aber sehr allgemein gefühlten Volksbewußtsein einen Ausdruck. Daß Blut ein ganz besonderer, ja von schreckhaften Geheimnissen umgebener Saft sei, ist ein Glaube, der nicht bloß in mystischen und abergläubischen Jahrhunderten verbreitet war, und der in der Culturgeschichte der Völker eine bedeutsame Rolle spielt. Blut ist überall dabei, wo es geheimnißvoll, wunderbar, schrecklich oder satanisch hergeht; mit Blut unterschrieb man die Verträge mit dem Bösen; mit Blut besiegelte man heilige Eidschwüre und geheime Verträge; Blut ließen und lassen die Götzendiener ihre Idole von Holz oder Stein weinen oder schwitzen, um das arme, unwissende Volk zu betrügen; und das Blut seiner Feinde trinkt der Wilde, um sich deren Kraft oder Muth anzueignen. Blut opferten einst die Griechen ihren von idealer Schönheitsfülle umflossenen Göttern; **Blut** war bisher das Losungswort der Geschichte und wird es so lange bleiben, bis die Unwissenheit dem Wissen, das Vorurtheil der Einsicht, die Rohheit der Bildung gewichen sein wird. „Denn von allen Ursachen des Nationalhasses ist Unwissenheit die mächtigste. Wenn der Verkehr zunimmt, nimmt die Unwissenheit ab, und so vermindert sich der Haß. Dies ist der wahre Bund der Liebe und wiegt alle Lehren, die Moralisten und Theologen geben können, auf.“ (Buckle.) Ein Historiker, der eine Monographie des **Blutes** in der Cultur und Geschichte der Völker schreiben wollte, würde nicht über Mangel an Stoff zu klagen haben, so wenig wie Derjenige darüber zu klagen hat, welcher seinen Lesern das Blut nach seinen anatomischen und physiologischen Eigenschaften schildern will. Und **soviel** die Wissenschaft auch hierin geleistet hat, und so weit wir in der Erkenntniß dieser Eigenschaften auch im Vergleich zu Denjenigen voran sind, welche das Blut ehedem nur als einen „ganz besonderen Saft“ kannten, so müssen doch auch wir bescheiden gestehen, daß diese Bezeichnung für uns fast noch ebenso große Berechtigung besitzt, als für die Gelehrten und für den Volksglauben ehemaliger Zeiten. Auch für **uns** ist das Blut immer noch ein „ganz besonderer Saft“, welcher all das mächtige Ansehen verdient, das man ihm zu allen Zeiten zu Theil werden ließ; auch für die **Wissenschaft** ist dasselbe noch von vielen dunkeln und unaufgeklärten Geheimnissen umgeben, und wenn das allgemeine Bewußtsein von je mystische oder abergläubische Vorstellungen mit dem Gedanken an Blut verbunden hat, so kann die Geschichte der physiologischen Wissenschaften Ideeen und Vorstellungen aufweisen, welche jenen an Mystik oder Aberglauben nicht nachstehen, und welche, wie wir sehen werden, sich sogar bis in die neueste Zeit erstrecken. Aber das Licht der Wissenschaft dringt von Tag zu Tag weiter vor; und wenn ihr auch noch unendlich Vieles zu erforschen übrig bleibt, so weiß sie doch heute wenigstens das auf's Bestimmteste, daß die vor ihr liegenden Geheimnisse keine Geheimnisse des Aberglaubens und der Unnatur, sondern nur solche der Wissenschaft sind. Sie weiß, daß dem Blute Kräfte und Geheimnisse innewohnen, welche zur Zeit ihrer innersten Natur nach uns noch unbekannt sind, aber sie weiß auch, daß jene Kräfte nur die alten und ewigen Kräfte der uns umgebenden Natur sind, und daß wir die Hoffnung hegen dürfen, auf dem gewöhnlichen Wege der erfahrungsmäßigen Forschung ihrer endlichen Erkenntniß immer näher zu rücken. Was wir also bis jetzt von dem „ganz besonderen Saft" in gesunden und kranken Zuständen im Allgemeinen wissen und erfahren haben, wollen wir unsern Lesern im Folgenden verständlich zu machen versuchen.

Moses und einige der griechischen Philosophen (Empedokles ꝛc.) erklärten das Blut für den Sitz der Seele; während Kritias (Schüler des Sokrates) lehrte, daß das Blut die Seele selbst sei;*) und wenn diese Al-

*) Kritias nennt das Blut die durch's Herz strömende Ge-

ten dabei auch einer *falschen* Meinung huldigten, so war dieselbe doch immerhin um Vieles verständiger, als die Meinungen mancher unserer neuesten Philosophieprofessoren über diese wichtige Frage. Denn wenn man ohne physiologische Kenntnisse und ohne Hülfe der experimentalen Wissenschaft die Frage nach dem *Sitz der Seele* beantworten will, so möchte auf das äußere Ansehen hin kein Theil des thierischen Körpers würdiger zur Uebernahme einer so wichtigen Bestimmung erscheinen, als das *Blut*. Wie das Wasser den Schwamm, so durchtränkt und befeuchtet es den ganzen Körper nach allen Theilen und Richtungen hin und spielt bei allen Thätigkeiten seiner Organe eine der ersten und vornehmsten Rollen; es ist allgegenwärtig im Reiche des thierischen Organismus, welcher sich in allen seinen Theilen unaufhörlich aus demselben *hervor-* und wieder in dasselbe *zurückbildet*. Ohne Blut wäre kein höheres thierisches Leben möglich; ohne dasselbe gäbe es weder *Leib* noch *Seele*. Es ist für den Organismus, was das Wasser für die Erde, d. h. die ewige unentbehrliche Grundlage aller in demselben vorgehenden Veränderungen und Wechsel in Aufbau und Zusammensturz, der allgemeine Mutterschooß des thierischen Stoffwechsels, aus welchem Alles hervorgeht und in welchen Alles zurückkehrt.

Ehe wir indessen diese s. g. *physiologische* Bedeut[illegible] Blutes etwas näher in das Auge fassen,

da[illegible] des Menschen." (Leviticus XVII, 11; Deuteronomium wollen wir zunächst seine anatomische und chemische Zusammensetzung kennen lernen — eine Zusammensetzung, welche bei keinem Theile des thierischen Körpers mehr Merkwürdiges und Interessantes für den denkenden Verstand darzubieten im Stande ist.

Ehedem kannte man das Blut nur als eine rothe Flüssigkeit von dicker, klebriger Beschaffenheit, welche die Eigenschaft besaß, nach dem Austritt aus dem thierischen Körper zu einer consistenten, gallertartigen Masse zu erstarren; und so lange man von den eigentlichen Bedürfnissen einer exacten und experimentirenden Naturforschung noch keine rechte Ahnung hatte, konnte man sich damit für befriedigt halten. Heutzutage weiß man etwas mehr davon, aber je mehr man davon weiß, um so mehr lernt man einsehen, wieviel noch zu wissen übrig bleibt. Gewiß gehört die Entdeckung, daß das Blut nicht eine gleichförmige, homogene Flüssigkeit ist, sondern aus einer Flüssigkeit und zahllosen, in derselben umherschwimmenden festen Körperchen zusammengesetzt ist, zu den schönsten und folgewichtigsten, welche die erfahrungsmäßige Naturforschung jemals gemacht hat. Das Verdienst dieser Entdeckung gebührt dem italienischen Anatomen und Physiker Marcello Malpighi, geb. 1628, gest. 1694 in Rom als Arzt und Kammerherr des Papstes. Er war der Erste, der sich der Vergrößerungsgläser zur Untersuchung des Blutes bediente, ein Umstand, der ihn sofort auf seine Entdeckung bringen mußte. Doch war er noch weit davon entfernt, die merkwürdigen Körper, welche er auf diese Weise kennen lernte, als das zu erkennen, was sie wirklich sind; er hielt sie nur für Fettkügelchen.

Genauer erkennt und beschreibt sie der holländische Physiker Anton Leeuwenhoek, geb. 1630, gest. 1723 in Delft, welcher Mikroskope und Brillengläser verfertigte und Blutuntersuchungen anstellte.*) Er nannte die Körperchen Blutkügelchen, globuli sanguinis — ein Name, den sie im Verein mit einigen andern Benennungen bis auf die neueste Zeit beibehalten haben. Unter diesen Benennungen ist bisher der Name Blutkörperchen am häufigsten gehört und gebraucht worden, bis man sich in der jüngsten Zeit immer mehr einer von Hewson und Rudolphi gebrauchten Benennung anschließt, weil dieselbe das anatomische Wesen der fraglichen Körperchen am besten ausdrückt. Diese Benennung ist Blutbläschen oder, was ganz dasselbe ausdrückt, Blutzellen. Dieser letztere Ausdruck dürfte auf die Dauer mit Recht die Oberhand behalten, weil er sogleich besagt, was wir uns unter einer solchen Bezeichnung vorzustellen haben. In der That ist man zur Zeit ziemlich einig darüber, daß die Blutzellen wirkliche Zellen sind, welche aus einer zarten, aber festen, elastischen, ungefärbten

*) Nach Moleschott war eigentlich der Holländer Swammerdam der Erste, welcher (1658) die Blutkörperchen beobachtete; aber seine Beschreibung erschien erst 79 Jahre später im Druck. Malpighi sah zuerst die Blutkörperchen eines Säugethiers (Stacheligel) und machte seine Entdeckung sofort bekannt. Leeuwenhoek hat dagegen das Verdienst, zuerst (1673) die Blutkörperchen des Menschen gesehen zu haben.

Zellenhaut und einem gefärbten, flüssigen Inhalt bestehen, d. h. es sind nichts mehr und nichts weniger als gefüllte Bläschen.*) Sie sind so klein und durchsichtig, daß sie mit bloßem Auge durchaus nicht wahrgenommen werden können; nur das zusammengesetzte Vergrößerungsglas läßt uns dieselben erkennen. Bei einer schwachen Vergrößerung werden sie schon sichtbar; aber um sie deutlich sehen und mit Sicherheit als solche erkennen zu können, bedarf es einer 2—300maligen Vergrößerung. Die Größe einer einzelnen Blutzelle schätzt man auf den dreihundertsten Theil einer Linie, und da die gesammte Blutflüssigkeit ganz von diesen Körperchen erfüllt ist, so kann man sich vorstellen, welche ungeheure Anzahl derselben in einem Körper vorhanden sein muß. Die Anzahl der im menschlichen Körper enthaltenen Blutzellen schätzt man nach einer ungefähren Berechnung zwischen 30 und 60 Billionen, und ein einziges Tröpfchen Blut enthält Millionen derselben. Bringt man einen Tropfen unvermischten Blutes unter das Mikroskop, so sieht man

*) Neuerdings wird die Bläschen- oder Zellen-Natur der Blutkörperchen wieder angezweifelt, und neigt man sich von mehreren Seiten zu der Ansicht, daß es halbfeste, mit Blutroth getränkte Klümpchen aus einer einheitlichen gleichartigen Stoffmasse, dem s. g. Globulin, ohne Gegensatz zwischen Hülle und Kern seien. (Siehe das Nähere bei Moleschott: „Eine physiologische Sendung." Gießen, 1864.) Nichtsdestoweniger lassen die Thatsachen der Entwicklungsgeschichte, sowie der vergleichenden Anatomie, und die Entwicklungsweise der einzelnen Blutzelle selbst keinen Zweifel an der ursprünglichen Zellen-Natur der Blutkörperchen.

Anm. zur zweiten Aufl.

die einzelnen Zellen wegen der ungeheuren Menge, in der sie beisamen liegen, nicht oder nur undeutlich; erst nachdem man eine verdünnende und die Körperchen nicht angreifende Flüssigkeit hinzugebracht hat, werden die einzelnen Zellen, deren aber immer noch viele Tausende in dem Gesichtsfeld herumtreiben, deutlich. Kein Gebildeter, der Gelegenheit haben kann, durch ein Mikroskop zu sehen, sollte dieses schönen und überraschenden Anblickes entbehrt haben! Ein einziger Blick wird hinreichen, ihn von der Bedeutung des Mikroskops und der unendlichen Wichtigkeit mikroskopischer Forschungen für Medicin und Naturwissenschaft zu überzeugen.

Was die Form der Blutzellen anlangt, so erscheinen dieselben bei dem Menschen und den meisten Säugethieren auf den ersten Anblick rund, sind dieses aber nicht im vollen Sinne des Wortes, sondern haben eine abgeplattete, also linsenförmige, dabei auf beiden Seiten etwas eingedrückte Gestalt, weßwegen man sie auch wohl Blutscheiben nennen hört. Setzt man ihnen dagegen reines Wasser zu, so blähen sie sich durch dessen Einfluß zu vollkommen runden, kugelförmigen Zellen auf. Eine bemerkenswerthe Eigenschaft ist dabei ihre große Biegsamkeit, Dehnbarkeit und Glätte, welche sie befähigt, sich sowohl unter einander, als an den Wänden der Blutgefäße leicht vorbeizuschieben und selbst die engsten Gefäßräume zu passiren. Früher glaubte man, sie enthielten, wie die Blutkörperchen der niedern Thiere und wie die Mehrzahl aller thierischen Zellen überhaupt, einen sogenannten Kern; neuerdings jedoch hat man sich überzeugt, daß diese Täuschung durch einen in der Mitte der Blutzellen befindlichen, nabenförmigen Eindruck hervorgerufen wurde, welcher bei gewissen Einstellungen des Mikroskops mehr oder weniger sichtbar wird. Nur während der ersten Zeit oder während der ersten 4 Monate des sogenannten embryonalen Lebens innerhalb der Gebärmutter haben die Blutzellen der Säugethiere und des Menschen einen Kern — eine im Vergleich mit dem Verhalten der tiefer stehenden Thiere höchst interessante Thatsache.*) Dagegen sind die Blutzellen der Vögel, Fische, Amphibien und der wirbellosen Thiere das ganze Leben hindurch kernhaltig. Zugleich zeigen die Blutzellen dieser Thierklassen eine von der beschriebenen sehr abweichende Gestalt und Größe. Vögel, Fische und Amphibien haben keine runden, sondern elliptisch oder eiförmig gestaltete Blutzellen; zugleich sind dieselben bedeutend größer, als bei Mensch und Säugethier, und wachsen an Größe, je tiefer man in der Reihe der Wirbelthiere hinabsteigt. Ganz kolossal groß im Vergleich zu Mensch und Säugethier erscheinen sie bei den sogenannten nackten Amphibien. Unter den Säuge-

*) „Die Aehnlichkeit zwischen den vorübergehenden Formen des Bluts höherer Thiere und den bleibenden Formen des Bluts niederer Thiere weist auf ein verborgen liegendes Gesetz organischer Combination hin, welches vielleicht eines Tages einmal entdeckt werden und dann für die Biologie dasselbe leisten wird, was das Gesetz bestimmter Proportionen für die Chemie geleistet hat.“ (Lewes.)

thieren selbst gibt es nur einige wenige, wie Kameel, Dromedar, Lama, welche elliptisch geformte Blutzellen besitzen, während umgekehrt auch unter den Fischen eine Familie mit runden Zellen angetroffen wird. Die Größe derselben ist dagegen unter den Säugethieren ziemlich die nämliche, obgleich man vielleicht erwarten sollte, es würde sich diese Größe verschieden gestalten, je nach der Größe des Thieres, dem die Zellen angehören. Aber dieses ist nicht der Fall; und wenn auch einige Größenunterschiede stattfinden, so sind dieselben nicht bedeutend und stehen in keinem bestimmten Verhältniß zu der Körpergröße der Thiere. Die Blutzellen der sogenannten Zwergmaus sind so groß wie diejenigen des Pferdes. Die kleinsten Blutzellen besitzt das Moschusthier, die größten der Elephant. Die Blutzellen der wirbellosen Thiere endlich sind von sehr verschiedener und unregelmäßiger Gestalt und Größe, bald rund, bald oval, bald spindelförmig, mit Fortsätzen versehen und immer kernhaltig. Ihre Menge im Verhältniß zu der Flüssigkeit, in der sie schwimmen, ist weit geringer, als bei den Wirbelthieren, und ihr ganzes Verhalten erinnert weit mehr an die Lymphkügelchen oder an die farblosen (später zu erwähnenden) Blutzellen der Wirbelthiere, als an deren eigentliche rothe Blutzellen.

Hier dürfte es passend sein, eine Bemerkung anzureihen, welche wegen ihrer praktischen Bedeutsamkeit wichtig ist und über welche in dem Publicum oft sehr falsche Vorstellungen herrschen. Bekanntlich kommt es bei gerichtlichen Verhandlungen über Mord, Körperverletzung u. s. w. nicht selten vor, daß Aerzte zu einem Gutachten darüber aufgefordert werden, ob rothe Flecke auf aufgefundenen Kleidungsstücken, Waffen, Prügeln, Fußböden oder sonstigen Gegenständen von vergossenem Blut, insbesondre vom Menschenblut herrühren. „Blutflecken haben bekanntlich, wenn sie nicht augenblicklich nach geschehener That ausgewaschen worden sind, eine große Dauer und Haltbarkeit, und können in der That als solche häufig noch nach Jahren durch die Hülfsmittel der Wissenschaft nachgewiesen werden. Unter diesen Hülfsmitteln spielt bis jetzt das Mikroskop die vornehmste Rolle. Die soeben beschriebenen Blutzellen sind ein so charakteristisches Element des Blutes, daß, wo man dieselben findet, man mit Sicherheit auf das Vorhandensein von Blut schließen darf. Da es nun durch Aufweichen frischer oder alter Blutflecken mehrentheils gelingt, die darin enthaltenen eingetrockneten Blutzellen, wenn auch in etwas verdorbenem Zustand, wieder herzustellen und zur Anschauung zu bringen, so besitzt man auf diese Weise ein sehr einfaches Mittel, um jene Frage bis zu einer gewissen Grenze zu beantworten. Jeder unsrer Leser, der unsrer Darstellung aufmerksam gefolgt ist, wird sofort im Stande sein, zu sagen, worin diese gewisse unsrer Wissenschaft gesetzte Grenze besteht. Da die Blutzellen des Menschen und der übrigen Säugethiere, mit einigen ganz wenigen Ausnahmen, dieselbe scheibenförmige Gestalt besitzen, und da die Größenunterschiede derselben sehr gering und nur durch die subtilsten Untersuchungen zu ermitteln sind, so liegt es auf der Hand, daß wir nicht im Stande sind, bei einer solchen Untersuchung zu sagen, ob ein fraglicher Flecken, dessen Blutzellen die runde Form zeigen, von Menschenblut oder von dem Blute irgend eines Säugethieres, namentlich unserer zahmen Haussäugethiere, herrührt. Dagegen können wir mit Bestimmtheit sagen, daß ein Blutflecken, dessen Zellen die elliptische oder eiförmige Gestalt darbieten, nicht von Menschenblut herrühren kann. Ein solcher Ausspruch hat oft schon sehr unmittelbaren, bisweilen aber auch großen mittelbaren Werth für die richterliche Untersuchung. Wird z. B. ein Angeklagter, bei dem ein blutbefleckles Messer gefunden wurde, vorschützen, dieses Blut rühre vom Schlachten eines Vogels oder Fisches oder eines jener Säugethiere her, deren Blutzellen elliptische Form zeigen, und die Untersuchung weist runde Blutzellen in den Blutflecken nach, so kann man mit Bestimmtheit sagen, daß die Aussage eine falsche ist — ein Umstand, der natürlich die Verdachtsgründe gegen den Aussagenden in hohem Grade steigert.

So erzählt Professor Brücke in der Wiener medicinischen Wochenschrift, daß in einem von der Prager Universität untersuchten Falle eine taubstumme Dirne, welche ihren Vater ermordet hatte, die Flecke auf dem Estrich als von Entenblut herrührend bezeichnete, eine Aussage, deren Unrichtigkeit die mikroskopische Untersuchung sofort nachwies. Umgekehrt werden eiförmige Zellen in einem Blutflecken sofort jeden Verdacht darüber, daß derselbe von Mord oder Verletzung eines Menschen herrühren könne, gänzlich beseitigen. Auch schon die bestimmte Wissenschaft darüber, daß ein fraglicher Flecken überhaupt nur von Blut herrührt oder nicht, wird sehr häufig von den allerwichtigsten Folgen für eine gerichtliche Untersuchung begleitet sein. War man nun auch bisher schon im Stande, durch die mikroskopische Untersuchung auf Blutzellen häufig eine bestimmte Auskunft hierüber zu ertheilen, so bot doch diese Methode durch mancherlei Schwierigkeiten, welche der deutlichen Herstellung der äußerst zarten und verletzbaren Blutzellen aus alten Blutflecken im Wege stehen, noch große Unvollkommenheiten dar. Auch diese Unvollkommenheiten sind nunmehr durch die neuesten Fortschritte der medicinischen Wissenschaft beseitigt; und durch die Untersuchungen von Teichmann u. A., welche durch Simon und den Verfasser dieses Aufsatzes vervollständigt und zu praktischer Verwendbarkeit hergerichtet worden sind, ist eine Methode der Bluntuntersuchung hergestellt, welche an Sicherheit und Brauchbarkeit für gerichtliche Zwecke nichts zu wünschen übrig läßt. Wir werden im Verlauf dieses Aufsatzes, wo von den im Blut entstehenden Krystallen die Rede sein wird, noch einmal auf diesen Gegenstand zurückkommen.

Was die Farbe der Blutzellen anlangt, so erscheinen dieselben Demjenigen, der sie zuerst unter dem Mikroskop erblickt, gänzlich blaß und farblos. Dennoch sind dieselben die einzige und alleinige Ursache der intensiv dunkelrothen Farbe des Blutes, und so paradox dieses auch klingen mag, so besteht doch über die Richtigkeit dieser Behauptung gar kein Zweifel. Sieht man genauer zu, so wird man alsbald bemerken, daß die einzelnen Zellen einen leichten blaßrothen oder gelbrothen Schimmer zeigen, der überall dort außerordentlich an Intensität zunimmt und zu einem eigentlichen undurchsichtigen Roth wird, wo viele Zellen über einander hingelagert sind. In Folge ihrer ungeheueren Menge nun, wobei zahllose Zellen auch in dem kleinsten Bluttröpfchen beisammen liegen, erzeugen sie mit Leichtigkeit die tiefdunkele Farbe des Blutes. Die Färbung der Blutzellen rührt nicht von ihrer zarten, gänzlich durchsichtigen und farblosen Haut, sondern von ihrem flüssigen Inhalt her, in welchem der sogenannte Blutfarbstoff (Hämatin), eine eisenhaltige Verbindung, aufgelöst ist. Vermischt man unter dem Mikroskop Blutkörperchen mit reinem Wasser, so sieht man, wie dieser Farbstoff durch den Einfluß des Wassers ausgezogen wird und sich diesem mittheilt, während die Zellen selbst farblos werden.

Dieser Vorgang erklärt sich aus den bekannten physikalischen Gesetzen der Endos- und Exosmose, wornach verschiedene Flüssigkeiten, welche nur durch eine organische Membran von einander getrennt sind, sich durch die Poren dieser Membran hindurch nach und nach vermischen und gegenseitig austauschen. Dieser Vorgang, welcher überhaupt bei den Lebensvorgängen aller pflanzlichen und thierischen Körper eine höchst wichtige und ausgebreitete Rolle spielt, ist auch an den im lebenden Blute befindlichen Zellen fortwährend thätig und bewirkt einen ununterbrochenen Austausch zwischen der in denselben enthaltenen Flüssigkeit und der äußeren farblosen Blutflüssigkeit, in welcher dieselben umherschwimmen.

Die Blutzellen der wirbellosen Thiere, deren Blut meist eine wasserhelle Flüssigkeit ist, sind meist farblos, doch gibt es auch gefärbte. So fand Rouget einzelne lebhaft roth gefärbte Zellen bei mehreren Ascidien. Auch trifft man deren von scharlachrother, gelber, violetter, blauer und anderer Farbe bei andern Wirbellosen an.

Außer den beschriebenen gefärbten Blutzellen des Menschen und der höheren Thiere gibt es aber auch noch in deren Blute eine andere Art von Körperchen, die sogenannten weißen oder farblosen Blutkörperchen. Sie sind ungefärbt, doppelt so groß, als die farbigen Blutzellen und haben eine gekörnelte Oberfläche und ein kernhaltiges Innere. Ihre Zahl ist unbedeutend im Vergleich zu den eigentlichen farbigen Blutzellen; denn erst auf einige Hunderte dieser letzteren kommt im normalen Zustande ein farbloses Körperchen. Doch können sie sich unter Umständen sehr bedeutend vermehren, ja sogar so zahlreich werden, daß auf zwei bis drei rothe Blutkügelchen ein farbloses kommt und das Blut selbst dadurch eine weiße oder milchige Farbe erhält — ein krankhafter Zustand, den die Wissenschaft als Leukämie bezeichnet und der meist zum Tode führt. Sie haben eine große Neigung, anzukleben, sowohl unter einander, als an der Wand der Gefäße, weßwegen man sie innerhalb dieser letzteren weniger schnell als die farbigen Zellen schwimmen und sich längs des Gefäßrandes langsam vorbeischieben sieht. Sie sind auch leichter als jene und setzen sich daher beim Gerinnen des Blutes unten an die Speckhaut an. Eine vorübergehende Vermehrung derselben findet statt nach jeder Mahlzeit und in der Schwangerschaft; überhaupt bei jedem Reizungszustand der Lymphdrüsen oder eines Körpertheiles, der viele Lymphgefäße hat und mit Lymphdrüsen in reichlicher Verbindung steht. Sie stammen ohne Zweifel aus dem Chylus und der Lymphe, sind wohl mit den sogenannten Lymphkörperchen identisch und der Ansicht vieler neueren Forscher zufolge nichts weiter, als die früheren Entwickelungsstufen der rothen Blutzellen — wenn auch der Uebergang farbloser in farbige Blutzellen direct noch niemals beobachtet werden konnte. Neuerdings hat man merkwürdige, langsam vor sich gehende Gestaltveränderungen an ihnen beobachtet.*) Von den im Eiter ent-

*) „Betrachtet man unter dem Mikroskop in einem frischen Blutstropfen, der einem mäßigen Drucke des Deckgläschens ausgesetzt ist, längere Zeit hindurch ein farbloses Blutkörperchen, dann sieht man, daß es zwar sehr langsam, aber fortwährend seine Gestalt verändert, es schickt bald nach dieser, bald nach jener, bald nach mehreren Seiten Fortsätze aus, wird dabei eiförmig, birnförmig, dreieckig, mit abgerundeten Ecken, zackig oder gar sternförmig, wenngleich mit kurzen Strahlen, es zieht die Fortsätze

haltenen sogenannten Eiterkörperchen sind sie mikroskopisch nicht zu unterscheiden.

Was nun Wesen und Bestimmung der eigentlichen oder farbigen Blutzellen angeht, so sind darüber im Laufe der Jahre sehr verschiedene Ansichten laut geworden, und selbst heute ist man zum Theil noch sehr im Unklaren oder Ungewissen über diese Frage. Dagegen weiß man jetzt mit Bestimmtheit, daß die vielerlei abentheuerlichen Vorstellungen früherer Zeiten, namentlich aber die der sogenannten Naturphilosophie, über diesen Gegenstand in das große Bereich menschlicher Einbildung gehören. Wir haben gesehen, daß die Entdeckung der Blutzellen eine schon ziemlich alte ist; aber erst in den letzten Jahrzehnten hat diese Entdeckung diejenigen Früchte getragen, welche sie in den Händen einer richtig verstandenen Naturforschung tragen mußte. Einen großen Theil der Schuld an diesem Umstande mag die erst in diesem Jahrhundert sich weiter ausdehnende allgemeinere Einführung verbesserter mikroskopischer Instrumente tragen; aber einen noch größeren Theil trägt ohne Zweifel die

wieder ein und wird dadurch auf's Neue rundlich, kurzum man beobachtet ein mikroskopisches Wogen und Fluthen, wie man es früher nur bei gewissen niedersten und kleinsten Thierchen, z. B. Amoeben (Gestaltwechslern), gekannt hat. Stannius in Rostock gebührt die Ehre dieser Entdeckung." (Moleschott, Eine physiologische Sendung, Gießen 1864.) Nach demselben Forscher (Moleschott) ist die Bildungsstätte der farblosen Blutkörperchen vorzugsweise in den Gekrösdrüsen zu suchen; sie selbst wandeln sich in verhältnißmäßig kurzer Zeit in farbige Blutkörperchen um.

Anm. zur zweiten Aufl.

Einführung einer gesunden Naturanschauung und Forschungsmethode überhaupt und die Verbannung jener speculativen Faselei, welche man früher für das beste Element in jener Forschung hielt. Es wurde bereits erwähnt, daß der erste Entdecker der Blutzellen, Malpighi, dieselben für Fettkügelchen hielt. Andere nach ihm hielten sie für Luftbläschen. Wieder Andere — und diese Ansicht gewann wegen ihrer Abentheuerlichkeit die meisten Anhänger — erklärten sie für Thiere, zu der Klasse der Infusorien gehörig, mit einer selbstständigen Bewegungskraft versehen und nach eigener bester Einsicht den Functionen des Blutes vorstehend. Man gab ihnen den Namen Urthiere oder den noch etwas bedeutsamer klingenden sinnige Urwesen und stellte sich vor, daß sich aus ihnen, als dem Grunde des organischen Entstehens, alle Theile und Gewebe des Körpers hervorbildeten. Mit einer solchen Anschauung war natürlich der zügellosesten Phantasie Thür und Thor geöffnet, welche denn auch nicht versäumte, in der Naturphilosophie früherer Tage sich hinlänglich breit zu machen, und welche einige Ausläufer selbst bis in unsere Zeit herabsendet. Erst ganz neuerdings soll ein Engländer, Namens Todd, ein Buch geschrieben haben, worin die Blutzellen von Neuem als Bluthierchen oder blood-living-animals oder lateinisch, als Haematozoa angeredet werden. Der Verfasser hält sie für organisirte Wesen und glaubt, daß dieselben Kräfte, wie andere Thierchen hätten. Namentlich schreibt er ihnen motorische und elektrisch-chemische Kräfte zu und glaubt sogar aus ihrem Gehalt an Eisen und dessen electrischen Verhältnissen die Geschlechtsverhältnisse und die Attraction beider Geschlechter herleiten zu können!!

Das Blutkörperchen ist indeß weder ein Thierchen, noch scheint es irgend eine selbstständige oder eigenthümliche Bewegungskraft zu besitzen; es folgt in allen seinen Bewegungen einzig und allein den ihm durch das Blut selbst ertheilten mechanischen Anstößen. Seine zarte, glatte, elastische Haut, sowie seine außerordentliche Kleinheit befähigen es, diesen Anstößen nach allen Richtungen hin mit der größten Leichtigkeit zu folgen und sich an seinen Kameraden vorbeizuschieben. Aber es thut dieses, wie gesagt, nur als Folge mechanischer Anstöße; seine sogenannte „Lust am Laufen“ gehört ebenso unter die von der Naturphilosophie ausgedachten Mährchen, wie die Meinung, daß die Blutkörner unter einander sich in einer steten gegenseitigen Spannung oder An- und Abstoßung erhielten. Auch die häufig geäußerte Meinung, daß die Blutzellen durch Aneinanderreihen die Gewebe des thierischen Körpers bildeten, ist eine ganz willkürliche und durch gar keine wirklichen Gründe gestützte. Im Gegentheil bildet das Blutgefäßsystem, in welchem die Blutzellen eingeschlossen sind, ein überall vollkommen geschlossenes Ganze, aus welchem ohne vorherige Zerreißung einer Gefäßwand nirgendwo eine Blutzelle, so klein sie auch ist, austreten kann. Ihre eigentliche Bestimmung können daher auch die Blutzellen nur innerhalb dieses Gefäßraumes selbst haben und finden, und wenn auch über diese Bestimmung zur Zeit noch manche unaufgeklärte Zweifel bestehen, so scheint doch so viel gewiß, daß die Blutzellen hauptsächlich als Träger der durch die Lungen in das Blut aufgenommenen Gase, vornehmlich des Sauerstoffs dienen. Eine solche Bestimmung ist wenigstens wichtig genug, um das Dasein des ganzen Blutzellen-Apparates begreiflich zu machen, und eine Störung derselben hat die bedeutendsten Folgen für den Organismus. Manche giftige Substanzen (Arsenikwasserstoffgas, Kohlenoxydgas) haben, wenn eingeathmet, die Kraft, die Blutzellen ihrer Fähigkeit, Sauerstoff aufzunehmen, zu berauben — sie in eine Art von Lähmung zu versetzen und dadurch dem Leben gefährlich zu werden. Aehnliches scheint auch in manchen Krankheiten (Nervenfieber) stattzufinden. Mikroskopisch sieht man dabei an den Blutzellen nichts; das Blut selbst erscheint nur dunkler wegen geringeren Gehalts an Sauerstoff. — Ueberhaupt kann man im Allgemeinen nach dem jetzigen Stande unserer Kenntnisse die wohlbegründete Vermuthung aussprechen, daß die wesentliche Function der Blutzellen in der Vermittlung chemischer Processe durch den Wechselverkehr zwischen ihnen und der sie umspülenden Flüssigkeit bestehen muß, und daß die wichtigste Aufgabe der Blutphysiologie darin besteht, diese Hypothese nach allen Richtungen hin zu erweisen, zum Lehrsatz zu erheben.

Was aus den Blutzellen schließlich wird, wissen wir nicht, und die Art ihres Untergangs im Blut ist uns noch ebenso dunkel, wie die Art ihrer Entstehung, wenn wir auch Vermuthungen darüber hegen, daß einzelne Organe des Körpers die Werkstätten dieser unaufhörlichen Erneuerung, dieses steten Auf- und Untergangs sein mögen.*) Selbst über die Zeit, innerhalb deren diese an sich nothwendige Umwandlung vor sich geht, herrschen noch sehr auseinandergehende Meinungen. Henle glaubt, daß alle zwei bis drei Tage eine totale Erneuerung aller Blutzellen stattfindet, während Kölliker dieselben für weit constantere Gebilde hält, als man gewöhnlich anzunehmen pflege.

Das zweite Hauptelement des Blutes ist neben den Blutzellen die sogenannte Blutflüssigkeit, liquor sanguinis, auch schlechtweg Plasma genannt. Neuerdings ist für dieselbe der Name Intercellularsubstanz oder Zwischenzellenflüssigkeit beliebt geworden, weil mit diesem Namen am besten ihr anatomisches Verhältniß zu den Blutzellen bezeichnet wird. Es ist eine farblose, klebrige Flüssigkeit ohne weitere Formelemente, in welcher die Blutzellen suspendirt sind und umherschwimmen, und mit der diese Zellen, wie schon erwähnt, einen ununterbrochenen Stoffwechsel unterhalten. Sie ist überhaupt die eigentliche Quelle des durch das Blut bewirkten Stoffumsatzes und daher in ihrer Art einer nicht weniger eingehenden Betrachtung würdig, als die Blutzellen. Aber es muß diese Betrachtung einen von der

*) Wahrscheinlich gehen die Blutkörperchen in der Milz unter. Daß sie untergehen, ist zweifellos. Spritzt man Säugethieren Vogelblut ein, dessen elliptische Zellen sich von den runden jener Thiere leicht durch das Mikroskop unterscheiden lassen, so findet man schon binnen einer Stunde nichts mehr von ihnen.

vorhergehenden sehr verschiedenen Charakter annehmen, weil es sich nun nicht mehr von mikroskopischen, sondern nur noch von chemischen Eigenschaften des Blutes handelt. Unsere Leser jedoch werden dabei nichts verlieren; denn bietet auch Das, was wir bisher mit Hülfe des Mikroskops von dem Blut erfahren haben, noch so vieles Interessante und selbst Wunderbare für den Laien dar, so gilt doch das Nämliche in kaum minderem Grade von dem, was mit Hülfe der Chemie von dem Blute und seinen Eigenschaften erforscht worden ist.

Ehedem glaubte man auf die chemische Untersuchung des Bluts keinen Werth legen zu dürfen, weil man nach naturphilosophischen Ansichten ein „gewaltsames Eingreifen in die Mischung des Bluts, bei welchem die organische Substanz nothwendig zersetzt werden muß", fürchtete, und selbst heute noch gibt es Philosophen — nicht Aerzte — welche an solchen Ansichten kleben und mit einigen philosophischen Redensarten die mühsamen Untersuchungen der modernen Wissenschaft aus ihrem hohen Gesichtskreis entfernen zu dürfen glauben. Seitdem man aber der vielgerühmten „Lebenskraft" näher in das Auge gesehen hat, und seitdem man weiß, daß chemische und physikalische Processe überall das eigentlich Bedingende in den Lebenserscheinungen sind, hat man sich auch ernstlich um die chemische Untersuchung des Bluts bekümmert und gefunden, daß dabei jedenfalls ein besserer Gewinn herauskommt, als aus dem philosophischen Gerede von Sein und Nichtsein.

Diese Untersuchung nun hat sowohl sogenannte organische als sogenannte unorganische chemische Stoffe in dem Blut nachgewiesen. Unter den ersten interessirt uns am meisten der sogenannte Faserstoff, weil er die Ursache eines höchst merkwürdigen und in seinen letzten Ursachen selbst heute noch nicht ganz aufgeklärten Vorganges ist, der sogenannten Gerinnung des Bluts. So lange das Blut in den Adern umherläuft, ist es eine vollkommen flüssige Masse, welche ungehindert selbst die feinsten Gefäßkanäle passirt. In demselben Augenblick dagegen, wo es die Adern verläßt, beginnt es nach und nach zu einer fest-weichen Masse zu erstarren und sich dabei in zwei wesentlich verschiedene Bestandtheile zu trennen. Wer hätte noch nicht Gelegenheit gehabt, diesen Vorgang nach einem Aderlaß oder sonstwie zu beobachten? Betrachtet man solches aus der Ader gelassene und in einem offenen Gefäß aufbewahrte Blut mehrere Stunden später, so hat dasselbe seinen ursprünglichen Anblick sehr wesentlich verändert. In einer klaren, leicht gelblich gefärbten Flüssigkeit schwimmt eine feste, gallertartige, dunkelrothe Masse, der sogenannte Blutkuchen. Dieser Kuchen besteht aus zwei Elementen, von denen wir das eine bereits näher kennen gelernt haben: nämlich erstens aus den Blutzellen und zweitens aus dem geronnenen und die Blutzellen auf mechanische Weise einschließenden Faserstoff. Die klare gelblich gefärbte Flüssigkeit ist das sogenannte Blutserum oder die bereits erwähnte Blutflüssigkeit, welche sich in diesem Zustand von dem, was wir oben die Intercellularsubstanz nannten, nur in sofern unterscheidet, als sie keinen aufgelösten Faserstoff mehr enthält.

Das Erste, was der menschliche Verstand bei Betrachtung eines so auffallenden Vorganges, wie ihn die Blutgerinnung darstellt, zu thun hat, ist natürlich, nach Wesen und Ursache desselben zu fragen; und es ist bekannt, daß man sich schon zu des Hippokrates Zeiten mit dieser interessanten Frage beschäftigte. Als man noch das Leben als etwas ganz Eigenthümliches und allen Gesetzen der äußeren Natur Zuwiderlaufendes betrachtete, war man mit einer Antwort auf diese Frage, welche in der That das Wesen der Sache zu erschöpfen schien, schnell fertig. Man sagte sehr einfach: das Blut stirbt, d. h. die lebendige und durch die Kräfte des lebenden Körpers in ihrem bestimmten Zustande erhaltene Flüssigkeit, welche wir Blut nennen, gibt diesen lebendigen Zustand auf, sobald sie den lebenden Körper, zu dem sie gehörte, verläßt, sie stirbt oder verliert ihr Leben, wie jedes andere organische Dasein auch, sobald es den Gesetzen der äußeren Natur anheimfällt. — Abgesehen davon, daß eine solche Erklärung in der That gar nichts erklärt, sondern eine beobachtete Thatsache nur mit andern Worten beschreibt, mußte man sich auch bald überzeugen, daß sie, selbst angenommen, sie erkläre etwas, von ganz unhaltbaren Voraussetzungen ausging. Das Blut gerinnt nicht bloß außerhalb, sondern auch innerhalb des lebendigen Körpers, z. B. innerhalb abgestorbener und dem allgemeinen Kreislauf entzogener Gefäße, ferner in sogenannten Aneurysmen, d. h. kugelförmigen Erweiterungen einzelner Gefäße, innerhalb deren der Blutstrom an Stärke und Schnelligkeit verliert; endlich wenn das Blut in größerer Menge aus verwundeten Gefäßen aus- und in das Zellgewebe oder in sonstige Hohlräume des Körpers eintritt. Ja sogar innerhalb des eigentlichen Heerdes aller Blutbewegung, innerhalb des Herzens, können Störungen der Blutcirculation durch entzündete oder kranke Herzklappen einzelne Faserstoffniederschläge aus dem lebendigen und ununterbrochen vorüberströmenden Blute heraus bewirken. Man sieht also, daß von einem eigentlichen Leben und Tod des Blutes nur in einem ganz figürlichen Sinne die Rede sein kann, und daß die Gerinnung desselben in andern Ursachen gelegen sein muß.

Die eigentliche nächste Ursache der Gerinnung nun beruht in dem Festwerden des Faserstoffs, welcher in dem in den Adern kreisenden Blute in gelöstem oder — wenn dieses nicht — doch in höchst fein zertheiltem Zustande enthalten ist und die Eigenschaft hat, alsbald zu einer festen compacten Masse zusammenzufließen, sobald das Blut diesem allgemeinen Kreislauf, dieser ununterbrochenen und bestimmten Art der Bewegung entzogen wird. Der Gedanke liegt nahe, daß die mechanische Bewegung, in welcher das Blut durch den Kreislauf in den Adern fortwährend erhalten wird, die alleinige Ursache dafür sei, daß der Faserstoff in der flüssigen

Form erhalten werde, während er, dieser Bewegung entzogen, sofort erstarren müsse. Allein diese Ansicht kann um deßwillen nicht die richtige sein, weil auch solches aus der Ader gelassene Blut gerinnt, welches man in Gefäßen durch Schütteln in einer fortwährenden mechanischen Bewegung erhält; und mag auch die eigenthümliche Art der Bewegung innerhalb der Blutgefäße immerhin eine Hauptursache für die Nichtgerinnung des Faserstoffs bilden, so muß doch hier offenbar noch eine zweite Ursache wirksam sein, welche uns bis jetzt noch unbekannt ist. Neuere Forscher glauben diese Ursache in einem eigenthümlichen Einfluß der Gefäßwände und ihrer Nerven auf das Blut gefunden zu haben*), während eine noch jüngere, durch Richardson in einer gekrönten Preisschrift (London, 1858) niedergelegte Ansicht die Gerinnung davon herleitet, daß Ammoniak, welches Gas den Faserstoff im Blut gelöst erhalte, aus demselben entweiche. Dieser Ansicht steht freilich sehr im Wege, daß die Gegenwart von Ammoniak im normalen Blute noch nicht einmal mit Sicherheit dargethan ist. Jedenfalls wirken bei der Blutgerinnung mehrere, zum Theil unbekannte Thatsachen zu-

*) Prof. Brücke in Wien ist nach zahlreichen Versuchen zu der Ansicht gelangt, daß der wesentliche bedingende Umstand für die Blutgerinnung darin bestehe, daß das Blut nicht mehr in Berührung mit der normalen Gefäßwand sei. Die Temperatur kann nicht Schuld sein, da das Blut bei allen Temperaturen gerinnt. Auch der Zutritt von Luft ist nicht nothwendig. Jede Berührung mit andern Körpern, als der Gefäßwand, befördert die Gerinnung.

sammen, und fortgesetzte Forschungen werden uns weiter über eine Sache aufklären, welche bis jetzt allerdings noch zu den „dunkeln Geheimnissen des Blutes" gehört. Trotzdem aber wird an ein eigentliches Sterben des Blutes als der letzten Ursache der Blutgerinnung Niemand mehr glauben wollen, der erfährt, daß aus der Ader gelassenes Blut nicht gerinnt, wenn man es sofort gefrieren läßt, seine Gerinnung aber einleitet, sobald eine Temperatur über Null es aus seinem Erfrierungszustand, den die Vertheidiger des „Blut-Lebens" alsdann einen Scheintod nennen müßten, befreit und also in den wirklichen Tod überführt!

Was nun das Genauere bei dem Vorgang der Gerinnung selbst und der Bildung des Blutkuchens anlangt, so ist der Hergang der Sache ein ziemlich einfacher. Der fest werdende Faserstoff schließt die Blutzellen auf mechanische Weise in sich ein und treibt nun, indem er bei fortschreitender Erstarrung sich mehr und mehr zusammenzieht, das Blutwasser aus seinen Poren aus. Daher besteht der Blutkuchen aus den Blutzellen und dem erstarrten Faserstoff, das Blutwasser aus allen noch übrigen, namentlich wässerigen Bestandtheilen des Blutes. So ist der Vorgang, wenn das gerinnende Blut in einem dazu geeigneten Gefäß ohne Störung stehen gelassen wird. Stört man dagegen die Gerinnung, so gestaltet sich die Sache anders. Zunächst hat man, wie schon erwähnt, den Versuch gemacht, das aus der Ader gelassene Blut in einer andauernden Bewegung durch Schütteln des

Gefäßes zu erhalten. In diesem Fall gerinnt der Faserstoff nicht als fester, die Blutzellen einschließender Blutkuchen, sondern in einzelnen größern und kleinern Flocken. Noch entschiedener wird das Gerinnen der Gesammtblutmasse durch Umrühren, Schlagen oder Peitschen mit einem Stabe, einer Ruthe oder dergleichen verhindert. In diesem Falle hängt sich der gerinnende Faserstoff zum Theil an das rührende oder schlagende Instrument an, zum Theil sinkt er in zottigen Flocken zu Boden, und man kann auf diese Weise eine Quantität Blut alles ihren darin aufgelösten Faserstoffs vollständig berauben. Sie hat damit natürlich ihre Gerinnungsfähigkeit ganz eingebüßt und ist nun eine homogene, rothe Flüssigkeit, aus Blutwasser und den darin umherschwimmenden Blutzellen bestehend. Solches auf diese Weise seiner Gerinnungsfähigkeit beraubte Blut nennt man *geschlagenes Blut*, und es findet in diesem Zustande sowohl *technische* als *medicinische* Verwendung. Wer jemals ein Schlachthaus besucht hat, wird nicht unbemerkt gelassen haben, daß die Schlächter das ausströmende Blut der getödteten Thiere in großen Gefäßen auffangen und noch während des Auffangens mit hölzernen Instrumenten andauernd peitschen und umrühren. Dieses geschieht, um auf die angegebene Weise das Blut flüssig zu erhalten, weil es in geronnenem Zustande natürlich untauglich zu weiterer technischer Verwendung sein würde. — Aber auch für medicinische Zwecke findet das geschlagene Blut eine Anwendung bei der sogenannten *Transfusion*. Gewiß hat jeder unserer Leser schon davon gehört, daß man Menschen, welche in Folge großer Blutverluste zu sterben drohen, dadurch zu retten versucht, daß man ihnen eine Ader öffnet und fremdes Blut hineinspritzt. Eine solche Procedur kann in der Regel nur mit geschlagenem Blute vorgenommen werden, da das ungeschlagene Blut nur mit Hülfe besonderer, die Gerinnung zurückhaltender Vorkehrungen dazu benutzt werden kann.

Der auf solche Weise aus dem Blute abgeschiedene Faserstoff nun hat eine gallertig-faserige Beschaffenheit und eine grüngelbliche Farbe. Auch bei solchem Blut, dessen Gerinnung in dazu passenden Gefäßen ungehindert und vollständig vor sich gegangen ist, sieht man ihn oft in größerer Menge und ohne daß seine natürliche gelbe Farbe durch einen Gehalt an Blutkörperchen in dunkles Roth verwandelt ist, auf der Oberfläche des Blutkuchens als eine mehrere Linien dicke grüngelblich-schillernde Schicht obenauflagern. Diese Schicht hat wegen einer besonderen ihr ehemals zugeschriebenen Bedeutung auch einen besonderen Namen erhalten; sie heißt: Speckhaut oder Entzündungshaut, crusta inflammatoria. Ihr Name schon deutet dem Leser an, was man darunter verstanden wissen will. Da sich diese Haut auf aus der Ader gelassenem Blute durchaus nicht immer bildet, sondern nur bisweilen, und da man ferner beobachtet hatte, daß ihre Bildung häufig auf solchem Blute stattfand, welches man bei Entzündungen innerer Organe durch Aderlaß aus dem Körper des Kranken entfernt hatte, so glaubte man in einer Zeit, in welcher man überall in der Medicin noch nach bestimmten äußeren Zeichen für bestimmte Krankheitsformen suchte, auch hierin ein sogenanntes pathognomonisches Zeichen für Entzündung gefunden zu haben, und nannte die beschriebene Haut Entzündungshaut. Als man aber anfing, die Vorgänge bei der Gerinnung des Blutes mehr im Einzelnen zu studiren, überzeugte man sich bald, daß bei der Bildung der Speckhaut zum Theil von einer entzündlichen Beschaffenheit des Bluts sehr unabhängige Ursachen wirksam sind. Leider konnte diese bessere, erst später gewonnene Einsicht nicht verhindern, daß jenem Vorurtheil von den Aerzten lange genug gehuldigt wurde, um ihm vielleicht unzählige Kranke zum Opfer fallen zu lassen, und selbst heute noch gibt es Aerzte, welche sich von jener Vorstellung nicht befreit haben und, in der Schule der Blutvergießer auferzogen, bei einer Entzündungskrankheit mit der Vergeudung des kostbarsten aller Körpersäfte so lange fortfahren, als sie noch eine Spur jener verdächtigen Haut auf dem geronnenen Aderlaßblute erblicken.*) Die Bildung der Speckhaut hängt davon ab, ob die Blutkörperchen während der Gerinnung mehr oder weniger Zeit und Neigung haben, zu Boden

*) Der größte Staatsmann, welchen das nach Freiheit ringende Italien im abgelaufenen Jahrzehnt hervorgebracht, Graf Camillo Cavour, scheint — Zeitungsberichten zufolge — während einer vielleicht ohne dieses ungefährlichen Krankheit diesem unglückseligen Vorurtheile zum Opfer gefallen zu sein.

zu sinken, ehe sie von dem festwerdenden Faserstoff umschlossen und eingehüllt werden. Geht die Gerinnung langsam vor sich, oder haben die Blutkörperchen eine Neigung zusammenzukleben und deßhalb rascher als sonst zu Boden zu sinken, so liegt es in der Natur der Sache, daß der gerinnende Faserstoff sich in größerer Menge und ohne Einschluß der bereits tiefer gesunkenen Blutzellen auf der Oberfläche des Blutkuchens ansammeln muß. Die Speckhaut entsteht daher überall, wo sich aus irgend einer Ursache die Gerinnung verzögert, ohne daß möglicherweise irgend eine Abweichung in der Beschaffenheit des Bluts selbst besteht, und man hat sie in der That nicht bloß bei Entzündungskrankheiten, sondern auch bei einer Menge anderer Krankheiten und selbst auf ganz gesundem Blute zu Stande kommen sehen. Ja sogar in der Bleichsucht, also einer Krankheit, welche ihrer ganzen Natur nach der Entzündung geradezu entgegengesetzt ist, kann man nach einem Aderlaß die Speckhaut entstehen sehen, weil hier die Anzahl der Blutkörperchen im Verhältniß zu der Menge des Faserstoffs bedeutend vermindert ist. Immerhin würde man Unrecht thun, wollte man sofort der Speckhaut alle diagnostische Bedeutung absprechen. Sie bildet sich allerdings am häufigsten und stärksten bei entzündlichen Krankheiten aus, weil bei solchen einmal die Menge des Faserstoffs im Blut sehr bedeutend vermehrt und zum Zweiten die Neigung der Blutkörperchen, zusammenzukleben und zu Boden zu sinken, erhöht ist. Also lassen sich freilich unter Umständen aus dem Vorhandensein der Speckhaut Schlüsse auf die entzündliche Natur der Krankheit ziehen, aber nicht in dem Sinne, wie man ehedem glaubte; und nur derjenige Arzt, welcher alle Verhältnisse in Berücksichtigung zieht, die in einem einzelnen Falle das Zustandekommen der Speckhaut verhindern oder befördern konnten, wird seinen Schluß in richtiger Weise zu ziehen wissen. Auch die Form des Gefäßes, die höhere oder geringere Temperatur, der Zutritt der atmosphärischen Luft und die relativen Mengenverhältnisse der einzelnen Blutbestandtheile unter einander und noch einige andere Umstände haben Einfluß auf das Zustandekommen der Speckhaut — welches Alles bei jener Schlußfolgerung in Rechnung gebracht werden muß. Man sieht, daß das Geschäft des wissenschaftlichen und gewissenhaften Arztes kein so leichtes ist, als man sich hin und wieder vorzustellen pflegt, sondern einen hohen Grad von Umsicht, Kenntniß und Vorurtheilslosigkeit verlangt.

Auf das Allernächste verwandt mit dem Faserstoff ist das in der Blutflüssigkeit in Auflösung enthaltene sogenannte Bluteiweiß. Die Aehnlichkeit beider Stoffe ist so groß, daß einige physiologische Chemiker den Faserstoff für nichts weiter als für ein durch Hinzutritt eines Atoms Sauerstoff verändertes Eiweiß, also, um es chemisch auszudrücken, für eine höhere Oxydationsstufe des Eiweißes halten, während eine noch neuere Meinung beide sogar für ursprünglich identisch nimmt und den geronnenen Faserstoff durch gewisse Veränderungen unmittelbar aus dem löslichen Eiweiß der Blutflüssigkeit hervorgehen läßt! Die Menge des Eiweißes im Blute ist übrigens weit bedeutender als diejenige des Faserstoffs, und dasselbe stellt vorzüglich das ernährende und gewebebildende Element im Blute dar. Nach seinen äußeren Eigenschaften unterscheidet es sich vom Blutfaserstoff hauptsächlich dadurch, daß es bei gewöhnlicher Temperatur flüssig bleibt und erst in der Siedhitze gerinnt; dann durch eine andere Art der Gerinnung, Farbe u. s. w. Es besteht, wie der Faserstoff auch und die sogenannten eiweißartigen Materien überhaupt, aus den vier Grundstoffen Kohlenstoff, Wasserstoff, Stickstoff und Sauerstoff, welche Stoffe sich bekanntlich in den verschiedensten Mengen- und Lagerungsverhältnissen zu den zahlreichsten und mannichfaltigsten organischen Stoffverbindungen zu vereinigen im Stande sind.

Unter den sogenannten unorganischen Bestandtheilen des Bluts ist das Kochsalz, welches wir ja auch mit den Speisen dem Blut fortwährend in großen Mengen zuführen, der zahlreichste; neben ihm kommen noch mehrere andere Salze in geringerer Menge vor. Das meiste Interesse aber für unsere Betrachtung bietet unter den unorganischen Stoffen des Bluts ohne Zweifel das Eisen dar, welches, mit dem in den Blutzellen befindlichen Hämatin oder Blutroth verbunden, von Manchen als das eigentlich färbende Princip des Bluts angesehen wird. Das Eisen wurde zuerst von dem Franzosen Mery im Blute entdeckt, und man war über diese allerdings merkwürdige Entdeckung im Anfang so überrascht und verblendet, daß man glaubte, aus dem Eisen des Bluts Schwerter und Aehnliches schmieden zu können. Später schlugen Deyeux und Parmentier vor, Denkmünzen aus dem Blute berühmter Männer schlagen zu lassen!! Diese Vorschläge möchten nicht geradezu verwerflich sein, wenn die Menge des im Blute enthaltenen Eisens hierzu groß genug wäre. Aber diese Menge beträgt dem Gewichte nach nicht mehr als eine Drachme oder ein Quentchen auf die gesammte Blutmenge des Menschen, so daß, um ein einziges Medicinal-Pfund metallischen Eisens zu gewinnen, man das Blut von circa hundert Menschen verwenden müßte. Aber trotz dieser geringen Menge ist das Eisen nicht etwa ein zufälliger, sondern ein nothwendiger Bestandtheil des Bluts, welcher in den Blutzellen sitzt und wesentlich für die chemische Constitution des dieselben färbenden Inhalts ist. Welches indessen die genauere Art seiner Verbindung mit dem Blutroth ist, ob namentlich dessen rothe Farbe von oxydirtem Eisen herrührt, ob es vielleicht der eigentliche Träger des durch die Lungen in das Blut aufgenommenen Sauerstoffs ist, überhaupt welches die ihm zugetheilte Rolle im Haushalt des Stoffwechsels sein mag — Alles dies sind Fragen, deren Beantwortung erst noch von weiteren Fortschritten der Wissenschaft abhängen wird. Vorläufig wissen wir nur so viel gewiß, daß das Eisen nicht, wie man oft glaubte, als metallisches Eisen im Hämatin enthalten sein kann, was schon aus chemischen

Gründen unmöglich wäre, sondern als s. g. Eisenoxyd (Fe_2O_3), und daß die s. g. Bleichsucht, eine Krankheit, welche mit einer bedeutenden Verminderung der Blutzellen und damit natürlich auch des Eisengehaltes im Blut einhergeht, durch künstliche Darreichung von Eisen dauernd oder zeitweise geheilt werden kann.

Verbrennt man das Hämatin, so bleibt Eisenoxyd zurück; es besteht also aus Kohlenstoff, Wasserstoff, Sauerstoff und Stickstoff mit ungefähr 6—7 Theilen Eisen. Das Hämatin löst sich in Wasser nicht auf — außer wenn Salze dabei sind; daher die Salze des Blutes als die alleinigen Vermittler wäßriger Hämatinlösung angesehen werden müssen.

Man erzählt von einem Studenten der Medicin oder Chemie in Paris, welcher die barocke Idee gefaßt hatte, seine Geliebte mit einem aus dem Eisen seines eigenen Blutes angefertigten Fingerring zu beschenken. Er machte sich in Zwischenräumen Aderlässe, aus deren Blut er das Eisen auf chemischem Wege darstellte, und hatte die Absicht, dieses Verfahren so lange fortzusetzen, bis er eine hinlängliche Quantität Eisen erhalten haben würde. Ohne Zweifel würde er auch mit Geduld und einiger Vorsicht sein Ziel nach und nach erreicht haben, allein seine Eile mag zu groß gewesen sein, und man versichert, daß er über dem Versuche zu Grunde gegangen sei.

Aber beinahe hätten wir über all den interessanten Stoffen, welche das Blut enthält, den an Menge allerbedeutendsten chemischen Bestandtheil desselben zu erwähnen vergessen, das Wasser. Dieses allgemeine Medium, in welchem alle chemischen oder Form-Bestandtheile des Blutes aufgelöst oder suspendirt sind, bildet achtzig Procent des Bluts, so daß von hundert Gewichtstheilen Blut, welche man einer vollständigen Verdampfung oder Vertrocknung, also einer Befreiung von Wasser unterwirft, nur zwanzig Gewichtstheile trockner Substanz zurückbleiben. —

Haben wir nun somit die wichtigsten unter den festen und flüssigen Bestandtheilen des Blutes kennen gelernt, so bleibt uns, um die Betrachtung seiner chemischen Constitution zu erschöpfen, nur noch übrig, von seinen gasartigen Bestandtheilen zu reden. Daß das Blut gas- oder luftartige Theile enthalten müsse, scheint schon auf den ersten Anblick gar nicht anders sein zu können, da man ja sieht, wie die Lungen ununterbrochen eine große Menge Luft durch das Athmen an sich ziehen. In der That glaubte man auch aus diesem Grunde lange Zeit mit Bestimmtheit an die Anwesenheit wirklicher freier atmosphärischer Luft im Blute — welcher Glaube nun freilich vollkommen falsch ist. Nicht nur enthält das Blut nicht die geringste Menge freier Luft, sondern es ist sogar die Anwesenheit einer nur einigermaßen größeren Menge solcher Luft innerhalb des Blutkreislaufs mit dem Fortbestehen dieses Kreislaufs und daher auch des Lebens ganz unverträglich. Spritzt man Thieren mit einer Luftspritze eine Quantität Luft in die geöffnete Ader, so sieht man sie schnell darnach unter Krämpfen verscheiben.

Ebenso geschieht es nicht selten bei großen chirurgischen Operationen, namentlich am Halse, daß bei Eröffnung großer Blutadern atmosphärische Luft in diese Adern eintritt und sich so dem Kreislauf beimischt. Die Folge dieses unglücklichen Zufalls, welcher sich bereits oft genug ereignet hat, ist ein augenblicklicher Tod des Operirten. Von einer Anwesenheit freier Luft im Blute kann daher nicht die Rede sein; die in demselben enthaltenen Gase sind in der Flüssigkeit aufgelöst, theils mechanisch absorbirt, theils chemisch gebunden. Es sind diese Gase Sauerstoff, Stickstoff und Kohlensäure — und zwar enthalten nach Magnus' und Magendie's Versuchen 100 Gemengtheile Blut etwa 10—12 Gemengtheile Sauerstoff, 66—78 Gemengtheile Kohlensäure und 1—3 Gemengtheile Stickstoff. Sauerstoff und Stickstoff werden in den Lungen aus der Luft aufgenommen, Kohlensäure entsteht während des Blutkreislaufs in den s. g. Haargefäßen durch Verbindung des gasförmigen Sauerstoffs mit dem Kohlenstoff der organischen Substanzen, welche das Blut umspült; sie wird in den Lungen wieder ausgeschieden und findet sich daher in der ausgeathmeten Luft in ziemlich reichlicher Menge vor. Auf diese Weise wird aller durch die Nahrung in den Körper eingeführte Kohlenstoff aus demselben wieder entfernt, während der Stickstoff durch die Nieren abgeht, und Sauerstoff und Wasserstoff als Wasser durch Lungen, Haut und Nieren theils in flüssiger, theils in gasförmiger Gestalt davongehen. Man sieht, wie unendlich einfach und übersichtlich die Verhältnisse des Stoffwechsels im thierischen Körper sind, sobald man auf die s. g. Grundstoffe zurückgeht und dabei nicht vergißt, daß der Stoff unsterblich ist, und daß jedes Stoffatom, welches in den Körper und seine Zusammensetzung eingeführt wird, auch auf irgend eine Weise aus demselben wieder ausgeführt werden muß. Während also die durch den s. g. rückschreitenden Lebensproceß gebildete Kohlensäure nichts weiter ist, als ein Auswurfsstoff, ein Excrement, welches, dem s. g. venösen Blut beigemischt, demselben seine dunkle Farbe ertheilt und in den Lungen der äußern Natur wieder zurückgegeben wird, gehört im Gegentheil der an derselben Stelle in das Blut aufgenommene gasförmige Sauerstoff dem voranschreitenden Lebensproceß an. Er ist es, welcher dem s. g. arteriellen Blute (vielleicht durch Oxydation des darin enthaltenen Eisens) seine hellrothe Farbe ertheilt — zugleich der nothwendige Vermittler alles Stoffwechsels und aller Wärmeerzeugung, folglich auch aller Lebensthätigkeit. Er ist es auch, welcher die abgestorbenen und nicht mehr brauchbaren Gewebsbestandtheile oder die s. g. Gewebsschlacken verbrennt, d. h. sich mit denselben verbindet und sie durch Haut, Lunge, Leber, Darm und Nieren aus dem Blutstrome herausschafft. So ist er die Ursache einer fortwährenden Erneuerung und Verjüngung des Bluts, und diese Verjüngung geht um so energischer vor sich, je mehr Sauerstoff durch Bewegung des Körpers, durch körperliche Anstrengung und durch damit verbunderen häufigeres Athmen dem Blute einverleibt wird. Da aber auch wieder das Blut seinerseits alle Nerven- und Gehirnthätigkeit unterhält, so sieht man, wie nothwendig eine richtig geleitete Pflege des Körpers in dieser Richtung für die Gesundheit nicht bloß des Leibes, sondern auch des Geistes ist.

Prof. Bock in Leipzig nennt in seinem vortrefflichen Buche vom gesunden und kranken Menschen mit einem viel gebrauchten Ausdruck das Blut den „aufgelösten Organismus", und in der That kann keine Bezeichnung für das Wesen desselben richtiger sein. Aus dem Blute quillt das Leben. Alle Nahrung, Alles, was wir essen und trinken, muß zuerst Blut werden, um in die Bestandtheile des Körpers verwandelt werden zu können, und Alles, was wir von uns geben, kommt aus dem Blute, mit Ausnahme eines geringen Theils gewisser Ausleerungen. Kein physiologischer oder krankhafter Proceß ist ohne Mitwirkung des Blutes möglich, und kaum einen Theil des Körpers gibt es, wo es nicht ist; es durchdringt alle Gewebe, selbst die festesten. Die Bildung des Bluts geschieht, wie wir gesehen haben, theils aus der Nahrung (durch Vermittlung des s. g. Speisesaftes), theils aus der Luft (durch Vermittlung des Athemprocesses). Man sieht also, daß das Sprüchwort: „Man kann nicht von der Luft leben" — nicht ganz richtig ist und besser so lauten würde: „Man kann nicht allein von der Luft leben;" denn in der That leben wir nicht bloß von der Nahrung, sondern auch von der Luft.

In der s. g. Lungensucht magern die Kranken bekanntlich oft bis zu Skeletten ab, und keine noch so kräftige ihnen gereichte Nahrung vermag dieß zu verhindern. Die Ursache liegt in dem Mangel an Luft, welche die mehr und mehr verödenden Lungen nicht mehr in der früheren Quantität aufzunehmen im Stande sind, und in der dadurch herbeigeführten Beeinträchtigung des Stoffwechsels. —

Nachdem wir nun somit das Blut in seinen einzelnen Theilen kennen gelernt haben, bleibt uns noch übrig, auf dasselbe als Ganzes einige Blicke zu werfen. Ohne Zweifel werden nunmehr unsere Leser, nachdem sie mit uns in die mannichfaltigen Geheimnisse jener Theile eingedrungen sind, ein Tröpfchen Blut mit ganz anderen Augen ansehen, als bisher und unserm Eingangs ausgesprochenen Satze beitreten, daß Blut nicht bloß für das Bewußtsein der Menge, sondern auch für die Wissenschaft „ein ganz besonderer Saft" sei.

Die Menge des gesammten im menschlichen Körper enthaltenen und umlaufenden Blutes wurde bisher ziemlich allgemein dem Gewichte nach auf 25 Pfund geschätzt; doch ist diese Schätzung nach neueren Untersuchungen offenbar viel zu groß, und Bischoff z. B. schätzt die Gesammtmenge auf nur 13 Pfund. Noch neuere Berechnungen geben noch geringere Zahlen an, die indessen auch verschieden je nach Gewicht und Körpergröße ausfallen müssen. Nach Weber und Lehmann beträgt die Blutmenge für den Menschen ein Achtel, nach Bischoff und Welker nur ein Dreizehntel bis Vierzehntel des

Körpergewichts.*) Verluste an dieser Menge kann der Körper in außerordentlichem Maße vertragen, vorausgesetzt, daß diese Verluste nicht auf einmal, sondern nach und nach geschehen. Man kann einem Thiere nach und nach Mengen von Blut entziehen, welche sein eigenes Körpergewicht übertreffen, da sich das verlorene Blut rasch aus der inzwischen aufgenommenen Nahrung wieder ersetzt; dagegen stirbt Thier oder Mensch sofort, wenn ihm nur der 25ste Theil seines eigenen Körpergewichts an Blut auf einmal entzogen wird. Große und rasche Blutverluste verursachen deßhalb bekanntlich sehr leicht den Tod, während z. B. Frauen nach unglücklichen Wochenbetten oft enorme Quantitäten Blut nach und nach verlieren und dennoch wieder ganz gesund werden.

Eine eigene Art von Blut ist das s. g. Menstrualblut, welches die Frauen in den mittleren Lebensjahren bei ihrer monatlichen Reinigung verlieren. Daß dasselbe giftige oder sonst schädliche Eigenschaften besitze, ist ein Märchen. Zu den Märchen gehört auch, was man ehedem von dem s. g. Blutdunst glaubte. Das frisch aus der Ader gelassene Blut verbreitet nämlich einen eigenthümlichen thierischen Geruch, welchen die älteren Aerzte die aura sanguinis nannten und für das eigentlich Specifische des Blutes, für den Träger der Vitalität oder Lebenskraft u. s. w. hielten. Dieser Blutdunst ist nichts

*) Ein ungefähr gleiches Verhältniß findet sich bei Säugethieren und Vögeln, während Fische nur circa 1/[illegible] ihres Körpergewichts an Blut besitzen.

weiter als Wasserdunst in Verbindung mit einem Riechstoff, wahrscheinlich einer flüchtigen Fettsäure, und hat ebensowenig specifische Bedeutung, wie die aura seminalis, welche in der älteren Physiologie ebenfalls eine so bedeutende Rolle spielte. Glücklicherweise haben wir die Zeit, wo man Alles, was nach Dunst schmeckte, für besonders wichtig und bedeutsam für die Physiologie hielt, hinter uns: man zieht jetzt die gemeine und greifbare Wirklichkeit den physiologischen, wie den philosophischen Dünsten vor.

Was nun aber bei der Betrachtung des Blutes im Ganzen mehr als alles Andere unsere Aufmerksamkeit auf sich ziehen muß, ist die Art und Weise, wie dasselbe im Körper umläuft, und mit den Organen und Geweben desselben in Wechselwirkung tritt — oder der s. g. Blutkreislauf. Durch einen höchst einfachen Mechanismus, dessen Haupttriebfeder das Herz ist, vertheilt sich der Blutstrom unaufhörlich in ein den ganzen Körper durchziehendes und wie die Aeste eines Baumes verzweigtes Netz von überall geschlossenen Kanälen oder Gefäßen, s. g. Adern, verweilt eine kurze Zeit in den feinsten Ausläufern desselben, den s. g. Haargefäßen, und kehrt alsbald aus diesen wieder zum Herzen zurück, um, frisch angesäuert durch den in den Lungen aufgenommenen Sauerstoff, denselben Kreislauf abermals zu beginnen — und so fort. Man unterscheidet dabei einen s. g. kleinen Kreislauf, welcher vom Herzen zu den Lungen und zurück geht, und einen s. g. großen Kreislauf, welcher vom Herzen zu allen übrigen Theilen des Körpers und zurück geht. So einfach dieser Mechanismus ist, und so leicht man seine unzweifelhaften Aeußerungen erblickt, sobald man nur sein Dasein kennt, so schwer hielt es doch dem menschlichen Geiste, sich diese Erkenntniß zum Erstenmal anzueignen. Die Alten glaubten, die Adern enthielten Luft. Der römische Arzt Galenus (geb. 131 n. Chr.) war der Erste, welcher bewies, daß sie Blut enthalten, wußte aber außerdem nicht mehr, als daß das Blut der s. Schlagadern und der s. g. Blutadern verschieden sei. Die Schlagadern führen nämlich das durch Sauerstoff hellroth gemachte Blut dem Körper zu, die Blutadern das durch Kohlensäure dunkelroth gemachte Blut aus dem Körper zum Herzen zurück. Erst im Mittelalter (1566) entdeckte der spanische Arzt Michael Servetus, ein Zeitgenosse Calvin's, den sogenannten kleinen oder Lungenkreislauf und gibt davon eine sehr klare Darstellung. Diesen ausgezeichneten Mann ließ Calvin aus religiösem Fanatismus in Genf verbrennen, wahrscheinlich um damit einen historischen Beweis für die aller Geschichte hohnsprechende Behauptung der Philosophie- und Theologie-Professoren zu liefern, daß die Religion die Beschützerin der Künste und Wissenschaften sei!*) Wahrscheinlich in ähnlicher Absicht

---

*) Als das größte Uebel, „welches die Menschen je sich selber zugefügt," bezeichnet der ausgezeichnete englische Historiker Buckle in seiner „Geschichte der Civilisation in England" (1860) die religiöse Verfolgung, welche, wie er erzählt, zu den Zeiten

stellte der Kirchenvater Tertullian die Behauptung auf: „Wißbegierde ist nach Jesus Christus, Forschung ist

---

der Inquisition Hunderttausenden von Menschen Leben oder Freiheit gekostet, ganze Länder verwüstet und unter den Zurückgebliebenen Heuchelei, Betrug, Laster und Irrthum verbreitet hat. Gleicherweise nennt der Philosoph Schopenhauer den religiösen Fanatismus ein „furchtbares Ungeheuer," welches allein in Madrid in 300 Jahren 300000 Menschen qualvoll auf dem Scheiterhaufen sterben ließ. Aber nicht bloß zu den Zeiten der Inquisition, sondern immer und überall war der religiöse Fanatismus der erbittertste Feind jeglicher Wissenschaft, jeglicher Aufklärung, jedes geistigen Fortschritts. Namentlich sind die sogenannten monotheistischen Religionen (Judenthum, Christenthum, Islam) stets dem Fortschritt der Wissenschaften und Künste feindlich und besonders verfolgungssüchtig gewesen. In ehemaligen Jahrhunderten wußte man mehr von dem Innern Afrika's, namentlich von dem sogenannten Sudan, als jetzt. Die Hauptschranke, an der alle späteren Unternehmungen scheiterten, baute sich erst durch den Einfall der Araber auf, die alle Nicht-Muhamedaner als Sclaven und vogelfrei ansahen und dadurch das Mißtrauen der Negerstämme auf's Höchste rege machten. Noch mehr schadet der fortdauernde Fanatismus der muhamedanischen Völker selbst. — Bei der Entdeckung Amerika's wurde in Mexiko und Peru eine dort vorgefundene Civilisation, welche für Europa höchst lehrreich hätte sein können, unter unerhörten Gewaltthätigkeiten erstickt, und der christliche Fanatismus zerstörte Alles, was von Kunst und höherer Bildung unter den Indiern vorhanden war — aus keinem andern Grunde, als weil der apostolische Glaube Völker, die nicht in der Bibel erwähnt und keine Christen seien, für gänzlich rechtlos und alle Grausamkeiten gegen dieselben für erlaubt hielt — Alles, nachdem die Kirche der Unternehmung des Columbus die unglaublichsten Schwierigkeiten in den Weg gelegt und dieselbe beinahe vereitelt hätte. Denn die Lehre von der Kugelgestalt der Erde hielt man nach der Autorität der Kirchenväter für gottlos und ketzerisch. Wie bedeutend jene ehemalige Civilisation gewesen sein muß, beweisen die vielen in Ruinen zerfallenen Monumente u. s. w. Aber

nach dem Evangelio nicht mehr nöthig." Glücklicherweise gab es selbst im Mittelalter Leute, welche von anderer Ansicht ausgingen, und der Engländer Harvey machte 1619 die berühmte Entdeckung des großen Blutkreislaufes — eine Entdeckung, von welcher man den

---

nach Allem dem ist auch nicht einmal eine Spur christlicher Sittigung an den heutigen Indiern zu bemerken, und noch jetzt hält der katholische Klerus dieselben absichtlich in der stupidesten Unwissenheit und Verdummung, um ihnen ihr Geld auf die schaamloseste Weise abzupressen. (Siehe Richthofen: die Zustände der Republik Mexiko, 1854, Berlin.) — In Alexandrien zerstörten christliche Fanatiker unter dem Erzbischof Theophilus die berühmte, die gesammte Bildung des Alterthums enthaltende Bibliothek und fügten damit der Wissenschaft einen ewigen, unersetzlichen Schaden zu. — Als Réaumur den Blutregen als Folge von Organismen erkannte, nahmen ihm dieß die Theologen von Trevaux sehr übel, da sie darin ein Zeichen des Zornes Gottes erblicken wollten, und Aehnliches geschieht selbst noch in unsern Tagen. Als das Chloroform entdeckt wurde, leisteten die Theologen in England der Einführung dieses wunderbaren Mittels den größten Widerstand und nannten dasselbe den „Köder des Satans," weil es in der Bibel heiße, das Weib solle unter Schmerzen gebären. Ebenso eiferten sie gegen die Impfung, weil die Blattern von Gott in die Welt eingesetzt seien, und gegen die Worfelmaschine, da der Herr gesagt: „Er habe die Winde geschaffen" rc. rc. Doch wozu Beispiele? die ganze Geschichte ist ein Beispiel. „Die Religion", sagt der Verfasser der „Tausend Stimmen wahrer Religion gegen die Kirche" (Gotha 1860), „ist die natürliche und nothwendige Gegnerin neuer Ansichten und Entdeckungen, wodurch die ihr gemäße Weltanschauung verändert wird, daher die eifrige, eifersüchtige und leicht erbitterte Gegnerin der Wissenschaft." Das einzige Gegenmittel gegen dieses Uebel liegt aber in der Wissenschaft selbst und in der Hebung der Einsicht, welche, wie Buckle darlegt, der größte Feind kurzsichtiger Selbstsucht und damit aller Immoralität und Thorheit ist.

Anfang der modernen Physiologie datiren kann, da durch sie der Glaube an die alten Autoritäten gestürzt und die Selbstforschung in ihr Recht eingesetzt wurde.

„Die Größe der Entdeckung," sagt Lewes, „und die Kraft des Genies, welche nöthig war, sie zu machen, kann nur von denen gewürdigt werden, welche, vertraut mit dem Stande der öffentlichen Meinung in jenen Tagen, die Darlegung des Thatbestandes und der Gründe lesen, mit denen Harvey seine Theorie begründet."

Trotz ihrer Wahrheit fand die neue Lehre Anfangs großen Widerstand, namentlich von Seiten der Pariser medicinischen Facultät, und die große Entdeckung konnte nicht verhindern, daß die sonderbarsten Faseleien über die Physiologie des Blutumlaufs ungehindert fortdauerten. „Denn," sagt der Physiolog Burdach, „das Leben scheint von seinem ideellen Glanze zu verlieren, wenn man einen so wesentlichen Theil seiner Aeußerung, als der Blutlauf ist, auf einen ganz einfachen Mechanismus zurückführt." Aber Burdach selbst, obgleich noch ganz in den Banden der Naturphilosophie, kann sich nicht enthalten, darauf zu antworten: „Indessen muß über räumliche Verhältnisse die sinnliche Erfahrung entscheiden, und die möglichst einfache Erklärung nach der Analogie bekannter Naturerscheinungen und nach allgemeinen physikalischen Gesetzen gesucht werden. Wohl haben wir ein geistiges Auge, welches weiter blickt, als das leibliche; aber es hat eben nur die Bestimmung, über das Gebiet des letzteren hinaus sich zu ergehen; will es im Widerspruch mit diesem sinnliche Erscheinungen erfassen, so bürdet es der Natur Wunder im Kleinen auf, die leicht gegen das große Wunder derselben in seiner einfachen Erhabenheit blind machen, und erzeugt mystische Theorieen; denn die unheilbringende Vermischung des Uebersinnlichen mit dem Sinnlichen ist eben der Charakter des Mysticismus." — Ja die eigentlichen Naturphilosophen gingen so weit, die Existenz eines Blutkreislaufes überhaupt gar nicht anzuerkennen; denn Ihnen zufolge ist die scheinbare Ortsbewegung des Blutes nichts weiter, als — mirabile dictu — das Auf- und Abwogen zwischen Sein- und Nichtsein!! Diese tiefsinnige Entdeckung mag mit dazu beigetragen haben, daß das Ansehen dieser Philosophen selbst in einen Zustand des Auf- und Abwogens zwischen Sein und Nichtsein gerieth, welcher schließlich leider mit einer gänzlichen Verachtung und Beiseitelegung aller und jeder philosophischen Bestrebungen oder Gesichtspunkte in der Naturwissenschaft endete. Andere noch, welche wenigstens die offenkundige Bewegung des Blutes nicht ableugnen konnten oder wollten, hielten es doch für allzu einfach, den Kreislauf bloß von einem mechanischen Getriebe abhängig sein zu lassen, und sprachen von einer eigenen, inneren Bewegungskraft und Lebenslust bald des Blutes, bald der Adern u. s. w. — welches Alles nichts weiter als Redensarten sind, die nur dazu dienen sollen, unsre Unwissenheit zu verdecken. Aber das Unerreichbare in Redensarten wurde zu Tage gefördert, so oft es sich darum handelte zu wissen, wie sich das Blut innerhalb der von ihm versorgten Organe selbst und nachdem es die letzten größeren Aderverzweigungen verlassen hatte, verhalte, und welcher Art seine Wechselwirkung mit der Substanz des Körpers sei. Am beliebtesten wurde dabei die Meinung, es gehe das Blut in den letzten Verzweigungen seines Laufes unmittelbar und ohne weiteres in die Organe und Gewebe des Körpers über, es erstarre gleichsam zu Organen, verwandle sich in dieselben, um, nachdem dies geschehen, durch ein Zerfließen der Organe selbst wieder aus denselben hervorzugehen. Verfasser hatte einen alten, der naturphilosophischen Schule angehörenden Lehrer der Physiologie, welcher mit einem großen Aufwand von Worten diese Meinungen seinen Zuhörern deutlich zu machen suchte und sich sehr gegen diejenigen ereiferte, welche mit dem leiblichen Auge Dinge sehen wollten, die nur das geistige Auge zu durchbringen im Stande sei! Er wußte nicht oder wollte nicht wissen, daß inzwischen das leibliche Auge die Entdeckung des sogenannten Capillar- oder Haargefäß-Kreislaufs gemacht hatte, welcher alle Theile des Körpers mit einem äußerst feinen, maschenartig vertheilten Gefäßnetz durchzieht und durch die überall geschlossenen, aber sehr dünnen Wände dieses Gefäßnetzes hindurch eine anhaltende Wechselwirkung des Blutes mit den durch[illegible] Theilen nach den Gesetzen der End- und Exosm[illegible]terhält. Diese sogenannten Haargefäße gehen [illegible]telbar aus den Schlagadern hervor und ebenso unm[illegible] und ohne irgend eine Unterbrechung in die Blutadern über, so daß eine vollkommen freie Verbindung des hinführenden Blutkreislaufs mit dem zurückführenden hergestellt ist. Die Haargefäße sind so fein, daß man sie mit bloßen Augen nicht sehen kann, und daher kommt es, daß uns die thierischen Theile im Leben gleichmäßig von frei in demselben circulirenden Blute durchdrungen zu sein scheinen. Dies ist jedoch eine Täuschung. Alle anatomischen oder physiologischen Gründe, aus denen man das Vorhandensein des capillaren Kreislaufs im lebenden Körper erschlossen hat, sind unnöthig geworden, seitdem man gelernt hat, diesen Kreislauf an lebenden Thieren mit Augen unter dem Mikroskop zu beobachten. „Es kann kaum ein prachtvolleres mikroskopisches Bild geben", sagt Beneke in seinen Physiologischen Vorträgen (1856), „als dasjenige, welches die durchsichtige Schwimmhaut eines lebenden Frosches unter dem Mikroskop darbietet. Breitere und immer zarter werdende, sich endlich schlingenförmig umbiegende Kanäle durchziehen in Form eines Netzes das Gewebe der Haut, in ihnen bewegt sich die hellgelbliche Blutflüssigkeit, und in der Mitte dieses Stromes rieseln, gleich den Sandkörnern auf dem Boden eines klaren Baches, die rothgefärbten Blutkörperchen, in den größeren Gefäßen in größerer Anzahl, in den zarteren einzeln und eins dem [illegible] folgend. Die der Wand des Gefäßes zunächst [illegible]nde Flüssigkeitsschicht fließt dabei bedeutend lang[illegible]r, als der die Blutkörperchen führende, sogenannte [illegible]senstrom, und betrachtet man sorgfältig die Bewegung des Blutes in den Capillargefäßen überhaupt, so findet man außerdem, daß sie viel langsamer vor sich geht, als in den größeren Gefäßen, Verhältnisse, welche den innigen Wechselverkehr zwischen Blut und Geweben offenbar wesentlich unterstützen." Aus diesen Worten Beneke's mögen unsere Leser entnehmen, was sie unter dem capillären Blutkreislauf zu verstehen haben und sich zugleich durch seine schöne Schilderung ermuntern lassen, jenes prachtvollste aller mikroskopischen Schauspiele einmal mit eigenen Augen zu genießen. An Mikroskopen fehlt es zur Zeit kaum irgendwo, und die Herrichtung eines lebenden Frosches oder irgend eines anderen hierzu geeigneten Thieres zu jenem Zweck ist eine sehr leicht zu bewerkstelligende Operation. Niemand, der das Wunder selbst gesehen hat, wird die darauf verwendete Mühe bereuen, und der einzige Anblick wird ihm im Nu einen besseren Begriff vom Blutkreislauf beibringen, als alle noch so gelungenen Schilderungen desselben. Der Erste, welcher es am Schwanze einer Kaulquappe sah (Leeuwenhoek), beschreibt es mit den begeisterten Worten: „Hier bot sich mir ein Anblick dar, entzückender, als irgend etwas, was meine Augen je vorher gesehen hatten; denn ich entdeckte hier mehr als fünfzig Circulationen des Blutes an verschiedenen Stellen. Ich sah, daß das Blut nicht bloß an vielen Stellen durch außerordentlich feine Gefäße von der Mitte des Schwanzes aus nach den Rändern geführt wurde, sondern auch, daß jedes dieser Gefäße eine Biegung oder Umkehrung hatte und das

Blut rückwärts nach der Mitte des Schwanzes zu führte, um dann weiter zum Herzen hingebracht zu werden" ꝛc. ꝛc.

Dieses Schauspiel ist natürlich nur bei solchen Thieren zu beobachten, bei denen das das Blut enthaltende Gefäßsystem jene Ausbildung erreicht hat, welcher wir bei den Wirbelthieren und einigen höheren Formen der Wirbellosen begegnen. Aber auch ohne eine solche Ausbildung des blutführenden Systems mag doch das Blut selbst in jenem allgemeinsten physiologischen Sinne, in welchem dieser Ausdruck jetzt genommen zu werden pflegt, kaum irgend einem thierischen Organismus fehlen; denn überall findet sich eine Flüssigkeit, welche den fortwährend von der Außenwelt aufgenommenen und in ihr selbst umgewandelten Ernährungsstoff an alle Theile und Gewebe abgibt und dafür im Tausch die durch die lebendige Thätigkeit jener unbrauchbar gewordenen Stoffe in sich aufnimmt, um sie schließlich, ebenfalls umgewandelt und auf einfachere Verbindungen zurückgebracht, an die Außenwelt zurückzugeben. Ein Blut in diesem Sinne fehlt vielleicht nur den einfachsten elementären Organismen, welche, ähnlich einer Zelle, im Stande sind, unmittelbar den Ernährungsstoff von außen in sich aufzunehmen und ebenso wieder abzuscheiben. Bei allen höher organisirten Formen dagegen tritt eine Art Blut als Vermittler des Ernährungsprocesses auf und vervollkommnet sich steigend und allmählig bis zu seiner in den höchsten Formen vorfindlichen und oben des Näheren beschriebenen Beschaffenheit. Die chemische Zusammensetzung des Blutes scheint dabei in den Wirbellosen ziemlich die gleiche zu sein, wie bei den höheren Thieren.

Mit diesem kurzen Blick auf die Art und Weise, wie das Blut circulirt, oder auf den sogenannten Blutkreislauf mag denn auch die Schilderung des Blutes selbst im normalen Zustand beendet sein, und wollen wir unsere Leser, ehe wir schließen, nur noch mit einigen krankhaften Verhältnissen des Blutes und mit der merkwürdigen Erscheinung der ganz neuerdings entdeckten Krystallbildung im Blute bekannt zu machen suchen.

Daß sich in vertrocknendem Blute kleine, durch das Mikroskop sichtbare, farblose Krystalle, herrührend von den in dem Blute aufgelösten anorganischen Salzen, namentlich von Kochsalz und phosphorsaurem Natron, bilden können, wußte man schon länger. Daß aber außer diesen Salzkrystallen sich noch andere durch Form, Farbe und chemisches Verhalten unterschiedene und dem Blute selbst eigenthümliche Krystallformen aus demselben abscheiden können, ist erst seit wenigen Jahren bekannt. Diese Krystalle verdanken ihre Entstehung dem organischen Inhalt der rothen Blutzellen oder dem sogenannten Globulin, sind meist durch Beimischung von Hämatin oder Blutroth roth gefärbt und kommen in verschiedenen Formen vor. Um die Ehre dieser Entdeckung, welche im Jahre 1849 gemacht wurde, streiten sich Kölliker, Reichert und Leydig. Ueber ihre wissenschaftliche Tragweite läßt sich vorerst noch um so weniger etwas Bestimmtes aussagen, als in dem bis jetzt Bekannten noch viel Dunkel und Unklarheit herrscht, und die nöthige Aufklärung darüber erst von fortgesetzten Untersuchungen zu erwarten ist. Immerhin mag uns die Entdeckung schon jetzt von einem ganz allgemeinen Standpunkte aus als eine höchst eigenthümliche und bezeichnende erscheinen, wenn wir bedenken, wie nahe und eng verbrüdert hier die Grundform der organischen Welt, die Zelle, mit der Grundform der anorganischen Welt, dem Krystall, beisammen liegt, und wie wir hier wieder eine jener zahlreichen Thatsachen vor uns haben, welche den ehemals geglaubten strengen Unterschied zwischen Organisch und Unorganisch mehr und mehr verwischen. Die arme „Lebenskraft“ findet vor den modernen Entdeckungen der Physiologie immer weniger Ruhe und wird aus einem Schlupfwinkel in den anderen getrieben. Abgesehen von dieser allgemeinen Bedeutung hat aber auch die Entdeckung bereits ihre wichtigen praktischen Früchte getragen. Im Jahre 1853 entdeckte nämlich Teichmann bei Gelegenheit von Untersuchungen, welche er über die Blutkrystalle anstellte, daß man durch Einwirkung der concentrirten Essigsäure auf Blut jederzeit auf künstlichem Wege eine große Menge mikroskopischer Krystalle von dunkelrother Farbe und rhombischer Form erhalten könne, welche er Häminkrystalle nannte. Sie zeichnen sich vor den bereits besprochenen, auf freiwillige Weise aus verdunstendem Blute entstehenden Krystallen durch ihre große Unempfindlichkeit gegen chemische Reagentien aus und scheinen mit den von Virchow schon früher in krankhaften Blutausschwitzungen gesehenen und beschriebenen, von ihm Hämatoidin-Krystalle benannten Blut-Krystallen identisch zu sein. Ihre praktische Wichtigkeit beruht darin, daß man, wie dies die darüber in Verbindung mit Hrn. Dr. Simon in Darmstadt*) durch den Verfasser angestellten Untersuchungen gelehrt haben, dieselben aus jeder noch so geringen Menge sowohl frischen wie alten vertrockneten oder unvertrockneten Blutes mit Leichtigkeit darstellen kann. Ein Körnchen vertrockneten Blutes, kleiner als ein Stecknadelknopf, ein liniengroßes Fetzchen eines ehedem mit Blut bedeckten Lappens, Holzes oder sonstigen Gegenstandes oder einige Tropfen einer mit Blut gefärbten Flüssigkeit genügen, um die Häminkrystalle mit größter Deutlichkeit und Schnelle und ohne Umstände in Menge daraus entstehen zu lassen. Man sieht auf den ersten Blick, welche große Wichtigkeit eine solche Entdeckung für praktische, d. h. vor Allem für gerichtlich-medicinische Zwecke haben muß, da sie es möglich macht, Blut oder Blutflecken von beliebigen Gegenständen selbst noch nach vielen Jahren als solche oder solches zu erkennen. Die Frage, ob ein solcher alter Flecken oder eine Beschmutzung von rother oder auch nur zweifelhafter Farbe von Blut herrühre, wird den Aerzten von Seiten der Gerichte sehr häufig vorgelegt, und dieselben haben nunmehr ein Mittel in der Hand, um auf diese

*) Jetzt Professor in Heidelberg.

Frage meist mit großer Bestimmtheit antworten zu können.

Was nun endlich die krankhaften Verhältnisse des Blutes anlangt, so versteht es sich nach dem Gesagten von selbst, daß dieselben sehr verschiedener und mannichfaltiger Natur sein müssen. Eine Flüssigkeit, welche, wie das Blut, den ganzen Körper durchdringt und bei allen Vorgängen der Ernährung, Aufsaugung, Absonderung u. s. w. auf das Innigste betheiligt ist, kann nicht verfehlen, auch bei der Mehrzahl aller im Körper verlaufenden krankhaften Processe entweder eine Hauptrolle zu spielen oder wenigstens in irgend einer Weise betheiligt zu sein. Auch gibt es Krankheiten, welche wesentlich dem Blute selbst eigenthümlich sind und entweder durch Beimischung fremdartiger Bestandtheile zu demselben oder durch eine Veränderung in den absoluten oder relativen Mengenverhältnissen seiner einzelnen normalen Bestandtheile oder endlich durch Einleitung chemischer Zersetzungsprocesse in dem Gesammt-Blute selbst bewirkt werden. Es kann natürlich nicht unsere Absicht sein, hier des Näheren auf das Einzelne dieser Verhältnisse einzugehen; nur auf das Hauptsächlichste wollen wir einige kurze Blicke werfen und werden dabei Gelegenheit finden, wenigstens einigen der zahllosen Vorurtheile, welche leider noch über die krankhaften Verhältnisse des Blutes nicht bloß unter dem Publicum, sondern selbst noch unter vielen Aerzten herrschen, entgegenzutreten.

Zunächst hört man am häufigsten von s. g. Blutmangel oder Blutüberfluß reden. „Ich habe zuviel Blut", sagt der Eine — „ich zu wenig", der Andere, und man sieht dazu den Arzt beifällig mit dem Kopfe nicken und entweder mit Aderlaß und Schröpfköpfen oder mit Eisen und kräftiger Nahrung gegen die vermeintlichen Uebel zu Felde ziehen. „Ich habe zu dickes Blut", sagt der Eine, „ich habe zu dünnes Blut", der Andere; und wiederum nickt der schlaue Mann und verordnet Wassertrinken, Abführungen, oder Bier, Wein, Stahlpillen u. s. w. Aber anstatt solche Vorurtheile des kranken Publicums zu nähren, sollte ihnen der rationelle Arzt entgegentreten und dem Patienten erklären, daß wohl ein Mensch weniger oder mehr Blut haben kann, als ein anderer, daß aber in demselben Körper die Menge des Blutes ebensowenig zwischen einigermaßen auseinander liegenden Grenzen schwanken kann, wie der Grad seiner s. g. Dicke oder Dünnheit. Das Blut ist eine in bestimmter Weise organisirte Flüssigkeit, welche die einmal begonnene Art ihrer Zusammensetzung und Mischung immerdar in einer gewissen Gleichmäßigkeit zu erhalten strebt und die Fähigkeit hierzu nur in einigen schweren Krankheiten verliert; und das ganze Gefäßsystem ist ein überall geschlossenes Ganze welches, da es nur von Blut erfüllt ist und erfüllt sein kann, die Menge seines Inhaltes nicht beliebig wechselt. Verläßt ein Theil des Blutes, z. B. bei einem Blutverlust, das Gefäßsystem, so ist allerdings die Gesammtblutmenge für den Augenblick vermindert, und die elastischen Wände der Gefäße haben sich über ihrem verminderten

Inhalt mehr als gewöhnlich zusammengezogen; aber in der allerkürzesten Zeit ersetzt sich dieser Verlust durch das nunmehr aus allen Theilen des von Feuchtigkeit durchdrungenen Körpers in das Innere der Gefäße vermittelst der Endosmose eintretende Wasser. Auf diese Weise vermindert sich nicht die Gesammtblutmenge, sondern es vermindern sich nur einzelne ihrer festen Bestandtheile im Verhältniß zu der Menge des im Blute enthaltenen Wassers. Bedeutende Blutverluste machen daher das Blut nicht weniger, sondern nur wäßriger, und umgekehrt machen Eisen und kräftige Nahrung das Blut nicht mehr, sondern vermehren nur die Menge einzelner Bestandtheile desselben. Aber auch diese Vermehrung hat eine sehr bestimmte Grenze, welche nicht überschritten werden kann. Derjenige Bestandtheil des Blutes nun, welcher in seinen Mengenverhältnissen den größten Schwankungen ausgesetzt ist, sind die beschriebenen Blutzellen. Ihre Verminderung ist die nächste Ursache einer Krankheit, welche gewiß allen unsern Lesern unter dem Namen der „Bleichsucht" bekannt ist.

Während in tausend Theilen gesunden Blutes 110 bis 140 Theile Blutzellen enthalten sind, kann diese Menge in tausend Theilen bleichsüchtigen Blutes auf 100, 80, ja sogar bis auf 20 herabsinken. Da aber, wie wir gesehen haben, die Blutzellen die Träger des in dem Blute enthaltenen Färbestoffs sind, so erklärt sich leicht das blasse, wachsgelbe Aussehen der an jener Krankheit leidenden Personen. Ein der Bleichsucht ganz ähnlicher

Zustand, die s. g. Anämie, wird durch große Blutverluste, sowie durch alle Zustände herbeigeführt, bei denen die Blutbildung Noth leidet. Sie verräth sich ebenso, wie die Bleichsucht, durch ein eigenthümliches, leicht hörbares, mit dem Pulse gleichzeitig blasendes Geräusch am Herzen, sowie an den großen Gefäßen des Halses, das s. g. Nonnengeräusch oder bruit de diable — dessen Ursache noch unbekannt ist.

Eine noch größere Rolle als die Vorurtheile über das Zuviel und Zuwenig des Blutes spielen diejenige falschen Meinungen, welche sich auf die s. g. Blutschärfen oder Blutschärfigkeiten beziehen. Da gibt es kaum ein sich länger hinausziehendes und irgendwie durch äußerlich sichtbare Krankheitsproducte verrathendes Körperleiden, das nicht sofort von der Meinung des Kranken oder seiner Umgebung auf das Dasein einer s. g. Schärfe im Blut bezogen und durch eines jener abscheulichen Gemenge behandelt wird, welches die Quacksalber und Leutebetrüger aller Orten unter dem Namen von blutreinigenden Kräutern, Tränken, Pillen, Tincturen u. s. w. ausbieten. Wohl alle Tage kommt es einem beschäftigten Arzte vor, daß ihn ein Kranker anspricht mit der Aeußerung: „Herr Doctor, mein Blut muß wieder einmal gereinigt werden" — und sehr zufrieden davongeht, wenn ihm der Herr Doctor zum Behufe dieser Reinigung tüchtig mit Senna und Glaubersalz zugesetzt hat. Diese Leute stellen sich den menschlichen Körper unter dem Bilde eines Kamins vor, das sich von Zeit zu Zeit mit Ruß verstopft und nun mit Kugel und

Besen ausgeputzt werden muß. Allerdings vergleicht man nicht selten, und zwar mit einem nicht eben falschen Bilde, den thierischen Körper mit einem Ofen, in welchem die verbrauchten Stoffe mit Hülfe des Sauerstoffs verbrannt und in verschiedener Form und Gestalt davongeführt werden. Und es geht zugleich daraus hervor, daß auch der Begriff der Blutreinigung ein an sich durchaus nicht ungerechtfertigter ist; denn das Blut ist dasjenige Medium, welches alle jene verbrauchten Stoffe aufnimmt und durch die Reinigungsorgane des Körpers wieder aus demselben hinausführt. Aber dieses ist ein physiologischer, zur Gesundheit gehöriger und jeden Augenblick in gleicher Weise vor sich gehender Proceß, welchen wir wohl durch allgemeine diätetische Mittel, aber nicht nach Belieben durch Arzneien befördern können. Auch häufen sich diese verbrauchten Stoffe nicht von Zeit zu Zeit im Blut derart auf, daß sie nun durch künstliche Mittel weggeschafft werden müßten; denn diese Function übernehmen die dazu bestimmten Organe, welche so lange in Thätigkeit sind, als der Körper lebt und als sie selbst nicht durch tiefgreifende Erkrankungen in ihrer Thätigkeit behindert sind. „Das Blut", sagt Lewes, „ist nicht wie ein Strom, in welchen alles Mögliche und in jeder beliebigen Menge von Außen eingeführt werden könnte. Es wirft aus oder zerstört alle Substanzen, welche keinen Theil, kein Glied seines eignen Baues bilden. Und von den Substanzen, welche Theile oder Glieder seines eignen Baues bilden, nimmt es nur auf oder hält zurück gewisse ganz bestimmte Mengen; des Ueberflusses entledigt es sich sehr bald. In dem unablässigen Wechsel, der innerhalb des Circulationssystems stattfindet, strebt das Blut stets nach Einförmigkeit in seiner Zusammensetzung." Also unter einer gewissen s. g. Breite der Gesundheit kann von Ansammlung s. g. Unreinigkeiten im Blut nicht die Rede sein, und die Vorstellung, als müsse das Blut von Zeit zu Zeit geputzt oder gereinigt werden, wie man einen Ofen ausputzt, ist eine höchst unphysiologische. Dennoch spielte der Begriff der Blutschärfen in der älteren Medicin lange Zeit eine sehr hervorragende Rolle und hat eigentlich erst in den allerjüngsten Jahren sein wissenschaftliches Ansehen verloren. Denn was man früher Blutschärfen nannte, hatte man später mit einem gelehrter klingenden Ausdruck Blutkrasen genannt und damit eine Anschauung in die Wissenschaft eingeführt, welche noch bis vor wenigen Jahren in derselben herrschend war. Aber im Grunde stand man damit wieder auf dem alten, bereits verlassen geglaubten Boden und huldigte einer einseitigen Ansicht, indem man abermals, wie früher, das Blut für den Hauptträger aller Krankheiten ansah. Dem gegenüber lernt die neuere Medicin von Tag zu Tag mehr einsehen, daß alle solche generalisirenden Gesichtspunkte in der Betrachtung der Krankheiten zur Einseitigkeit führen müssen, und daß, da Krankheit nur ein in schiefer Richtung geleiteter normaler Lebensproceß selbst ist, die Mannichfaltigkeit der Lebensprocesse auch eine gleiche Mannichfaltigkeit der Krankheitsprocesse zur Folge haben muß. Nimmt daher auch das

Blut als der durch den ganzen Körper verbreitete Ernährungssaft, wie bereits erwähnt wurde, an jedem bedeutenderen Leiden des Körpers gewiß in irgend einer Weise Antheil, so ist es doch immerhin weit entfernt, in seinem eignen Inneren und namentlich in Folge seiner eigenthümlichen falschen Mischung jedesmal die eigentliche innere Ursache jenes Leidens zu bilden. Vortrefflich hat namentlich Virchow neuerdings nachgewiesen, daß, wo wirklich das Bestehen einer dauernden falschen Blutmischung angenommen werden muß, dieses doch immer nur insoweit und so lange der Fall sein kann, als eine dauerhafte Zufuhr schädlicher Bestandtheile in das Blut von irgend einem örtlichen Erkrankungsheerde her stattfindet. Ist dieses nicht der Fall, so wird der Körper durch eine wirkliche Verunreinigung des Blutes mit gewissen Stoffen, z. B. Giften, entweder rasch zu Grunde gerichtet, oder aber er befreit sich selbst ebenso rasch von ihnen, während eine dauernde Veränderung der Mischuug sich nicht selbständig im Blute festhalten und fortpflanzen kann, ohne durch Veränderungen gewisser Organe oder einzelner Theile eingeleitet und unterhalten zu sein. — Auch von der früher gehegten und aus der s. g. teleologischen Betrachtungsweise der Natur hervorgegangenen Idee, daß das Blut eine s. g. Tendenz der Assimilation, d. h. ein eignes inneres Streben besitze, ihm Schädliches abzuweisen und Nützliches aufzunehmen, ist man längst zurückgekommen. Das Blut nimmt Alles auf, was ihm geboten wird und was durch seine Löslichkeit in den Körpersäften zur Aufnahme befähigt ist; selbst das schrecklichste Gift tritt rasch und ungehindert in den Kreislauf, und selbst die dem Körper und seiner Zusammensetzung fremdartigsten Bestandtheile können darin vorgefunden werden. Aber so schnell und leicht solche Stoffe in den Kreislauf übergegangen sind, so schnell und leicht werden sie auch durch die allzeit bereiten Ausscheidungs- oder Reinigungsorgane wieder daraus entfernt; denn das in einem steten Wechsel seiner Bestandtheile, in einer unaufhörlichen Umbildung, Zersetzung und Erneuerung begriffene Blut behält vermöge höchst einfacher chemischer und physikalischer Gesetze nur dasjenige zurück, was ihm adäquat ist oder in seine eigne Zusammensetzung bleibend eingeht. Daher auch selbst unter diesem Gesichtspunkt von der Nothwendigkeit einer zeitweiligen künstlichen Reinigung des Bluts durch Arzneien, Abführungen, Schwitzkuren, Wasserkuren u. s. w. nicht die Rede sein kann. Nur als Beförderungsmittel des Stoffwechsels und damit jener naturgemäßen physiologischen Reinigung des Bluts von verbrauchten Gewebsbestandtheilen, von welcher bereits die Rede war, können solche Mittel von Nutzen sein. Aber auch diesen Nutzen werden sie nur in der Hand des verständigen und vorsichtigen Arztes, welcher nicht von vorgefaßten Meinungen, sondern von ruhiger und wissenschaftlicher Ueberlegung jedes einzelnen Falles in seiner Individualität ausgeht, haben können.

Diese kurzen Andeutungen über die krankhaften Verhältnisse des Bluts scheinen uns genügend, um unsern

Lesern wenigstens über einige der gröbsten im Publicum herrschenden Vorurtheile hinwegzuhelfen. Wir reden nichts von den s. g. Blutstockungen, welche so vielen eingebildeten Kranken in allen möglichen Gestalten so große Sorgen verursachen; denn die Verständigen unter unsern Lesern müssen schon von selbst eingesehen haben, daß das durch einen höchst kräftigen Mechanismus fortwährend rasch und durch geschlossene Gefäße hindurch im ganzen Körper umhergetriebene Blut nicht jeden Augenblick beliebig da oder dort stocken, verweilen, aus seinem Kreislauf austreten, sich festsetzen kann u. s. w. u. s. w., — auch nichts von dem angeblich durch Krankheit oder durch Quecksilber oder Aehnliches auf ewig vergifteten Blut; denn eine belehrende Auseinandersetzung über diese Dinge könnte einen Band füllen, sondern wir schließen an dieser Stelle unsern schon ohnedem lang genug gerathenen Aufsatz mit der Bitte an alle Diejenigen, welche an einer Krankheit des Bluts zu leiden glauben, sich vor den Quacksalbern, Homöopathen, Charlatanen, Wasserdoctoren, vor den blutreinigenden Geheimmitteln u. s. w. u. s. w. zu hüten und immer noch lieber ihr, wie sie glauben, vergiftetes, gestocktes, verdicktes, mit Schärfen überladenes Blut zu behalten, als sich dasselbe durch jene Künstler und Künsteleien erst recht vergiften und verunreinigen zu lassen!

Wärme und Leben.

Außerdem haben von den sogenannten warmen Dingen einige fremde Wärme, andere aber eigene; es ist aber ein großer Unterschied, ob etwas auf diese oder jene Weise warm ist.

Aristoteles: Von den Theilen der Thiere.

Unter den dem Menschen bekannten Naturkräften spielt die Wärme eine der hervorragendsten Rollen. Kaum kann man sich einen Vorgang in der Natur vorstellen, bei dem sie nicht in irgend einer Weise betheiligt wäre; kaum vergeht ein Moment unseres Daseins, in dem sie sich nicht durch ihre Wirkungen uns bemerkbar oder empfindlich machte. Sie ist die Ursache der Winde und der Meeresströmungen, der Wolken und Nebelbildung, der Entstehung von Regen, Schnee, Thau, Reif und Hagel; sie ist aber auch die nothwendige Bedingung für das Dasein und Fortbestehen aller die Erde bevölkernden lebenden Wesen. Am Aequator treibt die glühende Sonne die erwärmte und damit leichter gewordene Luft nach Oben, während von den ewig in Eis starrenden Polen her die kalte und schwere Luft nachströmt; von der weiten Meeresoberfläche steigt unausgesetzt das durch die Wärme in Dünste verwandelte Wasser empor, um in der Gestalt von Wolken durch den Luftraum zu ziehen, als Regen und Schnee zur Erde niederzufallen und in Bächen und Flüssen zu seinem Ursprunge, dem Meere zurückzukehren; an der zarten Oberfläche jedes Blattes, an der Spitze jedes Grashalms ist die Wärme in Gestalt von Licht ohne Aufhören thätig, um Nahrung für Thiere und Menschen zu bereiten, u. s. w. Die Verschiedenheit der Zustände, in denen sich die irdischen Körper unsern Sinnen darstellen, ob fest, ob flüssig, ob luftförmig, ist nichts Anderes, als eine Wirkung der Wärme. Ein und derselbe Körper kann durch die Wärme nacheinander in alle drei Aggregatzustände gebracht werden. Bei einer niedrigen Temperatur ist das Wasser, dieser überall verbreitete Körper, fest und erscheint als Eis; steigern wir die Temperatur bis auf einen Grad, welcher an unsern Thermometern durch den Nullpunkt der Scala bezeichnet wird, so wird das Eis flüssig; steigern wir sie noch mehr, so verwandelt sich das flüssige Wasser in Dampf, in Gas, in Luft. Wären wir in der künstlichen Hervorbringung hoher und niederer Temperaturen unbeschränkt, so würden wir alle Körper in alle drei Aggregatzustände zu bringen im Stande sein.

Die Wärme ist kein Stoff, wie man ehedem fälschlich glaubte, sondern eine Bewegung, und überall, wo wir in der Natur Bewegung und Leben wahrnehmen, ist auch die Wärme thätig. „So finden wir", sagt Prof. Clausius (Das Wesen der Wärme, verglichen mit Licht und Schall, 1857), „bei fast allen Veränderungen, welche wir um uns her beobachten, wenn wir nach dem Grunde suchen, die Wärme als das eigentlich bewegende Princip. Ohne sie würden alle Stoffe bald den ihnen eigenthümlichen Kräften gefolgt sein, und es würde sich ein Gleichgewichtszustand hergestellt haben, bei welchem die ganze Erde eine todte, unveränderliche Masse wäre. Die Wärme aber läßt dieses Gleichgewicht nicht zu Stande kommen. Sie dehnt die Körper trotz ihrer inneren Anziehung aus, treibt die Moleküle der festen und flüssigen Körper auseinander und löst selbst chemische Verbindungen. Dadurch kommen die Kräfte, welche vorher gebunden waren, wieder zur Thätigkeit, um neue Verbindungen zu schließen, die dann abermals von der Wärme gelöst werden, und dieser fortwährende Kampf zwischen der Wärme und den den Stoffen innewohnenden Kräften ist die Ursache alles Wandels und Werdens in der Natur."

In ihrer praktischen Verwendung hat sich die Wärme als die mächtigste Kraft gezeigt, welche dem Menschen zu Gebote steht, und trägt ihn mit Hülfe der von ihr erzeugten Dämpfe nicht bloß mit Windeseile über die Erde, sondern verrichtet auch Dinge in seinem Dienst, welche, als die Menschheit noch Kind war, nur den Kräften der Riesen und Zauberer erreichbar schienen. Aber auch das Schiff, welches die stolzen Segel im Winde bläht, die Mühle, deren klappernde Räder das Wasser treibt, verdanken ihre Bewegung in letzter Linie der Naturkraft der Wärme. „Der Unterschied", sagt Clausius (a. a. O.), „zwischen einer durch Dampfkraft und einer durch Wasserkraft getriebenen Fabrik oder zwischen einem

Dampfschiff und einem Segelschiff besteht nur darin, daß wir im einen Falle die Wärme in einer kleinen, künstlich gefertigten Maschine arbeiten lassen, im anderen Falle dagegen die große Maschine der Natur benutzen, mit deren gewaltigen Rädern wir unsere kleinen Werke in Verbindung setzen, um sie mit treiben zu lassen."

Sind so große und augenfällige Wirkungen die Ursache dafür gewesen, daß kaum eine andere Naturkraft so sehr als diese von je die menschliche Aufmerksamkeit fesselte und das Nachdenken darüber anregte, so hat sich diese Aufmerksamkeit gerade in der allerjüngsten Zeit verdoppeln müssen im Angesicht einer der größten unserem Jahrhundert vorbehaltenen Entdeckungen der theoretischen Naturforschung, der „größten Errungenschaft der neueren Physik", wie sie Müllner (Ueber den Wechsel und die Erhaltung der Kraft, 1860) nennt — des Gesetzes der Erhaltung oder der Unzerstörbarkeit der Kraft nämlich. Es muß jetzt als eine absolut feststehende Erfahrung angesehen werden, daß es keinen einzigen Fall gibt, in dem eine Kraft neu erzeugt oder vernichtet wird. Verschwindet eine Kraft vor unseren Augen, so ist sie in Wirklichkeit nicht verschwunden, sondern nur in andere Formen, andere Kräfte übergegangen; entsteht sie scheinbar neu, so ist sie in der That aus andern Kräften oder Kraftwirkungen direct oder durch Umsetzung hervorgegangen. „Mechanische, chemische, elektrische, magnetische Kraft, Wärme, Licht verwandeln sich ineinander; die Größe der Kraft bleibt aber immer dieselbe, sie mag in dieser oder einer andern Form auftreten". (Nägeli.) An keiner Kraft kann aber dieses Wechseln und Umsetzen der Kräfte besser beobachtet und nachgewiesen werden, als gerade an der Wärme und an den zahlreichen und schlagenden Beispielen, welche namentlich deren Verwandlung in sog. mechanische Kraft und umgekehrt darbietet. Das beste Beispiel für die Umwandlung der Wärme in mechanische Kraft bietet uns die Dampfmaschine. Die langen mit Tausenden von Centnern beladenen Waarenzüge, welche auf den Schienen der Eisenbahnen an uns vorübereilen, werden durch nichts Anderes als durch die Wärme bewegt, und im Donner der Kanonen, welche Mauern und Häuser niederwerfen, verkündet sich uns die Umsetzung chemischer Spannkraft in mechanische Kraft unter Vermittlung der Wärme. Umgekehrt geht Wärme überall mit Leichtigkeit aus mechanischer Kraft hervor. Die Wilden erhitzen zwei Stücke Holz durch gegenseitiges Reiben dergestalt, daß sie zu brennen anfangen. Ein Handwerkszeug, ein Bohrer oder eine Säge werden durch Reibung so heiß, daß man sie nicht anfassen kann, und in der Kanonenbohranstalt in München ist es gelungen, Wasser ohne äußere Wärmezufuhr durch die bloße Reibung der Maschine zum Sieden zu bringen. Ja, schon bloßes Umrühren oder Durcheinanderschütteln genügt, um Wasser zu erwärmen. Mit der Kraft eines fallenden Wassers oder einer Windmühle kann man ein Zimmer heizen, wenn man durch dieselbe einen hölzernen Kegel in einem eng anschließenden Metallkegel sich drehen läßt! Die Achsen der Eisenbahnwagen erhitzen sich durch Reibung bis zum Glühen, und die Nagelschmiede bringen durch passendes Hämmern die vorher kalten Nägel in einen glühenden Zustand. Drückt man Eis durch hydraulische Pressen zusammen, so verwandelt es sich ganz oder theilweise in Wasser, indem der mechanische Druck in Wärme, welche das Eis zum Schmelzen bringt, verwandelt worden ist, u. s. w. Also gerade die Zustände, bei denen die frühere Wissenschaft einen wirklichen Verlust lebendiger Kraft annahm, oder Stoß, Druck und Reibung sind es, welche vorzüglich Wärme erzeugen — eine Erfahrung, welche zu dem Satze führt: Was an mechanischer Kraft verloren geht, wird an Wärme gewonnen. Der deutsche Arzt Mayer in Heilbronn war der Erste, welcher den Grundsatz aussprach: jeder Arbeit ist eine gewisse Wärmemenge äquivalent oder gleichwerthig; wenn Wärme Arbeit erzeugt, so verschwindet eine der erzeugten Arbeit proportionale Wärmemenge, und umgekehrt durch Vernichtung einer ebenso großen Arbeit kann dieselbe Wärmemenge wieder erzeugt werden. Er kann als der eigentliche Entdecker der großen Wahrheit angesehen werden.*)

Die letzte Quelle, aus der überhaupt alle auf Erden wirkenden Kräfte, alle irdischen Thätigkeiten abgeleitet werden können, sind die Licht- und Wärme spendenden Strahlen der Sonne. Das fließende Wasser,

*) Mayer: Die organische Bewegung rc., Heilbronn. 1845.

der strömende Wind, die Wärme des thierischen Körpers, die Verbrennbarkeit des Holzes, der Steinkohle u. s. w. lassen sich ohne Weiteres auf die Sonne beziehen. Die Kühle des Waldes rührt von der Verwandlung von Sonnenwärme in sog. chemische Differenz her, indem durch Licht und Wärme die Kohle vermittelst des Pflanzenlebens aus Kohlensäure abgeschieden wird; und durch Verbrennen des Holzes oder der Steinkohle, in welchen das Sonnenprincip einst niederlegt worden ist, kann die ganze Menge der einst verschwundenen Sonnenwärme wieder zum Vorschein gebracht werden. Die Kraft, mit welcher die Locomotive dahinbraust, ist ein Tropfen Sonnenwärme, vor Millionen Jahren durch die Kräfte der Natur in Pflanzen niedergelegt und heute durch eine von Menschenhand gefertigte Maschine in Arbeit umgesetzt!

„Die Strahlen der Sonne", sagt Müllner, „sind die Quellen der irdischen Thätigkeit. Die Wärme der Sonne veranlaßt die Strömungen der Meere, sie läßt das Wasser derselben als Dampf in die Luft emporsteigen, sie bewegt die Luft in den Winden, welche der Mensch mittelst Segelschiffen und Windmühlen zur Arbeit sich dienstbar macht. Die von der Sonnenwärme erzeugten Luftströme führen die Wolken des gehobenen Wassers über die Länder, um die Quellen zu speisen, denen Bäche und Flüsse entströmen, die Adern der menschlichen Thätigkeit. Das von der Sonne gehobene Wasser erquickt als Regen unsere Fluren und macht sie fähig, Pflanzen und Bäume hervortreten zu lassen; die Wärme der Sonnenstrahlen bedingt Wachsthum und Gedeihen, und die chemische Kraft des Sonnenlichts ist es, welche den Kohlenstoff aus anderer Verbindung löst und ihn in Pflanzen anhäuft, fähig zu neuen Verbindungen. Leben, Bewegung und Thätigkeit bringt und erhält die Sonne, indem Wärme und Licht andere Bewegungsformen annehmen."

Ist übrigens von der Wärme, als von einer Naturkraft die Rede, so hat sich der Laie vor Allem vor dem Mißverständniß zu hüten, als werde darunter nur dasjenige begriffen, was der tägliche, von dem persönlichen Gefühl des Menschen hergenommene Sprachgebrauch unter diesem Ausdrucke begreift, und nicht auch dasjenige, was dieser Sprachgebrauch als Kälte bezeichnet. Wärme und Kälte, zwei einander scheinbar so entgegengesetzte Begriffe, haben für die Wissenschaft keinen verschiedenen Sinn, sondern fallen im Gegentheile ganz in Eins zusammen. Kälte ist für sie nur ein geringerer Grad von Wärme, wie umgekehrt Wärme nur ein geringerer Grad von Kälte ist. Selbst der für unsere Begriffe kälteste Körper trägt doch immer noch eine gewisse Menge von Wärme in sich; ja wir wissen nicht einmal, ob es einen durchaus kalten Körper, d. h. einen solchen, welchem alle Wärme abgehen würde, überhaupt nur geben könne. Bei siebenzig Grad Kälte, also bei einer Temperatur, welche alles organische Leben auf die Dauer unmöglich machen würde und welche auf unsere Körpertheile bei unmittelbarer Berührung so zerstörend, wie glühendes Eisen wirkt, siedet die Kohlenschmre, d. h. sie beginnt sich aus dem festen in den luftförmigen Zustand zu verwandeln, während der Siedepunkt des Wassers bekanntlich um so viel höher liegt, daß wir die dadurch hervorgerufene Empfindung mit der einer großen Hitze bezeichnen. Quecksilber wird flüssig bei einer Temperatur, welche 40 Grad C. unter dem Schmelzpunkte des Eises liegt, während die übrigen Metalle zum Theil erst bei starker Roth- oder Weißglühhitze schmelzen. Wenn also das gewöhnliche Leben einen Unterschied zwischen warm und kalt macht, so bezieht sich dieser Unterschied allein auf die Empfindung, welche ein verschieden warmer Körper bei Berührung auf unsere Gefühlsorgane hervorruft. Hat er weniger Wärme als diese selbst, so nennen wir ihn kalt; hat er deren mehr, so erscheint er uns warm — obgleich selbst unter diesem Vorbehalt noch der Sprachgebrauch innerhalb weiter Grenzen schwankt. Ein Trinkwasser von der Wärme unseres Körpers finden wir sehr warm; eine Suppe von derselben Temperatur sehr kalt. Alles dies zeigt, wie relativ der Begriff der Wärme selbst im täglichen Leben ist.

„Wenn wir irgend einen Körper", sagt Clausius (a. a. O.), „z. B. ein Stück Metall, berühren, so erkennen wir an ihm eine Eigenschaft, welche wir ihm äußerlich nicht ansehen können und welche wir mit den Worten „warm" oder „kalt" bezeichnen. Der Unterschied zwischen warm und kalt ist dabei aber nur ein relativer, indem er ausdrückt, daß der Körper entweder mehr oder weniger, warm ist als unsere Hand. Im ersten Falle strömt Wärme aus dem Körper in die Hand über, und diese wird dadurch erwärmt; im letzteren Falle strömt Wärme aus der Hand in den Körper, und wir empfinden die durch den Wärmeverlust entstehende Temperaturabnahme."

So ist in der That jeder Körper mehr oder weniger warm, und stellt die Naturkraft der Wärme in Wirklichkeit eine einzige, ununterbrochene Stufenleiter der nämlichen Körpereigenschaft von ihren niedersten bis zu ihren höchsten Graden hinauf dar.

Aus dem bisher Gesagten geht schon wie von selbst hervor, daß lebende und empfindende Wesen eine gewisse mittlere Wärmemenge in sich tragen müssen, nach deren Maaß sie die Wärme der umgebenden Gegenstände abzuschätzen pflegen, und welche weder nach auf-, noch abwärts über eine gewisse Grenze hinaus überschritten werden kann, ohne dem Körper Untergang oder Schaden zu bereiten. Was nun aber bei dieser Erscheinung schon der gewöhnlichsten Beobachtung und täglichen Erfahrung als merkwürdig oder ungewöhnlich auffällt, ist der eigenthümliche Umstand, daß diese eigene Wärme lebender Wesen fast überall diejenige der äußeren Umgebung nicht nur um ein nicht Unbeträchtliches übertrifft, sondern auch sich in einer gewissen Unabhängigkeit von der Außenwelt zu erhalten vermag. Während nämlich alle übrigen unserer Beobachtung zugänglichen Gegenstände an einem bestimmten Orte eine ziemlich gleiche Temperatur zeigen oder sich, wenn sie auf irgend eine Weise über die Temperatur ihrer Umgebung hinaus erhitzt worden sind, rasch wieder mit dieser Umgebung in das Gleichgewicht setzen, bemerken wir im Gegentheil an den lebenden Wesen und so namentlich an unserm eigenen Körper eine im Verhältniß zu der Umgebung erhöhte und — wenigstens bei den warmblütigen Thieren — von allen Wechseln der Außenwelt mehr oder weniger unabhängige Temperatur — ein Verhältniß, welches erst durch den Tod unterbrochen wird. Ein Vogelkäfig, so erzählt der Engländer Lewes in seiner anschaulichen Weise in seiner Physiologie des täglichen Lebens, hängt in einem Zimmer. Die Atmosphäre des Zimmers schwankt nach Jahr und Tag; die Strahlen der Sommersonne, der eisige Nordwind bringen ein und bewirken ein fortwährendes Steigen und Fallen der Temperatur des Zimmers und des Messings am Käfig. Aber während dessen ist der Vogel im Käfig weder kälter noch wärmer geworden. Weder die Strahlen der Augustsonne, noch der schneidende Ostwind des Decembers haben seine normale Wärme zu irgend welcher Zeit mehr als höchstens um einen oder zwei Grad erhöht oder verringert u. s. w. Wie kommt es, fragt Lewes, daß der Vogel im Stande ist, mitten unter den unsteten Einflüssen von außen her eine stetige, so hohe Temperatur zu bewahren.

Diese Frage ist in der That die erste, welche der menschliche Verstand gegenüber einer so auffallenden Erscheinung aufzuwerfen genöthigt ist; und die erste und nächste Antwort die, daß jeder lebende Organismus in sich eine Quelle sich selbst erzeugender Wärme besitzen muß.

Schon frühe hat daher der Sprachgebrauch diese eigne Wärme lebender Wesen mit den bezeichnenden Ausdrücken „Eigenwärme" oder „Lebenswärme" benannt, und so lange die Wissenschaft noch nicht auf ihrem heutigen Standpunkte angekommen war, mochte man eine weitere Erklärung dieser wichtigen Erscheinung, eine Frage nach der Art jener Quelle selbst für überflüssig erachten.

Barg doch das Leben so viele Geheimnisse in seinem Innern, brachte es doch anscheinend so vieles den gewöhnlichen Gesetzen der Natur Widersprechende mit sich — warum sollte es nicht auch in Folge seiner eignen Kraft Wärme entwickeln? So galten unsern Vorfahren gewisse Lebenswirkungen, welche unser tiefstes Nachdenken anregen, nur als eine sich von selbst verstehende und keiner weiteren Erklärung bedürftige Folge einer einmal gültigen Voraussetzung, und so identificirten schon die Griechen (Hippokrates) die Lebenswärme oder das ἔμφυτον θερμός (eingeborene Wärme), wie sie dieselbe nannten, mit dem Leben selbst und sahen dieselbe als die ursprünglich bewegende und sich aus sich selbst wieder erzeugende Kraft an. Auch heute noch denkt die Mehrzahl der Gebildeten davon kaum verschieden und glaubt mit der Annahme eines unbestimmten „Lebensprincips" ausreichende Genugthuung zu haben. Aber auch selbst die noch zu Anfang unseres Jahrhunderts herrschende naturphilosophische Schule erhob sich über diese älteste Ansicht der Griechen nicht weit, nachdem dieselbe inzwischen durch einige unbeweisbare Theorieen der Jatrochemiker und Jatromathematiker abgelöst worden war. Auch für sie galten Leben und Wärme als ziemlich gleichbedeutende Begriffe, und daher die Lebenswärme für kaum bedürftig oder fähig einer besonderen Erklärung. „Eine höhere Energie der Metamorphose", heißt es z. B. in Wilbrand's Physiologie des Menschen (1815), „ist nicht ohne hervorgehobene Bewegung; diese ist die unmittelbare Aeußerung des Lebens; die Wärmeerzeugung deutet mithin auf einen energischeren Lebensproceß." Damit begnügte man sich von jener Seite, während Andere wieder, nachdem man das durch den ganzen Körper verbreitete Nervensystem und seine erstaunlichen Wirkungen näher kennen gelernt hatte, die thierische Wärme als die Folge einer geheimnißvollen Nervenwirkung angesehen wissen wollten.

Noch Andere behalfen sich mit der alles Unerklärliche erklärlich machenden Lebenskraft, auf deren breiten Schultern es niemals an Platz für die Lasten der Unwissenheit oder der Denkfaulheit gefehlt hat, während ehrlichere Forscher der neueren Richtung sich damit begnügten, ihre Unwissenheit über Ursache und Entstehung der Lebenswärme offen einzugestehen. Noch vor 14 oder 15 Jahren befand man sich der fraglichen Erscheinung gegenüber, obgleich damals schon die bedeutendsten Schritte zu ihrer schließlichen Aufhellung geschehen waren, doch noch in einer solchen Verlegenheit, daß ein ganz der neueren Richtung angehörender Forscher (Prof. Helmholtz in einem Artikel „Wärme" im Berliner Encyklopädischen

Wörterbuch, 1846) sagen konnte: „so bliebe nur noch die Annahme übrig, daß unmittelbar durch eine eigenthümliche Kraft der organischen Körper, die sog. Lebenskraft, ins Unendliche Naturkräfte erzeugt werden können — eine Annahme, die zwar allen logischen Gesetzen der mechanischen Naturwissenschaften widerspricht, der wir aber solchen Physiologen gegenüber, die das Wesen des Lebens eben in diese Unbegreiflichkeit setzen, theoretisch nichts entgegenstellen können." Heute würde eine solche Aeußerung ihrer damaligen Berechtigung ganz entbehren; denn wir wissen nunmehr, daß weder die Nerven noch die Lebenskraft, noch überhaupt ein unbegreifliches Naturwunder Schuld an der Erzeugung der Lebenswärme tragen, sondern daß dieselbe einzig und allein Folge und Ausdruck der zahllosen, fortwährend durch den ganzen lebenden Körper verbreiteten chemischen Processe des Stoffwechsels ist. Die Wissenschaft der Chemie, deren rastloser Arbeit wir so große wissenschaftliche Fortschritte nach fast allen Seiten hin zu verdanken haben, ist auch das Mittel für Aufhellung dieser dunklen und schwer zu durchschauenden Verhältnisse geworden, freilich nicht, ohne daß dabei mehrfache Zwischenstufen falscher oder unvollkommener Meinungen überschritten werden mußten. Außer der Chemie hat aber auch in letzter Zeit die Physik mit ihrem neu entdeckten Princip von der Erhaltung und Umsetzung der Kräfte nicht wenig dazu beitragen, Licht in die Theorie zu bringen.

Ueberall nämlich, wo vorher getrennte Körper oder

Stoffe untereinander chemische Verbindungen eingehen, wird Wärme frei, indem die bei der Vereinigung aufgehobene Spannkraft jener Stoffe in sogen. lebendige Kraft (also diesesmal Wärme) umgesetzt wird. Nun ist aber der lebende Körper gewissermaßen als ein chemisches Laboratorium zu betrachten, in welchem ohne Unterbrechung solche chemische Verbindungen in großer Anzahl zu Stande gebracht werden. Namentlich ist es der bekannteste und wichtigste unter den sog. einfachen Stoffen, der vielgenannte Sauerstoff nämlich, welcher bei diesen Vorgängen die hervorragendste Rolle spielt. Alle chemischen Processe des Thierkörpers beruhen zum weitaus größten Theile auf einer sog. Verbrennung, d. h. auf einer steten Aufnahme von Sauerstoff, welcher Stoff bekanntlich in gasförmiger Gestalt in der atmosphärischen Luft enthalten ist und durch die Thätigkeit der Lungen oder das Athmen demselben unaufhörlich in großer Menge zugeführt wird. Wenn aber irgend ein Körper Sauerstoff aufnimmt, d. h. chemisch sich mit demselben verbindet, so verbrennt er und entwickelt Wärme, einerlei nun, ob dieses so rasch geschieht, daß Flamme, Licht und fühlbare Hitze bemerkt werden, oder so langsam, daß die dabei entwickelte Wärme unsrer gewöhnlichen sinnlichen Wahrnehmung entgeht. Die Wissenschaft kennt diesen von den Laien gemachten Unterschied nicht; für sie ist jede Sauerstoffaufnahme ein Verbrennungsproceß. Ob ein Eisendraht im Laufe von Jahren durch den Rost zerfressen wird, oder ob derselbe unter der mit Sauerstoff gefüllten Glasglocke im Laufe weniger Augenblicke unter Feuer- und Lichtentwickelung verbrennt, ist ihr in Bezug auf das Wesen des Processes gleichgültig; beidemale hat sich das Eisen mit Sauerstoff vereinigt. Mit Hülfe dieser Kenntniß, welche ihrerseits wieder eine Folge der 1774 geschehenen Entdeckung des Sauerstoffs und seiner merkwürdigen Eigenschaften war, versuchten es bereits zu Ende des vorigen Jahrhunderts die Franzosen Lavoisier und Laplace, sowie die Engländer Black und Crawford, das Entstehen der thierischen Wärme aus der im Körper stattfindenden Verbrennung herzuleiten, nachdem schon vor ihnen Priestley und Cigna auf die Aehnlichkeit des Athmens mit dem Verbrennungsproceß aufmerksam gemacht hatten. Diese sog. Verbrennungstheorie rief — namentlich in Frankreich — eine Reihe der mühsamsten wissenschaftlichen Untersuchungen und Berechnungen hervor, deren Ergebniß der Theorie übrigens eine lange Zeit hindurch so ungünstig schien, daß man sie beinahe verlassen hatte und sich wieder nach andern Quellen der thierischen Wärme umzusehen anfing. Erst nachdem die Pariser Akademie im Jahre 1822 die Frage als Preisaufgabe ausgeschrieben hatte und die berühmten Versuche der Franzosen Dulong und Despretz gefolgt waren, nachdem auch in Deutschland der große Chemiker Liebig die Sache zu einem Gegenstand seiner Untersuchungen und seiner besonderen Aufmerksamkeit gemacht hatte, kam man schließlich nach mancherlei Kämpfen zu der Ueberzeugung, daß, wenn auch nicht die ganze Summe der durch den Thierkörper entwickelten Wärme aus dieser Quelle abgeleitet werden könne, doch der weitaus größte Theil derselben in der That aus der Verbrennung von Kohlenstoff und Wasserstoff zu Kohlensäure und Wasser durch den eingeathmeten Sauerstoff zu erklären und demnach als eine eigentliche Verbrennungswärme anzusehen sei. Eine unrichtige Zugabe erhielt diese Meinung anfangs dadurch, daß man sich die Lungen als denjenigen Ort des Körpers vorstellte, in welchem dieser ganze Proceß vor sich gehe, und von dem aus das durch die Verbrennung erhitzte Blut seine eigene Wärme nach allen Orten des Körpers hintrage. Diese unrichtige, die Lungen als den eigentlichen Heerd der thierischen Wärme ansehende Meinung erhielt eine wesentliche Stütze dadurch, daß man das aus den Lungen zurückkehrende hellrothe Blut für wärmer hielt, als das ihnen zuströmende dunkelrothe. Neuere Messungen der schwierigsten Art haben hiervon das gerade Gegentheil kennen gelehrt. Das aus den Lungen kommende Blut ist kälter, als das ihnen zuströmende — ein Verhältniß, das sich auf die leichteste Weise aus dem bedeutenden Wärmeverlust erklärt, den das Blut in den Lungenzellen durch seine Berührung mit der eingeathmeten kalten Luft nothwendig erleiden muß. Nicht nur durch unmittelbare Wärmeabgabe an diese Luft, sondern auch durch Wasserverdunstung auf der Oberfläche der Lungenzellen kühlt sich das Blut dergestalt ab, daß die Lungen, weit entfernt, der eigentliche Heerd der thierischen Wärmebildung zu sein, vielmehr als ein Abkühlungsorgan des Blutes und damit des Körpers selbst angesehen werden können. Damit soll natürlich nicht gesagt sein, daß auch die Stärke der wärmebereitenden Processe selbst in den Lungen eine geringere sein müsse, als an andern Stellen des Körpers; im Gegentheil könnte sie sogar größer sein, aber durch die Momente der Abkühlung doch noch weit übertroffen werden. Die Wahrheit ist, daß weder die Lungen, noch sonst ein Ort oder Organ des Körpers ausschließlich dazu bestimmt sind, als Heerd der Wärmebereitung zu dienen, sondern daß diese überall stattfindet, wo verbrennliche oder sog. oxydirbare Substanzen sich vorfinden, d. h. fast an jedem Punkte des Organismus. Der dazu nöthige Sauerstoff wird bekanntlich von dem Blute, welches ihn in den Lungen aufgenommen hat, nach allen Punkten des Körpers hingeführt und entfaltet hier seine mit Wärmeentwickelung verbundenen Wirkungen, d. h. er verbrennt die zugeführten Stoffe und die Bestandtheile des Körpers selbst ohne Aufhören und in allmähligen Uebergangsstufen, bis sie zuletzt in Gestalt von Kohlensäure, Ammoniak und Wasser den Körper wieder verlassen. Man hat darnach den Körper mit einem Ofen zu vergleichen gesucht, welcher durch das eingelegte Holz in ähnlicher Weise gespeist wird, wie der Körper durch die eingeführten Nahrungsmittel. Der Vergleich mag zur Verdeutlichung dienen, obgleich er hinkt und, ganz ausgedacht, zu falschen Anschauungen führt. Denn der Ofen verbrennt nicht, wie der Körper, in seinen eigenen Bestandtheilen; auch sind die in beiden Fällen zu erreichenden Zwecke ganz verschieden. Der Ofen ist da, um Hitze zu erzeugen, während die im Thierkörper entwickelte Wärme als ein unvermeidliches Nebenproduct des ihm nöthigen Stoffwechsels angesehen werden muß. Wo dieser am regsten vor sich geht, da wird auch die meiste Wärme entwickelt. Am wärmsten hat man das Blut in Folge directer Messungen in den Eingeweiden gefunden, namentlich an der Stelle, wo es aus der Leber austritt. Hier ist die Temperatur höher, als an irgend einer andern Stelle des Körpers, so daß man die Leber, wenn nicht die an dieser Stelle der Abkühlung besonders ungünstigen Momente die Schuld tragen, als einen Haupterwärmungsort für das Blut ansehen darf.

Ist somit die Sauerstoffaufnahme oder die Verbrennung durch den im Athemproceß eingeführten freien Sauerstoff die Quelle für den größten Theil der vom Thierkörper entwickelten Wärme ($^6/_7$ — $^7/_8$), so ist sie doch nicht die einzige, da es außer ihr noch eine Anzahl anderweitiger chemischer Vorgänge oder Spannkraftsminderungen im Körper gibt, bei denen ebenfalls Wärme entwickelt wird — abgesehen von den geringeren Wärmemengen, welche nebenbei durch Verdichtung flüssiger oder gasförmiger Stoffe in den Körpertheilen frei werden mögen.*) Alle übrigen Wärmequellen, welche man außer den auf den

---

*) Zwar fehlt es im Innern des Thierkörpers auch nicht an solchen chemischen und physikalischen Vorgängen, welche, statt Ur-

Stoffwechsel bezüglichen noch aufzufinden sich bemüht hat, existiren entweder nicht oder lassen sich doch in letzter Linie auf sie zurückführen, so namentlich die Thätigkeit des Herzens und der Muskeln, die Einflüsse des Nervensystems u. s. w. Wenn ein Muskel durch Thätigkeit sich erwärmt oder wenn der ganze Körper durch Bewegung der Muskeln wärmer wird, so muß doch als die letzte Quelle dieser Temperaturerhöhung immer ein vermehrter Stoffwechsel angesehen werden. Ebensowenig hat das Nervensystem einen unmittelbaren Einfluß auf die Wärmeerzeugung und kann einen solchen nur mittelbar dadurch ausüben, daß es einen Körpertheil zu vermehrter oder verminderter Thätigkeit und dadurch zu einem beschleunigten oder zurückgehaltenen Stoffwechsel veranlaßt. Je reger dieser Wechsel von Statten geht, um so höher sehen wir die Wärme steigen, und umgekehrt. Rasirt man Kaninchen und bestreicht ihre Haut mit Firniß, wodurch die Ausscheidung der Producte des Stoffwechsels durch die Haut verhindert wird, so sinkt die Eigenwärme dieser Thiere rasch um das bedeutende Maaß von 14 bis 18 Graden, und der darauf nothwendig folgende Tod kann nur dadurch verzögert oder abgehalten werden, daß man ihnen die verlorene Wärme von Außen künstlich

---

sache einer Wärmeerzeugung, im Gegentheil Ursache eines Wärmeverlustes sind — so alle in demselben vor sich gehenden chemischen Zersetzungen vorher zusammengesetzter Körper, sowie Auflösungen fester Stoffe; aber die wärmeerzeugenden Processe sind um so Vieles stärker, um diesen Verlust mit Leichtigkeit auszugleichen. —

zuführt — in derselben Weise, in der man verhungernde Thiere durch Erwärmung der sie umgebenden Luft am Leben erhalten kann.

Hinzugefügt muß hier noch werden, daß dasjenige, was diesen Stoffumsatz dauernd unterhält, die in den Körper eingeführten Nahrungsstoffe sind, welche theils unmittelbar im Blute selbst, theils nach ihrer vorherigen Umwandlung in die Körpersubstanz durch den Sauerstoff verbrannt werden. Es versteht sich von selbst, daß ohne deren ununterbrochene Zufuhr der Körper sehr bald sich selbst verzehren würde. Denn Alles, was derselbe an Stoffen und damit an Kräften ausgibt, muß er auf irgend eine Weise vorher eingenommen haben, wenn auch vielleicht in ganz anderer Gestalt und Verbindung. Alles was die aufgenommenen Nahrungsstoffe an Spannkräften in sich tragen, verwandelt sich zufolge des geschilderten Gesetzes von der Erhaltung der Kraft innerhalb des Organismus in lebendige Kräfte — so vor Allem in die lebendige Kraft der Wärme, dann der Elektricität und endlich der durch die Thätigkeit der Muskeln bedingten mechanischen oder der durch die Thätigkeit des Gehirns bedingten geistigen Kraft. „Diese chemischen Vorgänge", sagt Funke (Lehrbuch der Physiologie, 1858), „sind die letzte Quelle, auf welche alle von Thierkörpern nach Außen hin abgegebene Kraft (also Wärme, Arbeit ꝛc.) in letzter Instanz zurückzuführen ist." Auch den Sauerstoff selbst kann man unter die Nahrungsstoffe rechnen, da ja die Gewebebildung in vieler Hinsicht auf einem Oxydationsprocesse beruht, und Ernährung und Athmung keine Gegensätze, sondern Glieder desselben Vorganges sind, der zur Bildung oder Rückbildung Anstoß gibt. Nahrung und Sauerstoff, so setzt Moleschott auseinander, sind die einzigen Kraftquellen unseres Körpers. Der Sauerstoff ist ebenso rastlos im Aufbauen wie im Zerstören; er frißt, gleich Saturn, seine eigenen Kinder. Entwickelung und Rückbildung sind Stufen einer Bewegung, die der Sauerstoff in den organischen Bestandtheilen unseres Körpers hervorruft.

Treten wir mit diesen einmal gewonnenen Gesichtspunkten heran an die Erscheinungen des täglichen Lebens und die uns bekannten Vorgänge in der Natur, so werden uns sofort eine Menge der interessantesten Beziehungen und Zusammenhänge klar, an welche wir vorher nicht gedacht hatten oder welche uns ohne jene Kenntniß überhaupt unerklärlich schienen.

Der menschliche Körper hat eine mittlere Eigenwärme von 36—38 (nach Lewes von 36,50) Graden des hunderttheiligen Thermometers von Celsius oder von 28 bis 30 Graden nach Réaumur oder endlich von 95—100 Graden nach Fahrenheit — eine Wärme, welche nach den Lebensaltern derart schwankt, daß sie bei dem Kinde, dessen Stoffumsatz der rascheste ist, einen Grad mehr, bei dem Greise dagegen, dessen Stoffwechsel am langsamsten vor sich geht, einen Grad weniger beträgt. Diese Herabsetzung müßte bei dem Greis noch bedeutender sein, wenn nicht auf der andern Seite seine trockene und spröde Haut den Wärmeverlust von der Hautoberfläche durch

Verdunstung vermindern würde. Männer und Frauen haben fast die gleiche Temperatur, indem der geringere Stoffwechsel bei letzteren durch eine geringere Abkühlung wieder ausgeglichen wird. Von den einzelnen Theilen oder Systemen des Körpers hat natürlich das Blut als die überall verbreitete Ernährungsflüssigkeit und als der unentbehrliche Vermittler des gesammten Stoffwechsels die höchste Temperatur, d. h. ungefähr 38—39 Grade C., eine Temperatur, welche überall bei Völkern und Einzelnen nahezu die gleiche ist, einerlei ob sie unter der glühenden Sonne des Aequator oder am eisigen Nordpol wohnen. „Ein unter der Zunge eines Polarreisenden angebrachtes Thermometer", sagt Lewes, wird denselben Wärmegrad zeigen, als eines unter der Zunge eines Soldaten von Delhi", und der Bewohner der afrikanischen Wüste mag kaum um einen halben Grad wärmer sein, als wir, die wir in der gemäßigten Zone leben. Daher auch die alte poëtische Rede von dem „glühenden" Blut des Südländers, von dem „kalten" des Nordländers auf einem physiologischen Irrthum beruht! Indem so das gleichmäßig warme Blut alle Theile des Körpers durchströmt und sich überall leicht mischt, kann man schon von Vornherein erwarten, daß auch an den übrigen Stellen des Körpers keine großen Temperatur-Verschiedenheiten werden gefunden werden, und in der That ist dies so. Nur die Haut, als dasjenige Organ, das in Folge seiner unmittelbaren Berührung mit der kälteren Außenwelt fortwährend Wärme nach Außen verliert, macht davon eine Ausnahme und läßt andauernd die niedrigste, zwischen 32 und 37 G. C. schwankende Temperatur wahrnehmen, die Fußsohle hat nur 32 Grad; doch kann die Wärme der Haut an diesen Theilen bei mangelnder Bewegung und großer Abkühlung noch viel tiefer sinken, während sie im Innern des Körpers nahezu dieselbe bleibt. Für unser subjectives Gefühl können indeß schon die geringsten Schwankungen der Eigenwärme sehr empfindlich werden, und sogar unerträglich, sobald sie eine gewisse Grenze überschreiten; und das bekannte „Frieren an den Füßen" bildet eine der unerträglichsten Plagen für alle Personen, welche nicht im Stande sind, sich ausreichende Körperbewegung zu verschaffen. Die niedrigste Temperatur zeigt der gesunde und gleichmäßig ernährte Körper während des Schlafes, wo Athmung, Blutumlauf und der gesammte Stoffwechsel viel weniger lebhaft als im Wachen sind. Zur Ausgleichung dieser Wärmeminderung sind wir genöthigt, uns während der Nacht mehr und wärmer zu bedecken als am Tage. Aus demselben Grunde ist auch der Körper während der Nacht am leichtesten sog. Erkältungen ausgesetzt, namentlich dann, wenn einzelne unbedeckte oder wenig bedeckte Körpertheile von kalten Luftströmen getroffen werden oder in längerer Berührung mit kalten Gegenständen, wie Zimmerwänden &c.; bleiben. Schlafen wir in unsern Kleidern, die uns bei Bewegung und im Wachen warm genug halten, in nicht geheizten Räumen ein, so erwachen wir nach einiger Zeit unter dem Gefühl unleiblicher Kälte. Erfrierungen des ganzen Körpers bis zum Tode sind fast unausweichlich, wenn ein Mensch bei Gefrierkälte ohne hinreichende Bedeckung sich in freier Luft dem Schlafe überläßt, während im wachenden Zustand und namentlich bei Bewegung auch bei mäßiger Bekleidung hinreichende Wärmemengen entwickelt werden, um den Körper vor einem solchen Schicksal zu behüten; daher die bekannte Gefahr des Einschlafens im Schnee.

Ist die Eigenwärme also während der Nacht herabgesetzt, so erhebt sie sich des Morgens nach dem Erwachen schnell und zeigt während des Tages einige regelmäßige Schwankungen, bis sie gegen Abend wieder sinkt und ihre größte Tiefe in der Nachmitternacht erreicht. Dabei pflegt sie sich auf ihre höchste Höhe nach dem Mittagsessen und während des Aktes der Verdauung zu erheben. Den größten Antrieb erhalten jedoch die wärmebildenden Processe durch starke Bewegung, Arbeit und dadurch beschleunigten Stoffumsatz. Daß es uns beim Laufen und Arbeiten warm wird, ist eine Sache der alltäglichsten Erfahrung, und die unmerklichen Ausgaben des Körpers durch Athmung und Ausdünstung können sich hierbei auf das Vier- und Fünffache erhöhen. Freilich hat dieses auf der andern Seite wieder zur Unterhaltung dieses Stoffumsatzes ein um so größeres Nahrungsbedürfniß zur Folge, woraus der harte, aber nothwendige Schluß folgt, daß der Mensch, je mehr er arbeitet, auch um so mehr essen muß.*)

*) In der Wirklichkeit verhält sich dieses freilich meist umgekehrt.

Umgekehrt sinkt die Eigenwärme, wenn jenes Bedürfniß unbefriedigt bleibt. Bei verhungernden Thieren beobachtet man eine, wenn auch nicht stetige, doch in größeren Absätzen immer zunehmende Temperaturabnahme bis zum Tode, welcher letztere aufgehalten oder für eine gewisse Zeit abgewendet werden kann, wenn man die von Innen fehlende Wärme von Außen künstlich zuführt. Aus demselben Grunde frieren hungernde Menschen mehr als gesättigte, und der warme Ofen ist unter Umständen im Stande, uns eine gewisse Menge von Nahrung zu ersetzen. An der Hand solcher Betrachtungen wundern wir uns vielleicht weniger als bisher über die überhitzten Stuben der Proletarier, in denen auf kleinem Raume viele Menschen bei greller Ofenhitze zusammengedrängt

Der Reiche arbeitet in der Regel nicht und hungert nicht. Er genießt sogar mehr, als zur Erhaltung seines Stoffumsatzes nöthig ist, und macht dadurch menschliche Arbeitskraft in einer gänzlich unproductiven Weise zu Nichte. Der Arme dagegen arbeitet und — hungert. Dafür erschöpft sich seine Lebenskraft, welche stets im Dienste Anderer aufgebraucht wird, vorzeitig, und Krankheit, Siechthum oder früher Tod sind die Folgen. Das mag wohl sehr verkehrt sein und allen Gesetzen der Natur zuwider. Dennoch finden es die gescheuten Leute sehr natürlich, daß es so sei, und heißen jeden Vorschlag, der auf eine Besserung der socialen Mißstände hinzielt, idealistische Schwärmerei und „unpraktisch". Sie finden es „praktischer", die sociale Frage als ein Noli me tangere zu behandeln und dadurch voraussichtlich bis zu einer solchen Höhe anwachsen zu lassen, daß sie durch friedliche Mittel nicht mehr gelöst werden kann. Aber wie Vieles von den Zuständen, in denen wir gerade jetzt leben, ist so durch und durch „unpraktisch", daß man in hundert Jahren nicht wird begreifen wollen, daß es so sein konnte!

sind, und verargen dem armen Arbeiter weniger seine Neigung zum Branntweingenuß, mit dessen Hülfe er die Verwandtschaft seines Blutes zum Sauerstoff, damit die Kohlensäureausscheidung, damit die Schnelligkeit seines gesammten Stoffwechsels herabzusetzen und auf diese Weise einen sehr natürlichen Trieb nach Beschränkung seines Nahrungsbedürfnisses zu befriedigen sucht — abgesehen davon, daß der Branntwein auch selbst noch zur Unterhaltung des Verbrennungsprocesses beizutragen vermag.*) Hunger und Kälte sind die großen Feinde der Menschheit, welche unaufhörlich an dem Untergange der Einzelnen wie der Gesammtheit arbeiten und ihren Zweck überall dort erreichen, wo ihnen nicht genügender Schutz von Innen oder Außen entgegengesetzt werden kann. Trauriger Zwiespalt eines Jahrhunderts, welches sich so großer Errungenschaften in Wissenschaften und Erfindungen rühmen darf, und es erleben muß, daß solche Feinde ihre Opfer ohne Aufhören aus der Mitte einer im Ueberfluß lebenden Gesellschaft hinwegraffen! Mag es sich seiner Humanität noch so sehr rühmen, mögen seine Priester noch so viel von Religion und Menschenliebe re-

*) Der Alkohol verringert nach Hammond die Stoffmetamorphose und den Fettverbrauch, setzt die Menge der ausgeathmeten Kohlensäure und des ausgeathmeten Wassers herab und bewirkt dadurch ein Zunehmen des Körpergewichts bei ausreichender, ein Gleichbleiben desselben bei mangelhafter Nahrung. Der Arbeiter, dem es an Brot und Fleisch mangelt, erhält sich dadurch bei Kraft und Körpergewicht — freilich schließlich auf Kosten seiner allgemeinen Gesundheit und Lebensdauer.

den — es ist eitel Schein und Lüge, so lange nicht der Mensch dem Mitmenschen den Genuß des Nöthigsten gewährleistet!

Wenn in Krankheiten die Wärmeerzeugung fortdauert, ja sogar nicht selten über das Maaß hinaus gesteigert wird, die Nahrungsaufnahme dagegen wegen gestörter Verdauung nicht in gleichem Verhältniß Schritt hält, so kann dies nur geschehen auf Kosten des Körpers selbst, welcher seine eignen Bestandtheile zur Unterhaltung des Verbrennungsprocesses hergibt und dabei nothwendig abmagert. Welcher Widerstand überhaupt der verzehrenden Kraft des Sauerstoffs entgegengesetzt werden muß, mag man daraus entnehmen, daß ein erwachsener Mann jährlich 7 — 800 Pfund Sauerstoffgas in seinen Körper aufnimmt und gesättigt wieder hinwegschickt. Läßt man gar Thiere in reinem Sauerstoffgas athmen, so erhöht sich ihr Verbrennungsproceß und die dadurch erzeugte Wärme entsprechend.

Unter allen Nahrungsstoffen nun, welche der Mensch genießt, kann das Fett — abgesehen von den wichtigen Aufgaben, welche es auch sonst noch im thierischen Haushalt, so namentlich als Gewebebildner, zu erfüllen bestimmt ist — doch als derjenige angesehen werden, welcher wegen seiner verhältnißmäßigen Armuth an Sauerstoff und seines Reichthums an Kohlenstoff und Wasserstoff den organischen Verbrennungsproceß durch seine Verbindung mit Sauerstoff am besten zu unterhalten vermag. Theils unmittelbar mit der Nahrung in den Körper eingeführt, theils in demselben aus einer Umbildung der s. g. Fettbildner (Zucker, Stärkmehl) hervorgegangen, theils auch wohl bei der Oxydation der Eiweißkörper aus diesen abgeschieden, verbindet es sich, ebenso wie auch der immer im Blute erzeugte Zucker selbst, mit dem von Außen andringenden Sauerstoff entweder unmittelbar oder in verschiedenen Zwischenstufen und schützt auf diese Weise die Organe und Gewebe des Körpers vor einer zu hoch gesteigerten Verbrennung. Bei reichlicher Nahrung wird es gewissermaßen als Reservefond an verschiedenen Stellen des Körpers, so namentlich unter der Haut, angehäuft, und dient alsdann in Zeiten des Mangels dazu, den Verbrennungsproceß und die Erzeugung der thierischen Wärme zu unterhalten und die Einwirkung des Sauerstoffs auf die Umsetzung und Oxydation der stickstoffhaltigen Körpertheile oder der eigentlichen Gewebe zu beeinträchtigen. Daher hat man das Fett in Gemeinschaft mit Zucker und Stärkmehl Wärmebildner genannt — im Gegensatz zu den stickstoffhaltigen Nahrungsmitteln, welche man früher als hauptsächlich zur Erzeugung der Gewebe dienend ansah und daher Gewebebildner nannte; obgleich man sich dadurch nicht zu der falschen Vorstellung verleiten lassen darf, als erschöpfe sich in dieser von ihnen gespielten Rolle die Bestimmung jener Stoffe. Ein Thier oder ein Mensch kann bloß von Fleisch leben, aber es ist dies ein ganz unnöthiger Luxus; denn ein Drittel oder ein Viertel der verbrauchten Menge reichen hin, den Organismus zu erhalten, wenn man ihm zugleich Fett oder Zucker reicht, indem der Bedarf an Wärme weit zweckmäßiger durch diese oder durch stickstofffreie Nahrung überhaupt gedeckt wird.*)

Aus den angeführten Gründen wird man nun leicht einsehen, warum fette Menschen den Hunger leichter ertragen, als magre, und warum die s. g. Winterschläfer unter den Thieren, wie Murmelthiere, Igel, Fledermäuse, Hamster u. s. w., den kalten Theil des Jahres ganz oder theilweise in einem tiefen Schlafe und ohne Nahrung zuzubringen im Stande sind. Durch zweierlei Umstände wird dieses möglich gemacht. Erstens dadurch, daß während dieser Zeit Athmung, Blutumlauf, Reizbarkeit, überhaupt der gesammte Stoffwechsel derart auf ein Minimum reducirt sind, daß der Verlust an Stoffen durch Haut und Lunge nach Valentin nur 1/30—1/40 des

*) Die von Liebig aufgestellte und früher allgemein angenommene Unterscheidung der Nahrungsmittel in s. g. Respirations- und s. g. plastische oder eigentliche Nahrungsmittel ist gegenwärtig ziemlich aufgegeben. Sowohl die stickstofffreien, als die stickstoffhaltigen Nahrungsstoffe dienen zufolge von Untersuchungen, welche an der Hand des Princips von der Erhaltung der Kraft angestellt wurden, der Erzeugung von Wärme und Arbeit, und die Hauptbedeutung der letzteren oder der s. g. Albuminate dürfte in ihrer Eigenschaft als s. g. Gährungs- oder Verbrennungs-Erreger zu suchen sein. Der ganze Stoffwechsel im Thierleibe ist nichts Anderes als ein großartiger Oxydations- oder Verbrennungs-Proceß, der bald Wärme, bald mechanische Kraft oder Arbeit im Gefolge hat, daher alle für das Leben wichtige Nahrung eben als Brennstoff wesentlich wichtig ist.

Anm. zur zweiten Aufl.

Verlustes beträgt, den die Thiere im wachenden Zustande erleiden*); so wie daß der Wärmeverlust durch die zusammengekauerte Lage der Thiere an geschützten Orten, durch den Mangel an Bewegung, durch das dicke, sie bedeckende Fettpolster u. s. w. ein möglichst geringer ist. Zweitens dadurch, daß zur Unterhaltung dieses geringen Stoffwechsels, sowie einer Körperwärme von nur 5 Graden während einiger Monate diejenige Menge von Fett und überflüssigen Stoffen hinreicht, welche diese Thiere während des Sommers bei reichlicher Nahrung in ihrem Körper aufgespeichert haben. Fett und wohlgenährt legen sie sich mit eintretender Kälte zum Schlafe nieder, und mager stehen sie im Frühjahr bei wiederkehrender Sommerwärme wieder auf. Aber eine gewisse, wenn auch noch so mäßige Wärmeerzeugung ist auch während dieser Zeit zur Fortdauer ihres Lebens durchaus nothwendig. Erkältet man die schlafenden Thiere künstlich unter den Gefrierpunkt, so geht ihr scheinbarer Tod in den wirklichen über, während man umgekehrt durch künstliche Erwärmung ihren Winterschlaf jederzeit unterbrechen kann. So auch wird ein Mensch, welcher mehr Nahrung genießt, als sein Stoffwechsel und seine Verbrennungswärme zu bewältigen im Stande sind, fett und dickleibig, während Enthaltsamkeit und körperliche oder geistige Ar-

*) Nach neueren Versuchen von **Valentin** scheidet das wache Murmelthier durchschnittlich 75 mal so viel Kohlensäure aus und nimmt 41 mal so viel Sauerstoff ein, als das im tiefen Winterschlaf liegende; ein wachender Igel 20 mal so viel Kohlensäure und 18 mal so viel Sauerstoff als ein erstarrter.

heit das Gegentheil bewirken. Denn nicht bloß die körperliche Thätigkeit der Muskeln, sondern auch die geistige Thätigkeit des Gehirns, die Anstrengung des Denkens erhöht den Verbrennungsproceß, die organische Wärme, wie die Messungen von Davy und Andern zur Genüge dargethan haben. Zwar lange, ehe man solche Messungen angestellt hatte, war es eine Rede des täglichen Lebens: der Kopf brennt mir, der Kopf raucht mir — wenn Denjenigen, der im Gefühl einer sehr richtigen Selbstbeobachtung so sprach, ein lebhaftes Nachdenken anhaltend beschäftigt hatte. Dennoch ist man heute erstaunt (oder auch verdrießlich) zu vernehmen, daß das Denken mit einer erhöhten Thätigkeit des Gehirns, mit einem vermehrten Stoffwechsel, mit einer gesteigerten Wärmebildung, endlich aber auch und eben deßwegen mit einer verstärkten Eßlust Hand in Hand geht. Daß andauernde oder angestrengte geistige Thätigkeit einen vermehrten Appetit zur Folge hat, hat gewiß schon jeder Gelehrte ebensowohl an sich empfunden, wie es der Holzsäger an sich empfunden hat, daß die Bewegung seiner Arme seiner Eßlust förderlich war.

Umgekehrt sinkt die Lebenswärme überall in demselben Maaße, als der Stoffwechsel durch irgend welche Einflüsse an Stärke verliert, oder aber als man sich von seinen Hauptheerden im Körper und von den Stellen, wo der Abkühlung die ungünstigsten Momente entgegenstehen, räumlich entfernt. Wir frieren am leichtesten an den vom Herzen, als dem Mittelpunkt der gesammten

Blutbewegung, entferntesten Theilen, also an Händen und Füßen, und der herannahende Tod kündigt sich am ersten durch das Sinken der Körperwärme, durch die kalten Hände der Sterbenden an. Ist der letzte Augenblick selbst eingetreten, so hört jede innere Wärmeerzeugung auf, der Körper verfällt den unerbittlichen Gesetzen der äußeren Natur und nimmt binnen Kurzem zufolge den allgemeinen Vorgängen der Wärmeausgleichung die Temperatur seiner Umgebung an.

Den winterschlafenden Thieren kann man auch jene indischen Gaukler vergleichen, welche sich gegen große Belohnungen für mehrere Tage und selbst Wochen in die Erde einscharren lassen, nachdem sie den betäubenden und eine große Verlangsamung des Stoffwechsels bewirkenden Haschisch (indischen Hanf) genossen haben. Der möglichst geringe Kraft- und Wärmeverlust, den sie in solcher Lage erleiden, macht es ihnen möglich, dieselbe zu ertragen; und ihr Körper geräth in einen dem Winterschlaf der Thiere ähnlichen Erstarrungszustand, aus dem derselbe nach dem Wieder-Ausgraben durch besondere Manipulationen befreit werden muß.

Werfen wir einen kurzen Blick auf die Verhältnisse der unter uns stehenden Thierwelt überhaupt, so begegnen wir auch hier überall einer von dem Lebensproceß unzertrennlichen Wärmeentwicklung. Alle lebenden Wesen erzeugen Wärme, vom Menschen bis zum letzten Zoophyten herab. Selbst die mikroskopischen Thierformen machen davon keine Ausnahme; denn, wie Lewes (a. a. O.) sagt,

„läßt man Wasser nach und nach unter dem Mikroskop gefrieren, so wird man sehen, daß die Tropfen, welche zuletzt fest werden, jene sind, die die Thierchen umgeben, und welche durch die Wärme dieser flüssig erhalten worden sind.“ Freilich sind die Grade dieser Wärme sehr verschieden. Die wärmsten Thiere, wärmer als der Mensch selbst, sind die Vögel; ihre Eigenwärme beträgt 41—44 Grade C. Ihr sehr entwickeltes Athmungssystem bedingt eine besonders große Sauerstoffaufnahme; ihre außerordentliche Beweglichkeit einen besonders lebhaften Stoffumsatz. So verbrennt ein Singvogel verhältnißmäßig elfmal so viel Kohlenstoff als der Mensch und übertrifft denselben durch sein Athmen um das Zwanzigfache. Schwalben und Singvögel sind die wärmsten Thiere, die es gibt. Im Verhältniß damit ist auch das Nahrungsbedürfniß dieser Thiere entsprechend größer. Eine Taube verzehrt verhältnißmäßig zehnmal, ein Huhn sechsmal mehr Nahrungsstoff als der Mensch; läßt man einen Vogel drei Tage hungern, so stirbt er, während eine Schlange, deren Stoffumsatz der allerträgste ist, Monate lang ohne Nahrung verbleiben kann. Dies führt auf den bekannten Unterschied, den man seit Linné's Vorgang zwischen s. g. warmblütigen und kaltblütigen Thieren macht, obgleich es, wie bemerkt, Thiere ohne alle Eigenwärme nicht gibt. Während bei den ersteren (Vögeln und Säugethieren) die geschilderten Verhältnisse obwalten, ist bei den kaltblütigen Thieren der organische Verbrennungsproceß ein so mäßiger, der ganze Stoffumsatz ein so träger, bei gleichzeitiger Verstärkung der abkühlenden Momente, daß sich ihre Temperatur meist nur um wenige Grade über das Medium erhebt, in welchem sie leben. Ein Frosch z. B. verbrennt nach den darüber angestellten Versuchen im Verhältniß nur zweizehntel der durch den Menschen verbrannten Kohlenstoffmenge und kann durch gesteigerte Verdunstung auf seiner unbedeckten, feuchten und durch kein inneres Fettpolster geschützten Haut sogar so sehr abkühlen, daß er noch kälter wird, als die umgebende Luft. Jeder weiß, wie unangenehm kalt sich diese Thiere anfühlen. Fische gar haben oft nur einen halben Grad Wärme mehr, als das Wasser, in dem sie leben, was hauptsächlich darin seinen Grund finden mag, daß sie fortwährend den größten Theil der in ihnen erzeugten Wärme an das umgebende Wasser abliefern. Aehnlich ergeht es allen im Wasser lebenden Thieren, mit Ausnahme der sehr großen, welche durch ihre Körpermasse und ihre starken Fettpolster von der Abkühlung verhältnißmäßig weniger zu leiden haben. Auch große Beweglichkeit kann den bedeutenden Wärmeverlust durch Abkühlung im Wasser zum Theil ersetzen, woher es kommen mag, daß der räuberische Hecht einer der wärmsten unter den Fischen ist.

Schon der griechische Philosoph Empedokles behauptete — mit einem für seine Zeit gewiß merkwürdigen Scharfblick — die Wasserthiere seien wärmer als die Landthiere, glichen aber durch die Kälte ihrer Umgebung die Wärme ihrer Natur wieder aus!

Bei den Insekten, welche wegen der Kleinheit und des eigenthümlichen Baues ihres Körpers ebenfalls verhältnißmäßig sehr viel Wärme nach Außen verlieren, hat man die interessante Erfahrung gemacht, daß ihre Eigenwärme um ein sehr Bedeutendes steigt, sobald man sie in größeren Mengen in einem geschlossenen Raume beisammen hält und dadurch die Abkühlung zum Theil verhindert. So zeigen Bienenstöcke im Winter die Temperatur von 30 — 35, im Sommer von 33 — 36 Graden. Zur Zeit, wo die Bienen schwärmen, erhöht sich diese Temperatur sogar bis auf 40 Grade, also noch über die menschliche Körperwärme hinaus. Auch durch bloße Aufregung der Bienen kann man die Wärme des Stockes um einen Grad steigen machen, und Gleiches hat man in Wespen- und Ameisennestern beobachtet. Daß übrigens die kaltblütigen Thiere des Gefühls für Wärme nicht entbehren, kann man schon an der Stubenfliege beobachten, welche Sonnenschein und Ofenwärme aufsucht.

Aber nicht bloß Menschen und Thiere, auch die Pflanzen haben Eigenwärme, obgleich der chemische Proceß, welcher ihnen zur Nahrung dient, dem thierischen zum Theil geradezu entgegengesetzt ist und mehr auf Sauerstoffabgabe als auf Sauerstoffaufnahme beruht. Denn während das Thier, wie vorher gezeigt wurde, fortwährend Spannkräfte in lebendige Kräfte, also zu einem großen Theile in Wärme umsetzt, wandelt umgekehrt die Pflanze lebendige Kräfte, zunächst wieder Licht und Wärme, in die Spannkräfte der von ihr gebildeten Stoffe um, wobei sie Kohlensäure aufnimmt und Sauerstoff aushaucht. Licht und Wärme werden von der Pflanze gefesselt, gewissermaßen an eine Kette gelegt, um später in dem Thiere, welches die Pflanze zu seiner Nahrung verwendet, oder in der Maschine, in welcher Holz und Kohle verbrannt werden, wieder als lebendige Kraft zum Vorschein zu kommen. Dennoch fehlt es auch in der Pflanze nicht an solchen chemischen Vorgängen, bei denen Sauerstoff aufgenommen und Kohlensäure abgegeben wird, und welche demnach grade wie bei dem Thiere einen langsamen Verbrennungs- oder Athmungsproceß darstellen. Dabei muß sich denn nothwendig Wärme entwickeln, eine Wärme, welche an Blüthen und keimenden Saamen schon sehr bedeutend wird. Keimende Saamen, in Menge zusammengehäuft, erwärmen sich um 5 — 25 Grade über die Temperatur der Umgebung. Deßwegen müssen bei der Malzbereitung, damit die als zuträglich erprobte Temperatur von 18 — 20 Graden nicht überschritten werde, die Haufen der keimenden Körner öfter durch Umschaufeln abgekühlt werden. Auch die Wärmeentwickelung in Blüthentheilen ist oft so bedeutend, daß sie z. B. in der bekannten prächtigen Blüthe der Victoria regia 8 — 12 Grade mehr, als die Temperatur der sie umgebenden sehr warmen Luft, beträgt; und an den Blüthenkolben von Aroideen nahm man sogar nach Nägeli bei 24 Grad Lufttemperatur eine Wärme von 55° C. wahr! Aber nicht bloß an den genannten, sondern auch an den s. g. vegetativen Theilen der Pflanze findet ein solcher langsamer Oxydationsproceß statt; allein da hier umgekehrt mehr Kohlensäure zersetzt, als gebildet wird, so wird auch mehr Wärme verzehrt als neu erzeugt. Darnach müßte die Pflanze kälter, als ihre Umgebung sein, wenn nicht hinwiederum ihr Ernährungsproceß auf physikalischem Wege bedeutende Wärmemengen entwickeln würde, da sie ihre Substanzen hauptsächlich durch Verdichtung von Gasen oder tropfbaren Flüssigkeiten, so namentlich durch Verdichtung des Kohlenstoffs aus der Kohlensäure, bildet. Denn bei jeder Verdichtung eines vorher weniger dichten Körpers, also bei seiner Ueberführung aus dem flüssigen oder gasförmigen in den festen Zustand, wird (s. g. latente) Wärme frei, und diese Verdichtung soll nach Moleschott eine viel bedeutendere Wärmequelle für die Pflanze sein, als der Verbrennungsproceß; sie erzeugt ihm zufolge die Hauptwärme der Pflanze, wie die Verbrennung die Hauptwärme des Thieres erzeugt. Dennoch übertrifft diese Wärme für gewöhnlich die äußere Lufttemperatur um nicht mehr als um den dritten bis zwölften Theil eines Grades nach C. — was sich indessen sehr leicht aus den außerordentlich großen Wärmeverlusten erklärt, welche die Pflanze fortwährend von ihrer ausgebreiteten Oberfläche aus, namentlich durch Wasserverdunstung, erleidet. Bei der Verdunstung von Wasser wird bekanntlich Wärme in großer Menge gebunden, in den latenten Zustand übergeführt, und diese Verdunstung ist bei der Pflanze so bedeutend, daß, wie die Versuche von Hales gezeigt haben, eine

Sonnenblume während eines Tages 1⅓ Pfund, ein Zwergbirnbaum in 10 Stunden 15 Pfund Wasser ausdunstet. Ein Morgen Land mit Hopfen bepflanzt würde nach einer ungefähren Berechnung in 12 Tagen über 4 Millionen Pfund Wasser verdunsten, ein Morgen mit Obstbäumen während eines Sommers etwa 5 Millionen Pfund!*) Hemmt man die Verdunstung einer Pflanze, welche bisweilen so stark wird, daß ihre Temperatur noch unter die der Umgebung herabsinkt, auf künstliche Weise, so steigt ihre Wärme verhältnißmäßig. In diesem Verdunstungsproceß findet die Pflanze zugleich einen ihr sehr nothwendigen Schutz gegen die versengenden Wirkungen der Sonnenstrahlen. „Wenn die Julimittagsonne", sagt Nägeli, „auf ein Brett scheint, so wird dasselbe brennend heiß. Die Pflanzenblätter würden durch eine solche Temperatur sogleich zu Grunde gehen. Aber sie bleiben kühl, weil mit der Steigerung der Hitze auch der Kälte erzeugende Proceß der Verdunstung sich steigert."

So können in der Pflanze die Quellen des Wärmeersatzes denjenigen des Wärmeverlustes nicht der Art die Wage halten, wie bei den Thieren, obgleich die kaltblütigen unter ihnen sich auch hierin der Pflanze sehr

*) „Die Verdunstung eines Morgens Wald während 120 Sommertagen verzehrt eine Kraft, die gleich ist der unausgesetzten Arbeit von 1480 Pferden während derselben Zeit", und „die ganze Arbeit, die ein Morgen Hochwald in einem Jahre verrichtet, ist gleich der Arbeit, die man mit einer Wärmemenge erzielen könnte, welche 22,170,000 Pfund Eiswasser zum Kochen bringt."
(Nägeli, die Bewegung im Pflanzenreiche. 1860.)

nähern oder mit ihr auf gleicher Stufe stehen. Der Unterschied zwischen ihnen und den warmblütigen oder den Thieren von sog. constanter (gleichbleibender) Temperatur, zu denen auch der Mensch gehört, besteht nur darin, daß die letzteren einen, wahrscheinlich durch die Thätigkeit des Nervensystems bedingten regulatorischen Apparat in sich tragen, der es möglich macht, daß die wärmeerzeugenden Processe den nothwendigen Wärmeverlusten jedesmal die Wage halten. Stets spornt bei ihnen eine vermehrte Wärmeentziehung von Außen jene Processe theils unmittelbar, theils mittelbar durch instinktmäßige Steigerung der Bewegung und der Respiration zu vermehrter Thätigkeit an und hat damit ein Steigen der inneren Körpertemperatur zur Folge, während umgekehrt eine verminderte Wärmeentziehung einen Nachlaß in der Thätigkeit der wärmeerzeugenden Processe und damit ein Sinken der inneren Körpertemperatur bewirkt. Allerdings geht dieses nur bis zu einer gewissen Grenze, so daß, wenn die Wärmeentziehung eine allzu bedeutende wird, die innere Wärmeerzeugung nicht mehr gleichen Schritt zu halten vermag und daher die innere Körperwärme sinkt; und umgekehrt, wenn die Minderung des Wärmeverlustes ein gewisses Maaß überschreitet, damit auch eine unnatürliche Wärmeanhäufung im Innern stattfindet und die innere Körpertemperatur steigt, statt zu sinken. Dieser regulatorische Apparat oder dieses innere Ausgleichungsvermögen nun fehlt den Pflanzen und größtentheils auch den kaltblütigen Thieren, deren Eigenwärme daher mit der Wärme der Umgebung steigt und fällt, während der Mensch und die warmblütigen Thiere sich trotz allen Wechseln der Umgebung stets auf einer gleichmäßigen Temperaturstufe erhalten. Indessen nähern sich in dieser Beziehung auch die Jungen vieler warmblütigen Thiere dem Zustand der kaltblütigen, indem sie nicht das Vermögen haben, äußerer Wärmeentziehung durch innere Wärmeerzeugung so zu widerstehen, wie die Erwachsenen, und durch einwirkende Kälte sehr rasch kalt werden. „Junge Sperlinge, die vom Nest genommen wurden, wo sie durch ihre Mutter und durch einander warm erhalten wurden, verloren sehr schnell ungefähr 11 G. C., obgleich die Temperatur der äußeren Luft mäßig war, so daß ihre Temperatur bis auf anderthalb Grad über die Lufttemperatur fiel." (Lewes.) Ueberhaupt kann man sagen, daß, je jünger ein Thier, desto geringer auch sein Vermögen ist, der Kälte durch schnelle Wärmeerzeugung zu widerstehen. Allerdings ist dafür auch die Gefahr geringer, indem das junge Thier innere Temperaturwechsel zu ertragen vermag, welche dem Erwachsenen gefährlich werden würden. Die Kaltblütigen selbst scheinen von solchen Wechseln keinen andern Nachtheil zu haben, als daß sie erkältet in einen gewissen Erstarrungszustand gerathen, während bei Erwärmung das Leben in ihnen erwacht. Man erzählt sogar, daß Raupen, Kröten und selbst gewisse Fische, nachdem sie steif gefroren sind, durch Erwärmung wieder zum Leben gebracht werden können. Uebrigens ist auch bei den Warmblütigen das Widerstandsvermögen selbst des erwachsenen Organismus gegen die Wechsel der Temperatur einigermaßen verschieben nach den Jahreszeiten, indem seine Ausgleichungsbestrebungen gegen die Einflüsse der Außenwelt nicht mit Einemmale, sondern erst nach und nach zu ihrem Ziele gelangen. Durch directe Versuche hat z. B. Edwards nachgewiesen, daß Thiere im Sommer durch denselben Kältegrad ungleich mehr an Eigenwärme verlieren, als im Winter. Sperlinge nahmen im Winter bei Anwendung eines gewissen künstlichen Kältegrades kaum um einen halben, im Sommer dagegen bei derselben Kälte um 3 — 6 Gr. C. ab. Daher uns denn ein kalter Tag im Sommer weit schädlicher und unangenehmer ist, als ein gleich kalter im Winter, und wir solche Tage unsrer Gesundheit wegen mehr zu scheuen haben, als den Winter selbst. Auch macht bei beginnender kalter Jahreszeit der erste Frost gewöhnlich den heftigsten Eindruck auf uns, während wir einen milden Wintertag, dessen Temperatur uns im Sommer sehr frostig vorkommen würde, warm und angenehm finden. In derselben Weise finden wir die Temperatur eines erwärmten Zimmers, in welches wir von Außen nach starker Bewegung in kalter Luft und dadurch beträchtlicher Steigerung unserer inneren Wärmebildung eintreten, unerträglich warm, während dieselbe Zimmertemperatur eine Stunde nachher, nachdem wir uns gehörig abgekühlt haben, und die innere Wärmeerzeugung nachgelassen hat, vielleicht sehr kühl erscheint. Ueberhaupt ist es bekannt, daß zu allen Jahreszeiten nichts nachtheiliger für die Gesundheit wirkt oder leichter zu Krankheiten Anlaß gibt, als rasche Temperaturwechsel, weil sie unseren Organismus gewissermaßen unvorbereitet treffen.

Alles dieses führt uns wie von selbst zu demjenigen Punkte, welcher sich einer Erörterung über die Frage: Wo kommt die Eigenwärme her? — nothwendig anschließen muß, zu der Frage nämlich: Wo kommt die von den lebenden Wesen erzeugte Wärme hin? Auch bei Erörterung dieser Frage ergeben sich sofort wieder eine Menge interessanter und wichtiger Bezüge auf das tägliche Sein und Leben des Menschen, dessen täglicher Wärmeverlust in 24 Stunden (bei dem Erwachsenen) so groß ist, daß er nach Bischof vier Millionen Wärme-Einheiten gleichkommt oder mit andern Worten, daß er hinreichen würde, um 60 Pfund eiskaltes Wasser zum Sieden zu bringen!

Die in dem Organismus erzeugte Wärme geht nun auf verschiedenen Wegen fort. Zunächst wird sie dazu verwandt, um alle in den Körper eingeführten Speisen und Getränke nach den Gesetzen der Wärmeausgleichung auf denselben Temperaturgrad zu bringen, auf welchem si[illegible]Körper selbst befindet. Das kalte Wasser, wel[illegible]ir im Sommer zur Erfrischung trinken, das Eis, [illegible] wir genießen, nimmt unsern inneren Theilen [illegible]lbar eine gewisse Wärmemenge hinweg, und das Nämliche thun alle aufgenommenen Stoffe, welche kälter sind, als der Körper selbst. Denn Alles, was dieser später in Folge seiner Stoffaufnahme an verbrauchten oder unbrauchbaren Stoffen in Gestalt der sog. Excretionen (Ausscheidungen) wieder von sich gibt, verläßt ihn auf 37 — 38 Grad C. erwärmt und entführt auf diese Weise tagtäglich eine Wärmemenge, deren Betrag auf 2 — 3 Procent des Gesammtverlustes geschätzt wird. In dieselbe Kategorie kann man auch weiter die eingeathmete Luft rechnen, welche in der Regel mit einer bedeutend niedrigeren Temperatur, als diejenige des Körpers ist, in die Lungen eindringt und erwärmter daraus zurückkehrt. Dabei entzieht sie dem Körper 5 — 6 Procent des Gesammtverlustes.

Der zweite große Factor des Wärmeabgangs ist die Ueberführung von im Körper vorhandenen festen oder flüssigen Stoffen in weniger dichte, d. h. flüssige oder gasförmige Zustände, bei welcher Veränderung des Aggregatzustandes der Körper bekanntlich jedesmal Wärme in großer Menge gebunden oder, wie man sich in der Sprache der Wissenschaft auszudrücken pflegt, latent wird. Zum weitaus größten Theile geschieht dieses durch die fortwährend an der ganzen Oberfläche des Körpers, sowie auf der Innenfläche der Lungenbläschen stattfindende Wasserverdunstung. Daß unser Körper ununterbrochen Wasser in gasförmigem Zustande in großer Menge ausscheidet, ist eine Sache der alltäglichsten Erfahrung. Befinden sich mehrere Menschen in einem durch Fenster geschlossenen Raume, dessen Temperatur die der äußeren Luft übersteigt, so schlägt sich alsbald an den

Fensterscheiben das ausgeathmete und das durch die Haut — wenn auch unsichtbar — abgeschiedene Wassergas in Gestalt von Wasser nieder. Hauchen wir auf einen kalten Spiegel, so beschlägt sich derselbe sofort mit feinen Tröpfchen verdichteten Wassergases. Je geneigter die Haut zur Verdunstung ist, um so größer muß natürlich die Verdunstungskälte sein, und am größten dann, wenn die Verdunstung durch Absonderung flüssigen Schweißes ihr höchstes Maaß erreicht. Man hat beobachtet, daß eine schwitzende Haut viermal so viel Wärme abgibt, als eine trockne. Daher die bekannte Erfahrung, daß schwitzende Menschen viel weniger von der Hitze leiden, als solche mit trockner Haut, und auch durch ihren Einfluß weniger leicht erkranken. So erzählt Franklin von den Schnittern in Pensylvanien, daß sie von der größten Hitze nur wenig leiden, indem sie enorme Mengen von Wasser, mit Rum vermischt, zu sich nehmen und dadurch die Verdunstung ihrer Haut und Lungen bei reichlichem Schwitzen so steigern, daß das Wasser, welches sie an einem Tage ausscheiden, ein Fünftel bis ein Sechstel ihres ganzen Körpergewichtes beträgt! Auf dieselbe Weise setzt reichliches Trinken die Arbeiter in Glashütten, Schmelzwerken u. s. w. in den Stand, die furchtbare Hitze, der sie andauernd ausgesetzt sind, ohne Nachtheil zu ertragen; und die Hunde, deren Haut zum Schwitzen wenig oder gar nicht neigt, lehrt der Instinct dieses dadurch zu ersetzen, daß sie in der Hitze die Zunge möglichst weit aus dem Halse recken, um durch die auf derselben stattfindende Wasserverdunstung dem Körper Wärme zu entziehen, ihn abzukühlen. Welchen großen und bestimmten Nutzen die Pflanzen aus der Verdunstungskühle als Schutz gegen den Sonnenbrand ziehen, ist schon früher erwähnt worden.

Nichts schützt uns daher besser gegen übermäßige Hitze, als reichliches Trinken vielen und kalten Getränkes, welches theils unmittelbar, theils durch Verdunstung dem Körper möglichst viel Wärme entzieht und denselben also abkühlt. Die Natur selber nöthigt uns im Sommer und bei großer Hitze zur Ergreifung dieses Auskunftsmittels durch Beförderung der Verdunstung von Haut und Lungen und dadurch stärker erregten Durst. Den nachtheiligen Folgen, welche sehr reichlicher Wassergenuß bisweilen für den Magen mit sich führt, kann man durch Versetzung des Genossenen mit einer kleinen Menge alkoholischen Getränkes begegnen.*)

Die Wasserverdunstung des Körpers, durch welche allein von Seiten der Lunge 14—15 Procent des Gesammtwärmeverlustes von dannen gehen, ist natürlich um

*) Wie sehr sind jene armen Soldaten zu beklagen, welchen es durch ein unbegreifliches Vorurtheil ihrer Obern untersagt ist, auf Märschen in der Hitze Wasser zu trinken! Wenn man in den letzten Jahren so häufig von dem Tode dieser Armen bei Sommermärschen hören mußte, so mag dieses unnatürliche Verbot nicht die geringste Schuld dabei getragen haben. — Ueberhaupt ist das Vorurtheil gegen kaltes Trinken in der Hitze noch sehr allgemein verbreitet, obgleich dieses Trinken bei einiger Vorsicht nur sehr selten Schaden bringen wird.

so größer, je trockner, heißer und dünner, also je begieriger nach Wasseraufnahme die uns umgebende Luft ist. Daher kühlt eine trockene Luft von zwanzig Graden den Körper ebensoviel ab, als eine feuchte von 14 Graden, wenn auch die letztere kälter ist und dem Körper auf directem Wege mehr Wärme entzieht. Daher auch empfinden wir auf hohen Bergen fast immer Frost, weil hier die Verdunstung gesteigert und die Sauerstoffaufnahme wegen der Dünne der Luft gleichzeitig gemindert ist. Dazu kommt die schwache Erwärmung der dünnen Luft durch die Sonne oder den Boden, die starke, nächtliche Strahlung, die Ausdehnung der aus der Tiefe aufsteigenden Luft, die lebhafte Verdunstung am Boden und endlich der fast immer wehende Wind — lauter Momente, welche erkältend und die Kälte fühlbar machend einwirken. Dieselben Umstände lassen Pflanzen oder Bäume auf Berggipfeln und kahlen Höhen zu keiner ordentlichen Entwicklung kommen, indem der fortwährende Luftzug ihnen durch Verdunstung eine große Menge von Wärme entzieht und sie nöthigt, ihre Kraft in nutzloser Anstrengung zu vergeuden. Umgekehrt ist am bedrückendsten für den Körper eine zugleich warme und feuchte Luft, weil sie sowohl unmittelbar, als durch Verdunstung demselben die geringste Menge Wärme entzieht. Eine solche Luft nennen wir schwül; ihr unangenehmer Einfluß auf unser körperliches Wohlbefinden ist bekannt. In einer vollkommen feuchten oder mit Wassergas ganz gesättigten Luft findet natürlich gar keine Abkühlung durch Verdunstung statt, und kann das Leben wegen gehinderten Stoffwechsels auf die Dauer nicht fortbestehen. Bringt man Thiere in eine solche mit Wassergas gesättigte Luft, deren Temperatur die ihrer Körperwärme noch übersteigt, so tritt nach einiger Zeit der Tod ein.

Noch viel größer jedoch als der Wärmeverlust des Körpers durch die Excretionen und die Wasserverdunstung und auf zwei Drittheile des Gesammtverlustes berechnet ist der Verlust durch unmittelbare **Abkühlung** von der gesammten Körperoberfläche aus, wobei die Wärme sowohl auf dem Wege der Leitung, als auf dem der Strahlung von dannen geht. Unausgesetzt strebt die Temperatur der äußeren Umgebung, welche fast immer bedeutend niedriger liegt, als diejenige des Körpers, dahin, sich mit dieser in das Gleichgewicht zu setzen, dem Körper Wärme zu entziehen, wogegen dieser, will er sich auf seinem ihm eigenen Temperaturgrad erhalten, genöthigt ist, fortwährend neue Wärmemengen hervorzubringen. Die Abkühlung an der Körperoberfläche muß natürlich um so größer sein, je kälter die umgebende Luft, und je weniger der Körper durch zweckmäßige Bedeckung gegen deren Einwirkung geschützt ist. Am ungünstigsten befinden sich in dieser Beziehung die kaltblütigen Thiere, deren meist glatte und oft feuchte Haut den Wärmeverlust durch Strahlung, wie durch Ableitung und Verdunstung besonders begünstigt. Besser ist für die warmblütigen gesorgt, deren Haut durchschnittlich mit den schlechtesten Wärmeleitern, welche es gibt, mit Haaren, Wolle, Pelz, Federn u. s. w. versehen ist. Auch die Haut des Menschen besitzt in ihrer aus Hornsubstanz bestehenden äußersten Schichte, der sog. Oberhaut, einen schlechten Wärmeleiter, welcher aber nicht hinreicht, ihn genügend vor der Einwirkung der Kälte zu schützen. Daher derselbe auf künstlichem Wege diesem Mangel durch Kleidung und Wohnung abzuhelfen sucht und auch hier zur Erreichung dieses Zieles sich überall der möglichst schlechten Wärmeleiter bedient. Je schlechter nämlich ein Stoff die Wärme fortleitet, um so besser muß er natürlich durch Zurückhaltung unserer eignen Wärme uns gegen die Kälte schützen. Auf diesem Principe beruht alle unsere wärmende Bekleidung und Bedeckung, und wir kennen zur Erreichung dieses Zieles keine besseren Stoffe, als Wolle, Baumwolle, Pelz, Federn. Sie verdanken ihr geringes Leitungsvermögen für Wärme vorzüglich dem Umstand, daß zwischen ihren fein zertheilten Fasern viele isolirte Luftschichten festgehalten werden, und daß die Luft ein äußerst schlechter Wärmeleiter ist. Andererseits ist unter den Stoffen, welche wir zur Bekleidung wählen, feines Linnen derjenige, welcher die Wärme am besten fortleitet — daher sich dasselbe für den Sommer und für warme Gegenden am meisten empfiehlt. Wohlbekleidet kann der Mensch eine Kälte ertragen, welche ihm bei unbekleideter Haut unfehlbar tödtlich werden würde; ja wir können uns sogar bei einer Temperatur von 15—20 Graden unter dem Gefrierpunkte in hinlänglich warmen Kleidern ganz behaglich fühlen. Sehr verändert wird dieses jedoch, je nachdem die uns umgebende Luft still oder bewegt ist. Je mehr dieselbe nämlich durch Winde bewegt wird, um so mehr

Wärme entführt sie durch den beständigen Wechsel der Luftschichten unserer Körperoberfläche. Daher kommt es, daß Kältegrade, welche uns bei ruhiger Luft kaum unangenehm sind, bei Wind oder gar Sturm ganz unerträglich werden können. In Petersburg wagt sich während des Winters, wenn die Luft sehr bewegt ist, Niemand, den seine Geschäfte nicht nöthigen, auf die Straße, während dieselbe Temperatur bei Windstille nicht im Mindesten gefürchtet wird. In den arktischen Regionen ist die Schiffsmannschaft nur bei Wind dem Erfrieren ausgesetzt, und bei der Reise von M'Clure nach dem Nordpol litt Fischer weniger bei einer Kälte von 40 Grad C. und ruhiger Luft, als bei 17 Grad C. und lebhaftem Winde! „Capitän Parry erzählt uns, daß man, wenn das Thermometer 48 Grad C. Kälte anzeigt, sich dabei aber kein Wind bewegt, die Hände ohne Unbequemlichkeit eine Viertelstunde lang unbedeckt lassen kann; während bei einem frischen Winde nur wenig Personen die Hände ohne Schmerzen zu fühlen der Luft aussetzen können, selbst wenn das Thermometer nur 17 Gr. C. angibt.“ (Lewes, a. a. O.) Andrerseits kühlt im Sommer und in den heißen Regionen den Körper nichts mehr ab, als Wind oder Luftzug, und überall ist der Fächer, welcher dem erhitzten Gesicht fortwährend neue Luftschichten zur Abkühlung zuführt, das beste Erfrischungsmittel. In den Häusern der Reichen und der Engländer in Ostindien bewegt man Tag und Nacht große Fächer, sog. Punkah's, um die Luft in Bewegung zu erhalten. Außerdem befestigt man an den

Fenstern große Strohdecken, welche wohl zehnmal in der Stunde mit Wasser angefeuchtet werden. Der heiße Wind, der durch die feuchte Decke streicht und genöthigt ist, das darin enthaltene Wasser zur Verdunstung zu bringen, wird dadurch bis zu einem fast angenehmen Grade abgekühlt. In ähnlicher Weise mindert das bei uns übliche Bespritzen oder Benetzen der Straßen und Zimmer abgesehen von dessen staubtilgender Wirkung) während der heißen Sommerzeit die unerträgliche Hitze der Luft. — Die größte in den tropischen Gegenden beobachtete Hitze beträgt 10 — 12 Grade mehr, als unsere Körperwärme — eine Hitze, gegen welche man sich durch Bekleidung mit schlechten Wärmeleitern ebenso schützen muß, wie gegen die Kälte; außerdem sind weite hellfarbige Kleider, welche der Luft leichter Durchtritt lassen und durch ihre helle Farbe die Sonnenstrahlen zurück werfen, am besten für heiße und sonnige Klimate. Eine heiße Luft von unsrer Körperwärme ist für den nicht daran gewöhnten Nordländer auf die Dauer schon unerträglich, während für eine kürzere Zeit allerdings noch weit höhere Hitzegrade durch den Menschen ertragen werden können Banks hielt es sieben Minuten in einem trockenen, durch einen Ofen geheizten Zimmer von 92 — 99 Grad C. aus, und Tillet erzählt, daß ein Bäckermädchen zehn Minuten lang in einem Ofen bei 112 Grad Hitze zubrachte. Lewes gar erwähnt, daß der einstmals berühmte „Feuerkönig" Chabert die größte Verwunderung dadurch erregte, daß er in einen Ofen trat, dessen Hitze von 200 — 300 Grad C. war. Umgekehrt haben die Nordpolfahrer oft eine Kälte von 40 — 50 (nach Lewes sogar von 75) Grad C. zu ertragen gehabt; und bei einer Messung fand Capitän Parry den arktischen Fuchs um 76 Grad wärmer als die ihn umgebende Luft. Auf dem Fort Reliance in Nordamerika hat man nach Arago eine Winterkälte von — 56,7 Grad beobachtet. Im Winter 1860 — 61 beobachtete man in Petersburg am 18. Januar eine Kälte von 20, in Sibirien eine solche von 40, in Moskau eine von 34 Graden. — Unbekleidet haben wir das Gefühl einer angenehmen, unserm Körper zusagenden Temperatur bei 22 — 25 Grad Wärme in ruhiger, unbewegter Luft (also ungefähr 12 Grad unter unsrer Körperwärme), während im Wasser der Körper zum Zustandekommen derselben Empfindung schon 27 — 31 Grade verlangt. Der Grund dieser Verschiedenheit liegt in dem besseren Wärmeleitungsvermögen des Wassers, vermöge dessen dieses dem Körper die Wärme leichter entzieht. 15 — 20 Grad Lufttemperatur sind uns dagegen angenehm im bekleideten Zustande. Durch Zusammenkauern und Anziehen der Gliedmaaßen an den Körper veringern wir den Wärmeverlust, indem wir der abkühlenden Luft auf diese Weise möglichst wenig Oberfläche darbieten. Aus demselben Grunde verlieren Menschen und Thiere um so weniger Wärme durch Abkühlung, je geringer die Ausdehnung der erkaltenden Oberfläche ihres Körpers im Verhältniß zu ihrer Gesammtgröße ist. Am meisten ist dieses bei den größten, am wenigsten bei den kleinsten Thieren der Fall, welche letztere dann, sofern sie zu den warmblütigen gehören, ihren größeren Wärmeverlust durch größere Beweglichkeit und größeren Stoffverbrauch wieder decken. Eine Maus, deren Athmung im Verhältniß 18 mal so stark ist, als die des Menschen, verzehrt verhältnißmäßig achtmal so viel Nahrung als dieser, ohne doch dadurch absolut wärmer zu werden als der Mensch. Auch ist bekannt, daß kleine Thiere, sowie sie im Verhältniß die stärksten Fresser, zugleich am empfindlichsten gegen die Kälte sind. Die kleinen Säugethiere suchen im Winter Schutz in tiefen Höhlen; die Vögel ziehen zum Theil in wärmere Länder. Der kleinste Vogel, der Colibri, kann nur in den Tropen leben. Eine Ausnahme von dieser Regel machen — nach den darüber angestellten Versuchen — Kaninchen und Meerschweinchen, was sich aus der Kürze ihrer Gliedmaaßen und ihrer meist sehr zusammengekauerten Stellung erklärt. Umgekehrt erleidet das größte und seiner Natur nach trägste Thier durch Abkühlung von der Körperoberfläche auch den verhältnißmäßig geringsten Wärmeverlust. Es ist in dieser Beziehung interessant, daß die riesigsten Thiere (die Walfische) im Wasser leben, und zwar meist im kalten Wasser, während die kleinsten Thiere von gleichbleibender Temperatur (wie schon vom Colibri angeführt wurde) Bewohner der warmen Zone sind; daß ferner die großen Thiere der tropischen Zone fast nackt und große Liebhaber des Bades, überhaupt des Wassers sind; daß sie zum Theil auch Nacht und Schatten aufsuchen; daß von einander sehr ähnlichen, aber verschieden großen Thieren die größeren Arten durchschnittlich ein kühleres Klima zu lieben scheinen 2c. (Siehe Bergmann und Leukart: Vergleichend anatomische Uebersicht des Thierreichs.)

Behindert wird auch noch die Abkühlung von der Körperoberfläche durch die Fettschichten, welche sich bei Mensch und Thier bei guter Ernährung unter der Haut ablagern und als schlechte Wärmeleiter dem Durchgang der Wärme von Innen nach Außen Widerstand entgegensetzen. Daher leiden bekanntlich fette Menschen weniger von der Kälte als magere, während umgekehrt diese sich wohler in der Hitze befinden als jene. Ebenso mögen bei den Wassersäugethieren, welche ohne dieses zu große Wärmemengen an das umgebende Wasser abliefern müßten, diese Fettschichten, die in großen Massen unter ihrer Haut abgelagert sind, eine bedeutende Rolle zur Beschränkung des Wärmeverlustes von Innen her spielen. Die Haut selbst wird dadurch freilich nicht wie durch natürliche oder künstliche Bedeckung gegen die Einwirkung der Kälte geschützt und kann bei Fetten wie bei Mageren durch sog. Erkältung, d. h. durch Herabsetzung ihrer Temperatur unter das Normale, Anlaß zu Krankheiten geben. Die sog. Erkältung oder Verkühlung, eine der häufigsten, vielleicht die häufigste Krankheitsursache, welche es gibt, „tritt am leichtesten und gefährlichsten auf, wenn große Kälte auf sehr warme Haut einwirkt und wenn diese Einwirkung plötzlich erfolgt. Besonders ist kalte Zugluft oder kalte Durchnässung nach Erhitzungen und reichlicher Schweißabsonderung schädlich, ebenso eine zu schnelle Abwechslung zwischen warmen und leichten Kleidungsstücken. Jedoch kann eine Erkältung auch ganz allmählig und unmerklich zu Stande kommen, und zwar durch allzuleichte Bekleidung, durch allzudünne Bedeckung während des Schlafes, dauernden Aufenthalt in kalten, feuchten Wohnungen, durch kalte Fußböden, Arbeiten im Wasser, rauhes Klima." (Bock, Buch vom gesunden und kranken Menschen.) Folgen der Erkältung können die mannichfachsten Krankheitszustände, namentlich entzündliche Leiden, sein, und kann man diesen Folgen durch kräftiges Wiederanregen der gestörten Hautthätigkeit meist nur in den ersten Stunden nach geschehener Verkühlung vorbeugen, während später das entstandene Leiden selbst bekämpft werden muß.*) Erfrieren können einzelne Theile des Körpers oder der ganze Körper, wenn die Kälte der Umgebung den Widerstand überwindet, der ihr entgegengesetzt wird. Thiere, in eine erkältende Mischung gebracht, sterben, wenn ihre innere Wärme um 14—15 Grade abgenommen hat. Zunächst tritt bei Gesammterfrierungen ein Zustand von Scheintod ein, der, wenn keine Erwärmung erfolgt, in den wirklichen Tod übergeht. Sie können um so leichter erfolgen, als

---

*) Bäcker oder Ziegelbrenner pflegen sich bekanntlich von geschehenen Verkühlungen dadurch zu kuriren, daß sie so bald als möglich in den heißen Back- oder Ziegelofen kriechen und einige Stunden darin verweilen. — Als wirksamstes Mittel gegen Erkältungen der Haut können, wenn rasch angewandt, heiße Bäder mit Frottiren der getroffenen Hautstelle und darauffolgender Einwicklung in wollene Decken empfohlen werden.

länger einwirkende Kälte zunächst einen Zustand von Betäubung und Hülflosigkeit hervorruft, der von Unkundigen leicht mit Betäubung aus andern Ursachen verwechselt wird. Wie mancher Unglückliche, der in den Straßen großer Städte kein nächtliches Obdach finden konnte und den Hunger und Kälte im betäubten Zustande auf das Pflaster warfen, mag deßhalb mißhandelt oder einem traurigen Tode überlassen, statt gepflegt und gerettet worden sein! Nicht minder, als eine übermäßige Kälte, wirkt eine übermäßige Hitze, gegen die man sich nicht genügend schützt, ertödtend auf den Lebensproceß. Thiere, unter dem Einfluß einer künstlichen Erwärmung so [illegible] erhalten, bis ihre innere Wärme um 6—7 Grade [illegible] stiegen ist, gehen zu Grunde.

Noch besser fast als durch Kleidung schützen wir [illegible] gegen den Wechsel der äußeren Temperatur durch [illegible] Wohnung, welche uns im Winter in Verbindung [illegible] dem wärmenden Ofen Schutz gegen die Kälte, im Sommer gegen die Hitze gewährt. Am wärmsten sind steinerne Häuser, welche innen mit Holz ausgetäfelt sind; dagegen taugen eiserne Häuser als menschliche Wohnungen gar nichts, weil sie jeder Temperaturveränderung mit Leichtigkeit folgen. Aber weder Wohnung noch Kleidung würden hinreichen, das Gleichmaaß unsres Körpers in Bezug auf seine Eigenwärme gegenüber den Wechseln der Jahreszeiten, Zonen und Klimate zu erhalten, wenn nicht die Natur selbst Mittel und Wege gefunden hätte, für die Erhaltung desselben zu sorgen und den gesteigerten oder geminderten Wärmeabgaben nach Außen entsprechende Aenderungen in den wärmebereitenden Processen entgegenzusetzen. In der Kälte nimmt, wie die Physiologen ermittelt haben, nicht nur die Größe, sondern auch die Zahl der Athemzüge innerhalb einer angegebenen Zeit zu — so daß in der größten Kälte am Nordpol den Seefahrern war, als ob ihnen die Brust zerspringen wollte. Dem entsprechend pflegen Menschen und Thiere in den kalten Klimaten einen entwickelteren Brustkorb und größere Lungen zu haben, als in den warmen. Auch die Luft selbst, welche in die Lungen einbringt, ist, je kälter, um so dichter und daher auf gleiche Raumtheile mehr Sauerstoff enthaltend, daher verzehrender und den Verbrennungsproceß beschleunigender. Im Einklang damit lehren directe Versuche, daß Sauerstoffaufnahme und Kohlensäureausscheidung, überhaupt der gesammte Stoffwechsel, in der Kälte um sehr Vieles bedeutender sind, als in der Wärme. Diesen gesteigerten Stoffwechsel zu unterhalten, bedarf der Körper natürlich auch um so größerer Stoffzufuhr von Außen. Man hat berechnet, daß durchschnittlich in südlichen Ländern 24 Loth und in nördlichen 40 Loth nahrhafte Speise täglich hinreichen, um den Körper zu erhalten. An sich selbst lehrt Jeden schon die tägliche Erfahrung, daß wir im Winter mehr essen als im Sommer; und die Berichte der Reisenden erzählen uns, daß das Bedürfniß der Menschen nach Nahrung, namentlich nach solcher, welche den organischen Verbrennungsproceß gut zu unterhalten im Stande ist, fast in demselben Maaße zunimmt, als dieselben entfernter vom Aequator wohnen. Grönländer und Samojeden schwelgen in dem Genuß großer Quantitäten von Thran und Talg, und Lappen und Isländer würzen, wie Vogt erzählt, ihre Mahlzeiten mit Fischthran, wie wir mit der Weinflasche. Von den Eskimos erzählt Dr. Hayes, der Begleiter des Dr. Kane auf dessen berühmter Nordpolfahrt, daß, so lange ihre Vorräthe reichen, jeder unter ihnen täglich 10 Pfund Fleisch und 5 Pfund Speck vom Walroß, Seehund oder Walfisch zu sich nimmt! Wrangel (Polarexpedition) sagt von den Stämmen im nordöstlichen Sibirien: „Fett ist ihre größte Delicatesse. Sie essen es in allen möglichen Gestalten, roh, geschmolzen, frisch oder verdorben."*) Die Grönlandfahrer selbst, deren mühsame Reisen durch die Nachforschungen nach den Resten der unglücklichen Franklin'schen Expedition zum Nutzen der Wissenschaft so sehr vervielfältigt worden sind, pflegen eine aus gehacktem Fleisch und Talg bestehende und in luftdicht geschlossene Blechbüchsen eingegossene Masse, den s. g. Pemmikan, als Hauptnahrungsmittel auf ihre Fahrten mitzunehmen, und ihre Berichte besagen, wie groß das Erstaunen der Einzelnen selbst zu sein pflegte über die enormen Quantitäten,

*) Uebrigens soll nicht verschwiegen werden, daß gerade die Neigung zu Fettgenuß auch bei südlich wohnenden Völkerstämmen angetroffen wird. So erzählt Werner Munzinger von den Beduan in Afrika, daß sie trotz der großen Hitze sehr die Butter lieben, welche flüssig auf den Markt gebracht und in großen Quantitäten von ihnen getrunken wird. (Die Schohas und die Beduan bei Massua. Zeitschrift für allgemeine Erdkunde, 1859.)

welche sie von dieser nahrhaften Masse unter dem Einfluß der fürchterlichen Polarkälte und der ausgestandenen Strapazen zu verdauen im Stande waren. Noch mehr tritt dies bei den Thieren hervor, welche keine geheizten Räume und keine solchen Wechsel der Bekleidung zur Disposition haben, wie der Mensch. Daher es in der Oekonomie bekannt ist, daß ein warmer Stall unentbehrlich ist für den Milchertrag und das Mästen, und daß die Production von Fett, Milch u. s. w. durch strenge Kälte unterbrochen wird. Fette Gänse schlachtet man beim Eintritt zu strenger Kälte ab, weil sie sonst wieder abmagern würden u. s. w. Umgekehrt sind im Sommer und in heißen Klimaten die Kohlensäureausscheidung vermindert, der ganze Stoffwechsel herabgesetzt, das Nahrungsbedürfniß verringert und die Verdauung weniger energisch. Welche Mengen der consistentesten Nahrung verzehrt z. B. der Nordländer im Vergleich zu dem Bewohner der afrikanischen Wüste, welcher sich mit einem Beutel voll Datteln am Sattelgurt auf seine weiten Reisen begibt, oder zu dem Otahaitier, dessen ganzes Nahrungsbedürfniß in dem Genusse der Brodfrucht seine Befriedigung findet! Daher auch die größere Neigung zu s. g. gastrischen oder Verdauungsbeschwerden im Sommer und in heißen Gegenden — namentlich bei Solchen, welche aus kälteren Klimaten kommen und die hier gewohnte Lebensweise dort fortsetzen wollen. Daher auch weiter die Neigung der Tropenbewohner zu pflanzlicher Nahrung, während der Bewohner der kalten

Zone ohne Fleisch nicht leben mag. Daher aber auch endlich, entsprechend dem geminderten Stoffwechsel und dem ermattenden Einfluß der Hitze auf alle Functionen des Organismus, die körperliche und geistige Indolenz der Südländer, in welcher sie durch den Umstand bestärkt werden, daß ihr von der Natur bevorzugter Boden den geringen Lebensunterhalt, dessen sie bedürfen, ihnen fast ohne Arbeit in den Schooß schüttet. Nur da, wo der Mensch genöthigt ist, einen Kampf um seine Existenz mit der äußeren Natur zu bestehen, vor Allem mit dem Sauerstoff der Luft, ohne den er dennoch nicht leben kann, und wo ihm gleichzeitig die Verhältnisse des Landes und Klima's einen mehr oder weniger vollständigen Sieg möglich machen — nur da entwickelt er sich zu seiner ganzen und vollen Größe.

Uebrigens sucht die Natur die Verschiedenheit unseres Wärmeverlustes im Sommer und Winter, in kalten oder heißen Klimaten nicht bloß durch einen vermehrten Wiederersatz, sondern auch einigermaßen dadurch auszugleichen, daß sie in kalter Luft, in welcher der Verlust durch unmittelbare Abkühlung am größten ist, denjenigen durch Verdunstung von Haut und Lunge um so kleiner sein läßt, und umgekehrt. Und was schließlich die Natur nicht selbst auszugleichen bemüht oder im Stande gewesen ist, das lehren den Menschen theils Bedürfniß, theils Ueberlegung durch Wohnung, Kleidung, Auswahl der Nahrung u. s. w. ausgleichend zu ergänzen, und werden ihn dieses in demselben Maaße besser und erfolgreicher zu thun lehren, in welchem ihn die nie ruhende Wissenschaft mehr und mehr über die innern Ursachen solcher Verhältnisse und über das nothwendige Gleichgewicht zwischen Einnahme und Ausgabe, welches im Menschenkörper, wie im Geschäftsleben des Menschen und wie in der ganzen Natur überhaupt bestehen muß, aufklären wird.

Um so mehr mag es den verständigen Mann erstaunen, daß man selbst heute noch, wo die Wissenschaft eine Stufe erstiegen hat, auf der sie mit Recht in mannichfaltigen Richtungen auch die Führung des praktischen Lebens beanspruchen darf, noch so manchen verkehrten und mit ihr im Widerspruch stehenden Bestrebungen oder allgemeinen Vorurtheilen begegnen muß. Dahin kann man zunächst mit Bezug auf unseren Gegenstand denjenigen Theil der sog. Abhärtungs-Bestrebungen rechnen, welcher auf eine unnöthige oder am falschen Orte angebrachte Entziehung von Wärme, auf eine Beraubung des Schutzes gegen die Einwirkungen der Kälte oder des Klima's, auf Zumuthung übermäßiger Strapazen bei unzureichender Nahrung und Aehnliches gerichtet ist. Die Wissenschaft hat uns die Wärme — mag nun sonst ihr Zweck oder ihre Bedeutung im thierischen und pflanzlichen Haushalt sein, welcher er wolle, und mag man sie als ein nothwendiges oder nur als ein zufälliges Resultat des Lebensprocesses anzusehen geneigt sein — doch als ein unentbehrliches Lebensprincip und als einen steten Begleiter eines normalen Stoffwechsels kennen gelehrt, dessen mittleres

Maaß bei dem Menschen und den warmblütigen Thieren nach auf- oder abwärts nicht viel überschritten werden kann, ohne dem Körper Schaden oder selbst Untergang zu bereiten. Man kann den Körper ebensowenig an das Frieren gewöhnen, wie man ihn an das Hungern gewöhnen kann, und sollte man es selbst dahin bringen, die Empfindung für solche unnatürliche Zustände abzustumpfen, so thut man es zum Schaden, nicht zum Nutzen des gequälten Organismus. Wenn die alten Spartaner ihre Jünglinge auf Stroh oder Schilfrohr ohne Decken schlafen, im Sommer spärlich bekleidet und ohne Schuhe gehen ließen, wenn sie ihnen dabei keine ausreichende Kost reichten und sie obendrein Geißelproben von solcher Stärke unterwarfen, daß einige todt dabei niederfielen, so ist dieser Theil ihrer Erziehungsmethode gewiß nicht Schuld an ihrer sonstigen Kraft gewesen; und das Beispiel ihres eigenen Landsmannes, des berühmten Athleten Milon von Kroton, der täglich 20 Pfund Fleisch mit 20 Pfund Brod und 3 Maaß Wein genossen haben soll, hätte sie darüber belehren können, daß einer bestimmten Ausgabe von Kraft auch eine bestimmte Einnahme entsprechen muß. Wenn es richtig wäre, daß Entbehrung und Kälte den Menschen stark und stählern machen könnten, so müßten unsere niedersten oder ärmsten Stände auch die gesündesten und lebenskräftigsten sein; in Wirklichkeit aber ist das Gegentheil der Fall. Der berühmte Arzt Hufeland nennt die Wärme eine Freundin der Lebenskraft und spricht von ihrem durch die ganze

Natur erweckenden und wohlthätigen Einfluß auf Thiere und Pflanzen. In der That sind Wärme und Leben unzertrennliche Begleiter, und wir sind auf allen Seiten von den sprechendsten Belegen für jenen Einfluß umgeben. Die Wärme entwickelt den Saamen zum prachtvollen Baum und die rohe, gleichförmige Masse des Eies zum belebten Wesen; sie erweckt die im Winter erstarrte Natur zum neuen Dasein, brütet im heißen Meeressande die Eier der Meerbewohner aus, reift die kostbaren Früchte und läßt im Verein mit einem Tropfen Wasser das vielleicht Jahre lang abgestorbene Infusorium in wenigen Augenblicken wieder zu munterem Dasein aufleben. Ein ausgeschnittenes Froschherz pulsirt schneller, wenn wir es erwärmen, und alle unsere Lebensfunctionen erfahren von der in unsern Organen entwickelten Wärme Belebung und Anregung. Luft, Wasser, Kohlensäure und Ammoniak bildeten einst unter Einwirkung der Wärme auf unsrer Erde das erste Leben, welches sich von da in unzähligen Gestalten und Gliederungen immer weiter, immer höher entwickelte. Als die furchtbare tausendjährige Eiszeit zu Anfang der Diluvialperiode über die Erde hereinbrach, drängte die mit ihr verbundene Kälte die Mehrzahl der organischen Wesen in einen schmalen Strich zu beiden Seiten des Aequators zusammen und ließ ganze Thier- und Pflanzenfamilien von der Erde verschwinden. Erst mit ihrem Nachlaß konnte sich allmählig von der tropischen Zone her die Bevölkerung der Erde wieder erneuern, und nur auf hohen und kahlen Berggipfeln blieben die herrschenden arktischen Formen und Arten als einzige Zeugen jener merkwürdigen Zeit zurück!

Am meisten bedarf der Mensch der Wärme am Anfang und am Ende seines Lebens, und am schlechtesten angewendet sind die Anstrengungen der Abhärtungs-Enthusiasten bei dem neugeborenen Kinde, dessen Temperatur sogleich nach der Geburt um einen bis einige Grade sinkt, um später wieder zu steigen, und dessen Lebenskräfte nach und nach gestärkt und an den Kampf mit der äußeren Natur gewöhnt werden müssen. Wenn, wie erzählt wird, die Spartaner und alten Germanen ihre Neugebornen in kaltes Wasser tauchten, und die Russen selbst heute noch an manchen Orten dieselben in Schnee eingraben, so haben sie jedenfalls einen nicht günstigen Zeitpunkt für die Kräftigung ihrer Nachkommenschaft gewählt, und auch der vielleicht heimlich beabsichtigte Zweck wird auf solche Weise nicht erreicht, indem selbst kräftige Kinder solchen Proceduren erliegen können und sehr schwächliche Neugeborne später oft sehr kräftige Menschen werden. Alle ärztlichen Schriftsteller über Kindespflege sind heute fast einstimmig in ihrem Urtheil gegen das kalte Baden der Neugebornen, gegen das unnöthige Austragen derselben im Winter, bei kalten Winden, u. s. w. Mancherlei krankhafte und gefährliche Zufälle sind die Folgen eines solchen Verfahrens. Kommt doch das Neugeborne unmittelbar aus einem Orte, dessen Temperatur die seinige übersteigt! wird doch auch das Thier durch den Instinkt gelehrt, sein Junges an einem warmen Ort zu bergen! Und bedarf doch auch das junge Pflänzchen der Wärme, um nach und nach zu erstarken! Haben Kinder die ersten und, wie die Erfahrung lehrt, für sie gefährlichsten Lebensjahre überschritten, so kann man sie allmählig durch eine vernünftige Abhärtung und Leibesübung zu gesunden und kräftigen Menschen erziehen, ohne jedoch darum genöthigt zu sein, sie in der kühlen Jahreszeit mit nackten Beinchen, deren Haut vor Kälte blau und selbst entzündet geworden, spazieren zu führen! — Fast noch besser, als für die erste Jugend, ist die Wärme für das Greisenalter, dessen minder energischer Lebensproceß einer äußeren Hülfe bedarf. Das Verlangen der Greise nach Wärme, ihr vergleichsweises Wohlbefinden im Sommer spricht hierfür deutlich genug. Insbesondere sind warme Bäder dienlich, die im Alter eintretende Sprödigkeit der Haut zu mindern und diesem wichtigen Organ seine natürliche Thätigkeit zu erleichtern. Auch andauernd sitzende Lebensweise bedingt ein größeres bleibendes Bedürfniß nach äußerer Wärmezufuhr, als Bewegung und Arbeit im Freien — welche natürlich da, wo es einem gesunden Körper nicht an der nöthigen Stoffzufuhr gebricht, das beste Erwärmungsmittel ist. Auch sind Leute von kühlem, phlegmatischem oder melancholischem Temperament empfindlicher gegen die Kälte, als lebhafte, cholerische oder sanguinische Menschen. So sind im russischen Feldzug verhältnißmäßig ungleich weniger Südfranzosen, Italiener und Spanier erfroren, als Holländer und Deutsche, obgleich man vielleicht das Gegentheil hätte erwarten sollen. Auch Menschen von schwächlicher Constitution und mäßiger Lebensenergie bekommt äußere Wärmezufuhr immer gut, während kräftige und vollblütige Menschen sich durchschnittlich wohler in einer kühlen Temperatur befinden. Ein mäßiger oder nicht zu lange andauernder Grad von Kälte bei sonst guten Lebesverhältnissen und nicht mangelnder Bewegung wirkt auf solche Constitutionen belebend und anregend durch vermehrte Blutfülle der Haut, Beschleunigung des Stoffwechsels und der innern Wärmebildungsprocesse, gesteigerte Athmungsthätigkeit, Erregung des Nervensystems u. s. w. Ueberhaupt erklärt sich der belebende und kräftigende Einfluß der Kälte auf einen hinlänglich starken und vorbereiteten Organismus vollkommen aus dem früher Gesagten. Im Allgemeinen und für die Dauer indessen befindet sich der Mensch am besten bei einer gewissen mäßigen Wärme des Luftkreises, in welcher Blutumlauf, Ausdünstung, Thätigkeit der Nerven und alle Functionen des Organismus in einer geregelten Weise von Statten gehen und die Natur nach keiner Seite zu übermäßigen Anstrengungen herausgefordert wird. Am günstigsten sind in Bezug auf ihr Klima die Bewohner solcher Länder gestellt, welche durch die Nähe des Meeres und dessen ausgleichende Wirkung warme Winter und kühle Sommer haben, während bekanntlich das Klima im Innern der Continente sich durch heiße Sommer und kalte Winter charakterisirt. Ein deutliches Beispiel eines solchen bevorzugten und durch die Einwirkung des Golfstroms noch besonders begünstigten Küstenklimas gibt das vom Meer rings umflossene England, welches trotz seiner nördlicheren Lage ein viel milderes Klima hat, als Deutschland, und wo der Lorbeer das ganze Jahr hindurch im Freien grünt. „Selbst im nordöstlichen Irland, wo (unter gleicher Breite mit Königsberg, nur selten im Winter Eis friert, gedeiht die Myrthe so freudig wie in Portugal." (K. Koppe.) Die außerordentliche Kraft, mit der, der englische Geist sich in allen Richtungen des Lebens und der Wissenschaft entwickelt hat und fortwährend entwickelt, mag wohl zum Theil Folge dieser günstigen klimatischen Verhältnisse sein!

Fast als ein Universalmittel und als eines der mächtigsten, vielleicht noch nicht genug gewürdigten Agentien kann die Wärme in der Hand des Arztes angesehen werden. Ueberall, wo die Bildung der Eigenwärme durch Krankheit Noth leidet, oder wo ihr richtiges Maaß durch sonstige Zufälle herabgesetzt erscheint, gibt es kein besseres Mittel, die gesunkene Lebensthätigkeit wieder aufzurichten oder ein weiteres Sinken derselben zu verhüten, als die künstlich zugeführte Wärme. Namentlich ist dieses der Fall bei unvollkommner Athmung in Folge von Lungen- oder Herzkrankheiten, bei Blutarmuth, nach erschöpfenden Blutverlusten, bei allgemeiner Lebensschwäche, zur Zeit der Wiedergenesung von schweren Krankheiten, endlich bei Ertrunkenen, Erhängten, Scheintodten. Gewiß würde bei den letztgenannten Zufällen die durchgreifende Anwendung der Wärme oft bessere Resultate liefern, als das jetzt noch übliche endlose Reiben und Bürsten, wobei der unbedeckte Körper vor Kälte erstarrt. Man erinnere sich der Erfahrungen an verhungernden oder mit Firniß bestrichenen Thieren, bei denen Leben und Munterkeit durch künstlich zugeführte Wärme auffallend lange erhalten werden konnten, um die Kraft der Wärme als Erregungs- und Erhaltungsmittel des Lebens überall dort, wo es an der hinreichenden wärmebildenden Kraft gebricht, beurtheilen zu können. Für schwächliche Neugeborne namentlich kann es kein besseres Mittel geben, um sie über die ersten gefährlichen Wochen ihres Daseins hinauszubringen, während vorzeitige Abhärtungsversuche den schwach glimmenden Lebensfunken erschöpfen und auslöschen. Welch mächtiges Mittel der Wiedergenesung bei einer großen Anzahl von Krankheiten in der zeitweiligen Versetzung des Kranken oder Wiedergenesenden in wärmere Länder oder Klimate liegt, ist zu bekannt, als daß es mehr als einer Hinweisung darauf bedürfte. Auch der örtliche, erweichend, verflüssigend, spannungsmindernd wirkende Gebrauch der Wärme spielt bekanntlich eine der ersten Rollen in der Ausübung der ärztlichen Kunst — eine Rolle, welche indessen durch die Kälte als örtliches Heilmittel noch übertroffen wird. Ueberall, wo die Eigenwärme über das Maaß gesteigert erscheint, so namentlich bei dem großen Heere der entzündlichen Krankheiten, ist dieselbe eine höchst wirksame und ganz unentbehrliche Hülfe für den Arzt.

Mit allem Gesagten soll natürlich einer vernünftigen Abhärtung, soweit dieselbe darnach strebt, den Körper gegen vorübergehende Unbilden und ungünstige Einflüsse der äußeren Natur unempfindlicher oder zur Ertragung zeitweiliger Kälte und Strapazen geeigneter zu machen, nicht im Entferntesten in den Weg getreten oder gar einer unvernünftigen Verzärtelung und Verweichlichung, wie sie leider noch so vielfach angetroffen wird, das Wort geredet werden. Nur möge man bei solchen Bestrebungen nie vergessen, daß die Natur selbst eine Grenzlinie gezogen hat, welche man ohne Schaden auch bei dem kräftigsten Körper nicht überschreiten wird, und daß in jedem einzelnen Falle die Verhältnisse verschieden sind. Weder kann man von der Wärme, noch von der Kälte ganz im Allgemeinen sagen, daß sie stärkt oder schwächt, sondern beide thun Beides je nach den Umständen, schwächen aber ganz bestimmt beide, sobald sie am unrechten Orte oder im Uebermaaß angewendet werden. Dieses natürliche Gleichmaaß zu erkennen und in jedem einzelnen Falle auf seine Herstellung hinzuarbeiten, ist die Aufgabe einer vernünftigen Gesundheitspflege und eines verständigen Arztes — während jede Uebertreibung nach dieser oder jener Seite sich schwer an dem Uebertreibenden rächt. Die Natur läßt sich einmal keinen Zwang anthun und straft jedes Verhalten, welches ihren Gesetzen dauernd widerstrebt, früher oder später auf irgend [illegible] Weise. Die s. g. Naturheilverfahren, mit denen [illegible] manche Aerzte und Nichtärzte aus Mangel an Ein[illegible] oder aus Gewinnsucht brüsten, machen sich fast immer solcher ganz einseitiger Uebertreibungen schuldig und mögen ihren Namen meist nur davon verdienen, daß sie der Natur — nicht folgen, sondern in das Gesicht schlagen. „Thorheit ist es der Natur sich entgegenzustemmen, nur dann herrscht der Mensch, wenn er den Gesetzen der Allgewaltigen gehorsamt, wenn er Einsicht hat in den Zusammenhang alles dessen, was ist.“ (O. Dammer.)

Die Zelle.

„Die Zelle ist aller Lebensformen Anfang; selbst bei der Fortpflanzung des Lebens, in irgend einer Weise, sei es durch Theilung oder wirkliche Zeugung, ist die Zelle die Erstlingsform, und von diesem einfachen Ausgangspunkt haben sich all die unendlichen Reihen von Pflanzen und Thieren entwickelt. Das Leben begann als einfache Zelle. Dies läßt sich erweisen aus dem Zusammentreffen aller Lebensformen in diesem Punkte, aus der embryonalen Entwickelung und aus der Geschichte des Lebens, die in den Schichten unter unsern Füßen geschrieben steht."

Cattle.

„Wie mit dem Stoff, so ist's mit der Form; mit den einfachsten und wenigsten Mitteln hat die Natur ihre großartigen Resultate erreicht."

Bencke.

Am Ende des vorigen Jahrhunderts erließ (wie Kirchner: Die speculativen Systeme seit Kant 2c. 1860, erzählt) der berühmte Philosoph Fichte, der Begründer der bekannten Ich-Philosophie, in seiner „Wissenschaftslehre" die stolze Verkündigung, „daß die Wissenschaft den Bau des Grashalms wie die Bewegung der Himmelskörper völlig unabhängig von aller Beobachtung (!) aus dem einfachen Grundsatze des Wissens ableiten werde."

Diese übermüthige Voraussagung des Philosophen, der (wie Thilo in Allihn und Ziller's Zeitschrift berichtet) später seinem eigenen System die Spitze abbrach und in Mysticismus endete, ist nicht in Erfüllung gegangen. Zwar machte bei seinen philosophischen Erben und Nachfolgern der „reine Gedanke" die wunderlichsten Anstrengungen, um wirklich zu einem solchen Ziele zu gelangen, und bewies unter andern durch den Mund des großen Dialektikers Hegel aus speculativen Gründen, daß in der bekannten astronomischen Lücke zwischen den Planeten Mars und Jupiter keine weiteren Planeten existiren könnten — während man gegenwärtig mit Hülfe des Fernrohrs deren weit über hundert kennt und immer noch neue gefunden werden; aber der schließliche Erfolg krönte das Werk nicht, und die Wissenschaft mußte es sich gefallen lassen, aus dem nebligen Himmel Fichte'scher Gedankenflüge wieder herabzusteigen und an der schwieligen Hand der so verächtlich behandelten „Beobachtung" weiterzuschreiten. Auf diesem Wege hat sie denn auch gefunden, was ihr sonst wohl immer verborgen geblieben wäre — die Bewegung der Himmelskörper und, worauf es uns hier ankommt, den „Bau des Grashalms" oder jene bekannte Urform, aus der sich der grüne im Laufe eines Tages entstehende Wasserfaden ebenso wie der stolze Jahrtausende alte Riesenbaum Californiens, das mikroskopische Urthierchen nicht minder, wie der ungeheure die Meereswellen peitschende Walfisch gleicherweise aufbaut. Diese Urform ist die Zelle, ein kleines, nur dem bewaffneten Auge sichtbares, ringsum geschlossenes, häutiges Bläschen, mit Flüssigkeit gefüllt und in seinem Innern einen noch kleinern Körper, den Kern, enthaltend. So einfach die Entdeckung sich jetzt, nachdem sie einmal gemacht ist, unsern Blicken darstellt, so schwer fiel es doch dem menschlichen Geiste, sie zu machen. Alterthum und Mittelalter wußten von den letzten Formbestandtheilen der organischen Wesen nichts; man betrachtete dieselben, wie sie auch heute noch der ungebildete Verstand betrachtet, nur nach ihren äußerlichen Charakteren. Mit dem Wiedererwachen der Wissenschaften jedoch im 18. Jahrhundert erwachte auch das Streben, eine Grundform der organischen Welt aufzufinden, aus der sich alle die zahlreichen, mannichfaltigen und dem äußeren Ansehen nach so verschiedenen Bildungen derselben gleicherweise könnten ableiten lassen. Dieses Streben mußte natürlich ein mehr theoretisches und darum in der Sache selbst erfolgloses bleiben, so lange das menschliche Auge der ihm jetzt zu Gebote stehenden großartigen Hülfsmittel zur Erforschung der kleinsten Theilchen entbehrte. Denn erst seit dreißig oder vierzig Jahren ist das Mikroskop oder das zusammengesetzte Vergrößerungsglas durch Amici's Bemühungen dem Forscher in einer solchen Gestalt überliefert, daß feinere Untersuchungen damit gemacht werden können. Mit Hülfe dieses Instruments haben denn auch die Forschungen des Jahrhunderts, in dem wir leben, alles Frühere weit hinter sich gelassen.

Zwar soll schon C. F. Wolf, der berühmte Begründer der Entwicklungsgeschichte (1759—1800), die Zusammensetzung der Pflanzen und Thiere aus Bläschen behauptet haben und demnach als der eigentliche Vorläufer von Schwann und Schleiden, welche die Zellenlehre begründeten, anzusehen sein. Dagegen stellte der berühmte Haller, der Naturforscher, Philosoph und Dichter in einer Person, an die Spitze seines großen Werkes über die Elemente der Physiologie des menschlichen Körpers (1758) die Faser, welche er mit einem höchst merkwürdigen Ausspruch für den Physiologen dasjenige nennt, was die Linie für den Geometer sei! und diese Faserlehre blieb längere Zeit die herrschende, bis sich zu Ende des vorigen Jahrhunderts gegen dieselbe eine Reaction von Seiten der Naturphilosophie erhob, welche, im Zusammenhang mit allgemeinen kosmischen Anschauungen, das Kügelchen als organische Grundform zu Ehren zu bringen suchte. Selbst die Faser dachte man sich nunmehr im Sinne dieser Schule als aus aneinandergereihten Kügelchen zusammengesetzt, und diese Anschauungsweise erhielt sich so lange, daß man selbst nach Entdeckung der Zelle diese selbst, wie Virchow (die Cellularpathologie rc.) erzählt, als aus sphärisch aneinandergereihten Kügelchen bestehend sich vorstellte. Um so bemerkenswerther mag es erscheinen, daß die Ehre der ersten oder theoretischen Entdeckung eigentlich einem der Häupter der naturphilosophischen Schule nicht abgesprochen werden kann. In seinem Programm über das Universum vom Jahre 1808 sagt der berühmte Oken wörtlich Folgendes: „Der erste Uebergang des Unorganischen in das Organische ist die Verwandlung in ein Bläschen, das ich in meiner Zeugungstheorie Infusorium genannt habe. Thiere und

Pflanzen sind durchaus nichts Anderes, als ein vielfach verzweigtes oder wiederholtes Bläschen, was ich auch zu seiner Zeit anatomisch beweisen werde."

Mit diesen, in der damaligen Zeit allerdings nur eine Vermuthung, kein wirkliches Wissen ausdrückenden Worten ist eigentlich die ganze Lehre schon vollkommen dargelegt. Aber erst die Forschung der späteren Zeit erhob die Vermuthung zur Gewißheit, nachdem der Grundgedanke inzwischen hie und da auch bei exacten Forschern (Purkinje, Valentin u. A.) aufgetaucht war, und zwar zunächst auf dem Gebiete der Pflanzenkunde. Der Antheil der Zelle an dem Aufbau der Pflanze war schon großentheils erkannt, als man noch kaum eine Ahnung davon hatte, daß ein gleiches Verhältniß auch bei den Thieren stattfände; oder wo Vermuthungen dieser Art ausgesprochen wurden, erschienen sie zu unbestimmt, zu wenig auf der Erfahrung fußend, als daß sie auf Geltung hätten Anspruch machen können. Da erschien im Jahre 1839 die berühmte Schrift von Schwann: Mikroskopische Untersuchungen über die Uebereinstimmung in der Structur und dem Wachsthum der Pflanzen und Thiere — mit welcher Schrift die Wissenschaft eine neue Aera beginnt, und welche das Verdienst hat, zuerst die Zelle oder das kernhaltige Bläschen als die Grundlage aller organischen Bildungen nachgewiesen zu haben. Das von Schwann aufgestellte Grundschema ist noch heute richtig, und können wir uns, trotz der zahlreichen Einzelforschungen auf diesem Gebiete, doch, was die allgemeinen Regeln anlangt, nicht gerade rühmen, weit über ihn hinausgekommen zu sein — ein schlagender Beweis für die Richtigkeit seines Princips! Die Schwann'sche Entdeckung machte natürlich großes Aufsehen; dennoch dauerte es ziemlich lange Zeit, bis man ihre ganze Wichtigkeit zu begreifen anfing; und eigentlich erst die allerjüngste Zeit kann sich rühmen, ihr die gebührende Aufmerksamkeit zugewendet zu haben — eine Aufmerksamkeit, zu deren Herbeiführung die Arbeiten eines der genialsten Forscher der Gegenwart, dessen Name in diesem Aufsatze noch öfter genannt werden wird (Prof. Rudolf Virchow in Berlin, das Meiste beigetragen haben dürften.

Als der eigentliche Begründer der ganzen Lehre, welche nicht bloß für die Wissenschaft, sondern auch für unsre allgemeine Natur-, ja sogar Welt-Anschauung überhaupt von der größten Wichtigkeit zu werden und dieselbe auf eine bisher nicht geahnte Weise zu vereinfachen verspricht, muß demnach immer Schwann angesehen werden. Leider stand der Verallgemeinerung des von ihm aufgestellten Princips längere Zeit im Wege, daß die Pflanzenzelle, von der eigentlich die ganze Entdeckung ausging, wesentliche Verschiedenheiten von der Thierzelle darzubieten schien, und daß daher beide längere Zeit hindurch nicht als das Nämliche angesehen werden konnten. Diese Schwierigkeit wurde beseitigt durch die im Jahre 1841 durch den ausgezeichneten Botaniker H. von Mohl gemachte Entdeckung des s. g. Primordial- oder Erstlings-Schlauchs der Pflanzenzelle, welcher sich im allen Stücken der thierischen Zellhaut durchaus analog verhält. Zwar war derselbe schon von früheren Beobachtern (Kützing, Karsten, Nägeli) gesehen worden; aber Mohl war der Erste, welcher ihn in seiner wahren Bedeutung erkannte. Er ist ein dünnes, elastisches, gleichmäßiges, stickstoffhaltiges Häutchen, welches stets vor der Zellstoffhülle oder vor dem, was man bisher als eigentliche Wand der Pflanzenzelle angesehen hatte, auftritt, und durch dessen Vermittlung erst die Zellstoffhülle als eine aufgelagerte oder s. g. secundäre (nachträgliche) Bildung aus dem Zelleninhalt abgeschieden wird. Wegen seines Gehaltes an Stickstoff, welcher der Zellstoffhülle abgeht, hat ihn Schacht auch Stickstoffschlauch genannt. Damit ist denn ein in seiner ursprünglichen Gestalt der Thierzelle durchaus gleichwerthiges Gebilde gegeben, bestehend aus Hülle, Inhalt und Kern, und in allen seinen Theilen aus stickstoffhaltigen Materien oder s. g. Proteïnkörpern zusammengesetzt. Diese Gleichwerthigkeit mag um so mehr anerkannt werden, als es auch im Thierkörper nicht an zelligen Bildungen fehlt, welche der Pflanzenzelle selbst in ihrem weiteren Entwicklungszustande mit Zellhülle oder Cellulose durchaus ähnlich sind. Das deutlichste Beispiel hierfür liefert die s. g. Knorpelzelle, welche ebenfalls nach und nach auf ihrer äußeren Fläche ein der pflanzlichen Zellstoffhülle gleichwerthiges Gebilde, die s. g. Knorpelkapsel, abscheidet. Mit Rücksicht auf dieses Verhältniß hält es eine der bedeutendsten jetzt lebenden Autoritäten auf diesem Gebiete, Prof. Kölliker in Würzburg, für sehr wahrscheinlich, daß sich mit der Zeit alle stofflichen Umwandlungen der thierischen Zellwand, analog den Vorgängen an der Pflanzenzelle, auf solche nachträgliche Ablagerungen oder Niederschläge auf die Außenseite des thierischen Primordialschlauchs werden zurückführen lassen; und Prof. Remak, dessen ausgezeichneten Arbeiten wir einen großen Theil der jetzt bekannten Thatsachen über Bau und Leben der Zelle verdanken, hat neuerdings versucht, ganz nach der Analogie der Pflanzenzelle, an allen Thierzellen zwei Membranen oder Häute, eine innere oder zuerst entstehende eigentliche Zellhaut und eine zweite, durch Vermittlung jener und durch Auflagerung secundär entstehende nachzuweisen. Zwar haben sich gegen die Grundlage dieser ganzen Anschauungsweise, gegen die Existenz des pflanzlichen, von Mohl entdeckten Primordialschlauchs nämlich, von Seiten einiger Botaniker Widersprüche erhoben, welche aber gegen die Meinung der großen Mehrzahl der jetzt lebenden Gelehrten auf dem Gebiet der Pflanzenkunde nicht Stich halten konnten. Es kann wohl kaum einem ernstlichen Zweifel mehr unterliegen, daß der Primordialschlauch der Pflanzenzelle dasselbe, was die einfache Hülle an der Thierzelle ist. Der Primordialschlauch ist daher natürlich auch für das Leben der Pflanzenzelle von der höchsten Bedeutung; er bleibt, so lange Leben und bildungsfähiger Inhalt in derselben sind, und verschwindet erst, wenn das individuelle Leben der Zelle vorüber und der Verdickungsproceß ihrer Wandungen beendet ist. Er vermittelt nicht bloß die Ernährung der Zelle, sondern auch die Abscheidung der Zellstoffhülle und deren Verdickungsschichten; und er allein nimmt Theil an dem Vermehrungs- oder s. g. *Theilungsproceß* der Zelle, während die früher als die eigentliche Zellwand angesehene Zellstoffhülle dabei gänzlich unbetheiligt bleibt.*

*) Der ganze, hier erwähnte Streit ist nach neueren Untersuchungen, namentlich nach denen von Prof. *Max Schultze* in Bonn („Das Protoplasma der Rhizopoden und der Pflanzenzellen", 1863) insofern bedeutungslos geworden, als darnach die Membran- oder Zellhülle nicht mehr als *nothwendiges* Attribut der Zelle als solcher angesehen zu werden braucht und erst dort ihre eigentliche Bedeutung gewinnt, wo es sich um die Erreichung einer höheren Differenzirung und einer größeren Festigkeit der aus Zellen entstehenden Gewebe handelt, während dagegen der wichtigste Theil der Zelle von ihrem *Inhalt* oder dem s. g. *Protoplasma*, welches die eigentlich *lebende* Substanz der Zelle darstellt und bei den niedersten Pflanzen und Thieren oft zur Bildung derselben ausreicht, gebildet wird. Natürlich stellt dasselbe alsdann keine Flüssigkeit, sondern eine zähe, halbflüssige, um den Kern gelagerte und der Contraction oder Zusammenziehung fähige Substanz dar, deren eigenthümliche Bewegungs-Erscheinungen bei den niedersten Pflanzen und Thieren zum Verwechseln ähnlich sind. Eine große Gruppe von Thieren, die s. g. *Rhizopoden* oder *Wurzelfüßer*, welche auf dem Boden des Meeres leben, besteht nach *Schultze* größtentheils aus einer Substanz von der Natur des Protoplasma der Pflanzenzelle; und die Uebereinstimmung in der Structur und dem Wachsthum der Thiere und Pflanzen ist nach ihm eine noch viel größere, als man bisher anzunehmen geneigt war.

Eine Zelle würde darnach, namentlich im jungen oder im Embryonalzustande, weniger als ein Bläschen, sondern vielmehr als ein Klümpchen Protoplasma, in dessen Innerem ein Kern liegt und das sich erst nachträglich mit einer Zellhaut bekleidet, zu definiren sein. Vielleicht ist die Bildung einer chemisch differenten Wandung

So angesehen haben wir durch Thier- und Pflanzenreich, also durch die gesammte organische Natur hindurch ein ebenso einfaches, als gleichmäßiges Gebilde — die Zelle — welches als Grundlage aller anatomischen Bil-

---

auf der Oberfläche des Protoplasma's bereits ein Zeichen beginnenden Rückschritts der Zelle und steht dem Theilungs-Processe und damit dem sich erneuernden Leben der Zelle hindernd entgegen. Wäßrig flüssig ist der Inhalt nur in großen, alten, unzweifelhaft mit einer Membran versehenen Zellen. Die s. g. Intercellular- oder Zwischenzellensubstanz ist weit öfter verschmolzenes und umgewandeltes Protoplasma, als Secret der Zelle oder äußere Auflagerung auf dieselbe.

Dr. W. Kühne (Untersuchungen über das Protoplasma und die Contractilität, Leipzig 1864) beschreibt die s. g. Amoeben, einzellige Urwesen niederster Art, als mikroskopisch kleine Gallertklümpchen, ohne Zellhülle, nur aus einem mit feinen Körnchen durchsetzten Brei bestehend, der allen physiologischen Verrichtungen dient, sich bewegt, frißt, verdaut u. s. w. Diese Thierchen verhalten sich ganz wie halb geronnene Eiweißklümpchen, welche sich durch Einwirkung chemischer Stoffe äußerlich scheinbar mit einer Haut umziehen, die fremde Körper ohne Verletzung aus- und eintreten läßt. Die Amoebe zieht fremde Körper in sich hinein in derselben Weise, wie Schmutzkörnchen in Eiweißtropfen hineingelangen, ohne daß ein Loch entsteht; sie regenerirt sich und widersteht der Auflösung in Wasser durch fortwährende Stoff-Aufnahme und Abgabe. Analoge Erscheinungen zeigen sich an den contractilen Substanzen andrer Infusorien. Die Thiere können sich allerdings unter Umständen mit einer Membran, die wieder verschwinden kann, umziehen. So gerinnen die Amoeben bei einer Temperatur von 35—45 Grad und umziehen sich dabei mit einer deutlichen Membran oder häutigen Umhüllung, die aber bei noch gesteigerter Erwärmung durch gesteigerte Gerinnung wieder verschwindet. Bei rascher Erwärmung auf 45 Grad entsteht nur ein klumpiges Coagulum oder Gerinnsel ohne Haut. Auch ein Kern tritt dabei deutlich hervor, aus dem sich später junge Amoeben zu entwickeln scheinen.

Anm. zur zweiten Aufl.

dungen und vielleicht auch aller lebendigen Vorgänge im Pflanzen- und Thierkörper angesehen werden muß, und stehen damit vor einer der großartigsten und folgewichtigsten Entdeckungen der modernen Wissenschaft, welche den wichtigsten wissenschaftlichen Entdeckungen aller Zeiten an die Seite gesetzt zu werden verdient. Die Zelle muß als das eigentliche organische Element angesehen werden, welches Grund und Princip seines Lebens in sich selber trägt und welches entweder als Zelle oder mit Hülfe der aus ihm hervorgegangenen Bildungen alle Organismen im Einzelnen wie im Ganzen zusammensetzt. „Alles Organische", sagt Virchow, „ist eine Summirung von Zellen, und alle Organismen, einfach oder zusammengesetzt, sind Complexe oder Haufen von Zellen." Manche niedere Pflanzen, wie Flechten, Pilze, Moose, bleiben ebenso, wie die s. g. einzelligen Thiere, ihr ganzes Leben hindurch auf der Stufe der einfachen Zelle stehen, während andere höher organisirte Wesen wieder sich mit Hülfe desselben einfachen Gebildes zu den höchsten und complicirtesten Bildungen emporheben. Daher auch unsre zukünftigen Forschungen im Reiche der organischen Natur sich mit immer größerem Nachdruck auf diesem Gebiete geltend zu machen und das in so vielen Beziehungen noch dunkle Wesen der Zelle immer genauer zu ergründen haben werden.

Nach diesen einleitenden Worten mag das, was man bis jetzt von dem merkwürdigen in Rede stehenden Gebilde weiß, etwas näher in das Auge gefaßt werden. So einfach dasselbe auf den ersten Anblick erscheinen mag so ist es doch in der That, genauer betrachtet, schon ein ziemlich zusammengesetztes und der Untersuchung mancherlei, zum Theil noch räthselhafte Seiten darbietendes Etwas. Was zunächst dessen äußere Gestalt, Größe und anatomische Zusammensetzung angeht, so ist dasselbe, wie schon erwähnt, im ausgebildeten Zustande ein meist rundliches, bisweilen ovales Bläschen oder eine Kugel mit Hülle, Inhalt und Kern — so klein, daß es fast immer nur mit bewaffnetem Auge gesehen werden kann. Namentlich bei den höheren Wirbelthieren überschreitet die Zelle kaum jemals mikroskopische Kleinheit oder eine Größe von $1/_{100}$—$2/_{100}$ Linie, während sie um so größer wird, je tiefer wir in die Reihe der organischen Wesen abwärts steigen. Einige Gregarinen oder einzellige Thiere erreichen sogar eine Größe bis zu sieben Zehntel Linie. Die größte im menschlichen Körper vorkommende Zelle ist das Ei, das einen Durchmesser von einem Zehntel Linie besitzt. Die Pflanzenzelle, ebenfalls durchschnittlich $1/_{10}$—$1/_{100}$, bisweilen auch nur $1/_{1000}$—$1/_{300}$ Linie groß, kann in dem Mark des Hollunders, sowie in saftigen Früchten als s. g. Parenchymzelle sich so sehr aufblähen, daß sie selbst dem bloßen Auge sichtbar wird, und kann auf einer weiteren Stufe der Ausbildung in den langgestreckten Prosenchymzellen des Holzes, Bastes, Flachses, Hanfes ꝛc. sogar eine Länge von mehreren Linien erreichen. Noch länger (1—2 Zoll) sind die aus plattgedrückten Zellen bestehenden Haare der Baumwolle; sowie auch die fadenförmigen Auswüchse, welche die zelligen Körner des Blüthenstaubes in den weiblichen Theil der Blüthe hinabtreiben, oft eine bedeutende Länge erreichen. Die größten Zellen kommen jedoch bei den Algen vor. Bei den größeren Chara-Arten sind die aus einer einzigen Zelle bestehenden Stengelglieder oft bei einer Linie Durchmesser mehrere Zoll lang, bei Vaucheria, Bryopis und Caulerpa ist der aus einer Zelle gebildete Thallus zoll- bis fußlang. (Siehe Seubert, Lehrbuch der Pflanzenkunde.)

Ebenso kann die Gestalt der ursprünglich runden Zelle später auf die mannichfaltigste Weise abändern und vieleckige, cylindrische, kelchartige, band-, scheiben-, kegel- oder spindelförmige Umrisse annehmen; sie kann sternförmige Fortsätze treiben, und die Oberfläche kann glatt bleiben oder sich mit s. g. Flimmerhaaren belegen. Namentlich geschieht diese Gestaltveränderung bei der später zu betrachtenden Umwandlung der Zelle in die s. g. Gewebe der organischen Körper durch ungleichmäßiges Wachsthum in dieser oder jener Richtung, durch gegenseitiges Aneinanderstoßen u. s. w. So entstehen in den Pflanzen durch Längsdehnung der Zelle die Fasern, durch gegenseitiges Aneinanderreihen und Verschwinden der Zwischenwände die Gefäße. Durch gegenseitigen Druck werden die Zellen vier- oder sechseckig, durch Auswachsen eines Theils ihrer Wandungen sternförmig, ästig, verzweigt. Auch selbst die freie oder isolirte Zelle, welche in der Regel rundlich ist, kann bei den einzelligen Pflanzen und Thieren bisweilen sonderbare Formen annehmen.

Die Hülle, Membran oder Zellwand der

Pflanzenzelle, auch Cellulose genannt, aus Kohlenstoff, Wasserstoff und Sauerstoff bestehend, also anfangs stickstofflos, später aber durch Ablagerung einer Menge organischer und anorganischer Substanzen stickstoffhaltig, ist anfangs weich, leicht von Wasser durchdringlich, bei dessen Aufnahme die Zelle aufquillt, sich ausdehnt, farblos und durchsichtig wird. Bei ihrem ferneren Wachsthum jedoch, welches durch Anlagerung neuer Schichten von Innen her geschieht, wird sie hart, gefärbt und zeigt die mannichfaltigste Beschaffenheit in Folge der verschiedenartigen Anordnung der aufgelagerten Substanzen, wobei dadurch, daß diese Substanzen feine Lücken zwischen sich lassen, Poren oder die s. g. Tüpfel oder Tüpfelkanäle in ihr entstehen. Diese verschiedenartige, bald streifige, bald netz- oder siebförmige, bald in Windungen erfolgende Anordnung der secundären Zellmembran pflanzt sich auch auf die aus den Zellen später entstehenden Gefäße der Pflanzen fort, so daß darnach Spiralgefäße, Ringgefäße, netzförmige oder punktirte Gefäße u. s. w. unterschieden werden. Alle diese Unterschiede beruhen auf dem ursprünglichen Bau der secundären Zellmembran. Die Härte dieser Membran kann am Halme gewisser Pflanzen durch Einlagerung von Kieselsubstanzen so bedeutend werden, daß der Stahl Funken daran gibt! Die so beschriebene Cellulose ist übrigens, wie schon in der Einleitung dargelegt wurde, selbst nur ein späteres Erzeugniß der eigentlichen, mit der Haut der Thierzelle gleichwerthigen inneren, stickstoffhaltigen Hülle der Pflanzenzelle oder des

s. g. Erstlingsschlauches. Derselbe bleibt bei manchen Pflanzenzellen deren ganzes Leben hindurch, verschwindet jedoch meist mit der Verdickung der Zellwand zu Gefäßen, Holz, Mark u. s. w., oder erhält sich in einem verkümmerten Zustande. Er ist, sowie auch die Wand der Thierzelle, ein zartes, structurloses, glattes, aus einer s. g. Proteïn-Verbindung oder einem Eiweißkörper bestehendes, durchsichtiges, helles, für Wasser und wässerige Flüssigkeiten leicht durchgängiges Häutchen, welches sich bei jungen Zellen in Essigsäure und verdünnten Alkalien leicht auflöst, später jedoch bei der Mehrzahl der Zellen widerstandsfähiger gegen chemische Eingriffe wird.*)

Als der wichtigste und am meisten sich gleichbleibende Theil der Zelle muß der 1831 von Rob. Brown entdeckte Zellkern (nucleus), bei den Pflanzen auch Cytoblast genannt, angesehen werden, da an seine Thätigkeit die Erhaltung der Zelle als solcher wesentlich gebunden zu sein scheint. Verliert eine Zelle ihren Kern, so geht sie ihrem Untergang entgegen, wie z. B. das Blutkörperchen oder die Blutzelle, welche bei Säugethieren

*) Der durch die Verschiedenheit der Wandung bedingte Unterschied zwischen Pflanzen- und Thierzelle verschwindet überhaupt um so mehr, je mehr man sich an die Betrachtung der einfachsten Verhältnisse bei Urthieren (Protozoën) und Urpflanzen (Algen, Pilze) hält. Hier zeigt die Wandung niemals die durchbrochenen Verdickungsschichten höherer Pflanzenzellen, ist weich, dehnbar und besteht in vielen Fällen gar nicht aus s. g. Cellulose; diese fehlt gänzlich bei den meisten Schwärmzellen, den Spermatozoiden u. s. w. Ueberdem kommt Cellulose auch in der Zellmembran vieler niederen Thiere vor. Anm. zur zweiten Aufl.

nur innerhalb der ersten Monate des Lebens im Mutterleibe einen Kern trägt, in derselben Weise, wie bei niedrigeren Thieren das ganze Leben hindurch. Derselbe befindet sich entweder frei in der Mitte der Zelle (central) oder seitlich an ihrer innern Wand hängend (wandständig), hat eine durchschnittliche Größe von $1/500$—$1/250$ Linie, kann jedoch in seltnen Fällen (so in Ganglienkugeln und Eizellen bis $1/100$—$1/25$ Linie groß werden und fehlt in keiner jugendlichen Zelle.*) Bei der Entwicklung der jungen Zelle ist er stets schon als selbstständiges Gebilde vorhanden, und von ihm scheint der Anstoß zur Weiterentwickelung, zur Neubildung

---

*) Diese Regel erleidet eine Ausnahme bei einer Anzahl niederster, neuerdings bekannt gewordener Organismen, deren bloß aus s. g. Protoplasma bestehender Leib zu keiner Zeit ihres Lebens eine Spur von Kernen zeigt. Namentlich gilt dieses für die s. g. Protisten, eine Gruppe von niedersten, zwischen Pflanze und Thier mitten inne stehenden Wesen. Man hat daher diese kernlosen Plasmastücke als s. g. Cytoden oder Cellinen als eine niedere Entwicklungsstufe von den eigentlichen kernhaltigen Zellen unterschieden und beide Arten Elementar-Organismen unter dem Namen der Bildnerinnen oder Plastiden zusammengefaßt. Die Cytode erscheint darnach als ursprünglicher, niederer Zustand der Plastide und kann allein mit der s. g. Urzeugung in Verbindung gebracht werden, während bei der höher entwickelten, eigentlichen Zelle daran nicht zu denken ist. — Zugleich hat man die merkwürdige Entdeckung gemacht, daß der Meeresboden des offnen Oceans in Tiefen von 5000—25000 Fuß mit ungeheuren Massen solchen freien, lebenden Protoplasma's, welches — durch Urzeugung entstehend — wahrscheinlich den ersten oder Ur-Anfang alles organischen Lebens bildet, bedeckt ist. Siehe das Nähere bei E. Häckel: Beiträge zur Plastiden-Theorie (Jenaische Zeitschrift, Band V, Heft 3).

Anm. zur zweiten Aufl.

von Zellen auszugehen. Erst mit dem Erlöschen der Fortbildungsfähigkeit der Zelle verschwindet er. Er ist ebenso wie die Zelle selbst von runder oder ovaler Gestalt, meist von sehr scharfen Umrissen und zufolge **Kölliker** immer selbst wieder ein **Bläschen**, welches in seinem Innern eine helle Flüssigkeit und neben dieser oft ein noch kleineres, $^{1}/_{1000}$'—$^{1/2}/_{1000}$ Linie großes, manchmal unmeßbar kleines, manchmal aber auch bis zu $^{1}/_{100}$ Linie ansteigendes Körperchen, das s. g. **Kernkörperchen**, enthält. Der Kern quillt durch Wasser auf und zeichnet sich vor der Zellwand durch sein chemisches Verhalten aus, indem er in Essigsäure unlöslich ist und daher, wenn man die Zelle mit dieser Säure behandelt, unverletzt zurückbleibt, während alles Uebrige zu Grunde geht. Dagegen löst er sich in s. g. kaustischen Alkalien auf. — Gewöhnlich enthält jede Zelle nur **einen** Kern; doch giebt es auch deren mit mehreren, ja sogar vielen Kernen. Der Kern kann sich nämlich innerhalb einer Zelle durch Theilung vermehren, ohne daß diese selbst sich theilt. Den Namen Cytoblast (Zellenbildner) hat der Kern in der Pflanzenkunde deßwegen erhalten, weil man sich von ihm aus früher die ganze Zelle als in einer freien Bildungsflüssigkeit entstehend verstellte.

Das im Innern des Kerns enthaltene **Kernkörperchen** (nucleolus), welches sich nur bei mehr entwickelten Zellen vorfindet und eine höhere Ausbildung des Elements anzuzeigen scheint, dagegen in jüngeren Elementen fehlt, kann — bis jetzt wenigstens — als für den

Charakter der Zelle nicht durchaus wesentlich angesehen werden. Nach Leydig soll es oft nur eine verdeckte Parthie der Wand des Kerns, ein Vorsprung nach Innen sein, während es andremale deutlich als gesonderter Körper an der Wand festsitzt. Ob es einen festen Punkt oder selbst wieder ein Bläschen oder eine bloße Aushöhlung im Innern des Kerns darstellt, ist zweifelhaft; Kölliker erklärt sich für seine Bläschennatur. Ueber seine chemische Zusammensetzung ist nichts bekannt; nach seinem optischen Verhalten zu schließen, dürfte es jedoch, wie Fick angibt, aus Fett bestehen.

Die Bedeutung des Kernkörperchens ist leider noch durchaus unklar. Um so bedeutsamer ist der dasselbe enthaltende Kern, obgleich man ihn früher in der Pflanzenkunde für unwesentlich hielt und derselbe auch noch nicht in allen Pflanzenzellen aufgefunden ist. Er soll sogar nach einigen Autoren frei, d. h. ohne die Umhüllung durch die übrigen Bestandtheile der Zelle, vorkommen und sich selbstständig zu Geweben vermittelst des Stadiums der s. g. Kernfasern fortentwickeln können! Aus ihm dachte man sich früher, als man noch an die freie Zellenentstehung glaubte, die Bildung der ganzen Zelle hervorgehend. In der Pflanzenzelle bildet er den Mittelpunkt für die s. g. Saftströmungen in deren Inhalt, welche allmählig unter Auflösung des Kerns verschwinden.

Was nun weiter den Zelleninhalt betrifft, so

findet sich in der jugendlichen, noch lebenskräftigen Pflanzenzelle das s. g. Plasma oder Protoplasma, eine zähe, schleimig körnige, wachsartig glänzende, stets über die Innenseite der Zellhüllen verbreitete, mehr oder weniger dickflüssige Materie, aus stickstoffhaltigen Substanzen bestehend und als der vorzügliche Sitz des chemischen Stoffwechsels in der Pflanzenzelle angesehen. Es finden in ihr fortwährende sichtbare Saftströmungen oder Saftbewegungen statt, welche den bekannten Bewegungen der niederen Organismen sehr ähnlich, wenn nicht mit ihnen identisch sind. „Dabei bewegt sich entweder die ganze Masse, oder sie zertheilt sich in feine, vom Zellkern ausgehende und wieder zu ihm zurückkehrende Strömchen, die übrigens ihrer Lage und Richtung nach veränderlich sind." (Seubert a. a. O.) „In den Zellen mancher Wasserpflanzen rotirt die Flüssigkeit sammt allen nicht fest der Membran anhaftenden unlöslichen Theilen; sie bildet einen Strom, welcher fortwährend ringsum geht" u. s. w. (Nägeli: Die Bewegung im Pflanzenreiche, 1860.) Der übrige Raum im Innern der Zelle wird durch wässerige Zellflüssigkeit ausgefüllt, in welcher alle löslichen Stoffe des Inhalts aufgelöst enthalten sind, wie Dextrin, Gummi, Zucker, Säuren, Salze 2c., während die körnigen Bildungen, so namentlich das s. g. Chlorophyll oder Blattgrün und das Amylum oder die Stärke, Bestandtheile des Plasmas ausmachen. Auch Krystalle kommen häufig im Innern der Pflanzenzelle vor, theils einzeln, theils zu mehreren. Den Zellkern findet man dabei bald mehr seitlich in das Plasma eingebettet, bald mehr nach Innen inmitten der Zellflüssigkeit. Dippel (Beiträge zur vegetabilischen Zellenbildung, 1858) unterscheidet nochmals an dem Plasma eine Schleim- oder Hautschicht und eine innere oder Körnerschicht; aus ersterer geschieht nach ihm die Abscheidung der Zellhüllen, in letzterer geht die Aneignung der von Außen aufgenommenen Nahrungsstoffe vor sich. — Auch in der Thierzelle findet sich ein bald mehr fester, bald mehr flüssiger und klarer Inhalt. Erstere Zellen sind seltner, als letztere, und haben den besonderen Namen Körnchenzellen erhalten. Der Inhalt selbst ist natürlich sehr wechselnd, wodurch gleichzeitig wechselnde Eigenschaften der Zelle selbst bedingt werden. An allen diesen Veränderungen scheint jedoch der Kern keinen oder nur einen geringen Antheil zu nehmen; denn während sich der Inhalt umwandelt, bleibt der Kern als solcher liegen. Ein nur flüssiger Inhalt (wie in den Blutzellen) ist ebenfalls selten; meist sieht man darin, namentlich bei älteren Zellen, noch Formgebilde verschiedener Natur, wie einzelne Körnchen, Fetttropfen, Fasern, Fäden, andre Zellen, Krystalle, Pigment ꝛc., so daß man das Ganze als ein Gemenge vieler theils in Wasser gelöster, theils bloß aufgeschlemmter organischer und unorganischer Stoffe ansehen kann. Dabei ist die im Innern enthaltene Flüssigkeit meist zähflüssig und kann bisweilen sogar die Consistenz von Wachs annehmen. Manche Zellen, die s. g. Fettzellen, sind nur mit einem einzigen Tropfen flüssigen Fettes erfüllt. Die Blutzellen enthalten eine zähflüssige Lösung eines Eiweißkörpers mit Blutfarbstoff und Salzen.*)

Was die chemische Zusammensetzung des Zelleninhalts angeht, so ist dieselbe im Allgemeinen noch sehr dunkel. Doch weiß man wenigstens soviel, daß demselben mindestens ein Vertreter aus einer jeden der größeren chemischen Gruppen zukommt, welche die organischen Körper zusammensetzen, also Eiweißstoffe, Fette, Salze, Wasser oder — stickstoffhaltige, stickstofflose und anorganische Verbindungen, meist in Wasser gelöst. Manche Zellen enthalten außerdem noch besondere Substanzen, wie die der Leber, der Nieren, des Blutes &c. Aus der chemischen Analyse der Hefen- und Bierasche kann man schließen, daß bei dem Zellenbildungsproceß der Pflanzen von den unorganischen Stoffen hauptsächlich die Phosphorsäure und der phosphorsaure Kalk von Bedeutung sind. Ueberall scheint nach Beneke (Physiologische Vorträge, 1856) zur Zellenbildung Eiweiß, Fett und phosphorsaurer Kalk nöthig zu sein, und stimmen in dieser Hinsicht alle Zellen, sowie sie formell übereinstimmen, auch materiell überein. Erst später erhalten die einzelnen Zellen verschiedene materielle

*) Neuerdings will Dr. Klebs in Berlin — natürlich nur als zufälligen Bestandtheil — thierische Bildungen, s. g. Psorospermien, zur Klasse der Eingeweidewürmer gehörig, im Innern von Zellen, diesesmal von Zellen aus dem Darmüberzug des Kaninchens, welche dort gewachsen sind und die Zellen über ihre natürliche Größe ausgedehnt haben, gefunden haben — während Andere (Dr. Voit) diese Bildungen schon früher gesehen haben wollen und sie für pflanzlicher Natur erklären.

Eigenschaften durch die verschiedene Fähigkeit, diese oder jene Stoffe vorzugsweise anzuziehen, auszuscheiden, umzuwandeln rc., wie denn überhaupt im weiteren Lebensverlauf der Zelle ihr Inhalt auf die mannichfaltigste Weise chemisch umgewandelt werden kann, so im thierischen Körper in Nervensubstanz, contractile Materie, Farbstoffe, Fette rc. rc.

An diese Betrachtung der anatomischen und chemischen Verhältnisse der Zelle muß sich nothwendig eine solche ihrer Lebensverhältnisse oder eine „Physiologie der Zelle" anreihen. Leider sind unsere Kenntnisse in dieser Beziehung wegen der großen Schwierigkeiten, mit denen die Untersuchung eines so kleinen Objectes verbunden ist, noch weit lückenhafter, als in den bisher genannten, werden aber ohne Zweifel, nachdem einmal die hohe Wichtigkeit der Zelle in ihrer ganzen Bedeutung erkannt ist, durch fortgesetzte Forschungen immer mehr erweitert werden. Von einem ausgedehnteren Gesichtspunkte aus läßt sich sogar die ganze Lehre vom Leben als eine solche von den Lebensverrichtungen der Zelle auffassen, da ja alle (animalen wie vegetativen) Lebensverrichtungen des Gesammtorganismus in letzter Linie Verrichtungen von Zellen sind; und wird vielleicht eine künftige Physiologie ebensowohl mit der Lehre von der Zelle beginnen müssen, wie zur Zeit die Lehre von den Formbestandtheilen des Organismus mit ihr beginnen muß. Als die drei hervorstechendsten Charaktere dieser Lebensverrichtungen lassen sich die Vorgänge von Stoffwechsel, Wachsthum und

Fortpflanzung bezeichnen, und diese drei Vorgänge müssen sich denn auch in dem Leben der Zelle als solcher nothwendig wiederfinden lassen. „In der That", sagt Fick (Compendium der Physiologie 1860), „das Wachsthum und der Stoffwechsel des Gesammtorganismus sind, soweit man es verfolgen kann, nur Summen von Wachsthum, Stoffwechsel und Vermehrung (Fortpflanzung) in einzelnen Zellen oder in Gebilden, die aus Zellen entstanden sind." Diese Anschauungsweise hat sich namentlich in der Pflanzenkunde, in der die Entdeckung der Zelle älter ist, und in der überhaupt alle Verhältnisse einfacher und durchsichtiger liegen, derart geltend gemacht, daß Hugo von Mohl in seinem berühmten Artikel über die „Zelle" (Wagner's Handwörterbuch der Physiologie) die ganze Pflanzenphysiologie als eine Physiologie der Pflanzenzelle behandeln konnte. In dem nämlichen Sinne sagt ein nicht minder bedeutender Botaniker, Nägeli: „Die Pflanze vollbringt Alles in und durch die Zelle." „Das Leben des Organs ist die Summe der Lebensbewegungen aller seiner Zellen. Sein Wachsthum beruht auf der Kettenbewegung der auf einander folgenden Generationen von Bildungszellen; seine übrigen Bewegungen auf den Innenbewegungen aller einzelnen, besonders der Dauerzellen u. s. w." Und C. Cramer (Ueber Pflanzenarchitektonik, 1860): „Zur Zeit besteht kein Zweifel mehr darüber, daß alle Erscheinungen bei Pflanzen auf Vorgänge an der Zelle zurückzuführen sind." Auch nach Virchow beruht alle heutige Pflanzenphysiologie auf der Erforschung der Zellenthätigkeit — ein Princip, welches nach ihm auch in die thierische Oekonomie eingeführt werden muß.

Mohl, der ausgezeichnete Kenner der Pflanze und ihres Lebens, findet in der Zelle theils ein selbstständiges Leben, theils ein solches, welches abhängig von und geregelt durch die Thätigkeit der ganzen Pflanze ist. Je niedriger ein Organismus ist, um so mehr sind seine Lebensverrichtungen auf die einzelne Zelle beschränkt. In der einzelligen Pflanze (Protococcus) oder in der aus fadenförmig aneinandergereihten Zellen bestehenden (Conferve) besorgt die einzelne Zelle Alles, als Zelle, als einfaches Bläschen. Je höher hinauf, um so mehr findet eine Vertheilung der einzelnen Lebensverrichtungen an gesonderte Zellen-Complexe oder Organe statt. So wird die Einsaugung durch die Wurzel, die Athmung und die Verarbeitung der aufgenommenen Stoffe durch das Blatt besorgt u. s. w. Auch die Säfteverbreitung, die Geschlechtsverrichtung und die Fortpflanzung werden durch besondere Zellen besorgt. Mohl nennt die Zellen chemische Werkstätten, in denen die sog. unorganischen Substanzen, welche die Pflanze aufnimmt, zu organischen vereinigt werden, und welche auf diese Weise die Nahrung für sich, wie für das Thier bereiten. Diese Aufnahme oder das, was man die Ernährung der Pflanze nennt, wird lediglich durch die Zellen besorgt, wobei indessen nur flüssige oder gasförmige Stoffe die Zellwand passiren können. Unauflösliche Stoffe gehen nicht in die

Pflanze über. Die Aufnahme selbst beruht lediglich auf den bekannten Gesetzen der Endosmose, und darf man dabei nicht an eine besondere „Lebenskraft" der Zelle denken, wodurch diese die Fähigkeit erhielte, mit Wahl diese Stoffe aufzunehmen, jene abzuweisen, da die Pflanze auch fremdartige, giftige, ihr dargebotene Substanzen in sich aufnimmt, z. B. schwefelsaures Kupfer. Wenn die Pflanze dennoch bald mehr von diesen, bald mehr von jenen ihr dargebotenen Stoffen aufnimmt, so beruht dieses nicht auf einer freien Wahl, sondern ist bedingt durch die chemischen und physikalischen Verhältnisse der Zelle und ihres Inhalts zu den umgebenden Substanzen. Auch mag es Pflanzen geben, welche aus einer Auflösung nur das Wasser mit Ausschluß aller darin gelösten Stoffe aufnehmen. Nicht minder als die Ernährung sind nach Mohl auch die Saftverbreitung, die Verarbeitung und chemische Umsetzung der aufgenommenen Nahrungsstoffe, die Bildung der Ausscheidungen in der Pflanze lediglich als Folge der Zellenthätigkeit aufzufassen. Ferner ist ihr wichtigstes Geschäft, die Fortpflanzung — einerlei, ob geschlechtlich oder ungeschlechtlich — ebenfalls nur Zellenverrichtung, und das pflanzliche Keimorgan immer zuerst eine Zelle. Endlich behandelt Mohl die Zelle auch als Bewegungsorgan der Pflanze und spricht ihr eine bestimmte, z. B. an den bekannten Bewegungen der Mimosen sehr augenfällig hervortretende Reizbarkeit zu.*)

---

*) Nach neusten Untersuchungen verkürzen sich die Staubfäden gewisser Pflanzen bei mechanischer Berührung, elektrischer Erschüt-

Selbst einzelne, frei im Wasser herumschwimmende Zellen besitzen eine, freilich nur unter dem Mikroskop sichtbare Ortsbewegung. „Einzellige Pflänzchen von ovaler oder spindelförmiger Gestalt schwimmen langsam herum, bald vor-, bald rückwärts, ohne sich zu drehen. Fadenförmige, aus einer Reihe von Zellen bestehende Pflänzchen bewegen sich langsam, indem sie sich um ihre Achse drehen. Dabei ist das gebogene Ende bald nach rechts, bald nach links geneigt und scheint pendelförmige Schwingungen zu machen, weßwegen diese Pflanzen den Namen Schwingfäden erhalten haben. Aehnliche Fäden, aber kleiner und korkzieherförmig, haben eine gleiche, nur viel lebhaftere Bewegung; es ist, als ob eine kleine Schraube sich im

---

terung u. s. w. um 1/2—1/3 ihrer ganzen Länge, um sich dann langsam wieder auszudehnen. Die Ursache hierfür kann nur in einer „Reizbarkeit" der Zelle liegen oder in der Fähigkeit, durch äußere Reize zu vorübergehenden Formveränderungen veranlaßt zu werden. Aeußert sich auch diese Lebensthätigkeit der Zelle in der Pflanze wegen einfacherer Organisation und geringerer Lebensenergie minder energisch, als im Thiere, so zeigen doch solche Erfahrungen, daß sie in jener ebensowenig fehlt, als bei diesem. Nach F. Cohn (Ueber contractile Gewebe im Pflanzenreiche in „Abhandl. d. schles. Gesellschaft f. vaterl. Cultur", 1861, Heft 1) sind diese merkwürdigen Bewegungen Folge einer activen Spannung, welche die wesentlichsten Uebereinstimmungen mit den in dem contractilen und irritablen Gewebe der Thiere thätigen Kräften zeigt und analog ist den Verkürzungen der thierischen Muskeln. Als allgemeine Folgerung wird ausgesprochen, „daß das Princip des Lebens in der ganzen organischen Natur, im Thier- und Pflanzenreich das nämliche ist, nur mannichfach abgestuft nach der verschieden hohen Organisation, daß aber alle Lebenserscheinungen der Organismen auf das Leben der Zelle zurückgeführt werden müssen."

Wasser vorwärts bohrte. Viele einzellige Pflänzchen und einzellige Saamen von manchen niedern Wasserpflanzen zeigen eine Bewegung, die von der eben genannten in nichts verschieden ist. Sie gehen rasch vorwärts und drehen sich ꝛc. Auch kugelige und tafelförmige Gruppen von einzelligen Pflänzchen tummeln sich in gleicher Weise im Wasser herum. — Man hat dies die Schwärmbewegungen genannt; schwärmende Zellen haben die größte Aehnlichkeit mit Infusorien. Viele der mit selbstständiger Ortsbewegung begabten Zellen haben dünne und lange Wimpern an dem einen Ende, sind wohl auch ganz mit kurzen Wimpern behaart. Man hat dies als die Ruderorgane betrachtet, vermittelst deren sie herumschwimmen. Das wimpertragende Ende geht immer voran.“ (Nägeli, a. a. O.)

Kölliker, die erste jetzt lebende Autorität in Deutschland auf dem Gebiete der feineren thierischen Anatomie, scheidet ebenfalls die Lebenserscheinungen der fertigen (thierischen) Zellen in sog. vegetative und sog. animale. Die ersteren oder vegetativen beziehen sich auf Wachsthum und Stoffwechsel.

Wachsthum zunächst kommt nach ihm wohl allen Zellen zu und kann manchmal zu ganz kolossalen Vergrößerungen führen. Das Wachsthum der Zellhülle ist bald allseitig, bald einseitig und erscheint bald als einfache Ausdehnung, bald als Verdickung, bald als beides zusammen. Verdickungen der Zellhülle finden übrigens bei fast allen Zellen im höheren Alter, meist in geringerem, nicht selten jedoch auch in sehr bedeutendem Grade statt. Auch die Kerne und Kernkörperchen nehmen an diesem Wachsthum Antheil und gestalten sich bisweilen, wie in den sog. Saamenzellen, durch einseitiges Wachsthum zu Stäbchen oder Fäden. Das Wachsthum der Zelle hängt natürlich mit dem in ihr stattfindenden Stoffwechsel, zunächst mit der Stoffaufnahme, auf das Innigste zusammen. Der Stoffwechsel der Zelle überhaupt läßt sich in dreierlei Richtung betrachten, als Stoffaufnahme, Stoffumwandlung und Stoffabgabe, und beruht auf chemischen und physikalischen Gesetzen. Durch die dünne Wand der Zelle hindurch findet fortwährend nach den bekannten Gesetzen der Endosmose und Exosmose, der Aufsaugung u. s. w. ein lebhafter Stoffaustausch zwischen dem Inhalt der Zelle und den umgebenden Flüssigkeiten statt — ein Vorgang, welcher natürlich bei jeder besonderen Art von Zellen auch besonders oder verschieden ist, und wobei die einzelne Zelle mit großer Zähigkeit bestrebt ist, den Charakter, den sie einmal angenommen hat, festzuhalten. Jede Zelle trifft — wenn man einmal diesen Ausdruck gebrauchen will — je nach der Besonderheit ihrer Zusammensetzung eine Art Wahl unter den aufzunehmenden Stoffen, so daß z. B. bei der ersten Bildung der thierischen Wesen aus der Eizelle heraus aus dem für alle Zellen gleichmäßigen Bildungsmaterial durch diese Zelle diese, durch jene Zelle jene Stoffe vorzugsweise aufgenommen werden. Auch erhellt dieses Verhältniß sehr deutlich daraus, daß oft der Inhalt der Zellen verschieden von der sie umgebenden Flüssigkeit ist, wie z. B. bei den Blutzellen. Die Stoffaufnahme ist natürlich am stärksten bei den Zellen ohne oder mit wenig Inhalt. Ein recht deutliches Beispiel für die rasche Stoffaufnahme der Zellen liefern die in dem s. g. Unterhautzellgewebe des Körpers in ungeheurer Menge sich findenden Fettzellen, welche sich je nach dem Mangel oder Ueberfluß in der Ernährung des Körpers bald strotzend mit Fetttropfen füllen, bald ihr Fett wieder gänzlich verlieren und auf diese Weise bald Fülle und Abrundung, bald Magerkeit des Körpers erzeugen.

An die Betrachtung der Stoffaufnahme schließt sich diejenige der Stoffumwandlung, welche erwiesenermaßen im Innern der Zelle stattfindet und welche sich nicht bloß auf den Inhalt derselben, sondern auch auf ihre Hüllen oder Häute erstreckt. Denn fast alle Zellhäute werden — wie schon weiter oben angedeutet — mit dem Alter nicht nur dicker und fester, sondern nehmen auch eine andere chemische Beschaffenheit an; doch kann man nicht in allen Fällen sagen, worauf die Umänderung eigentlich beruht. Ebenso findet im Innern der Zelle Bildung neuer Stoffe oder Auflösung schon vorhandener statt, und sieht man den Inhalt selbst bald aus dem festen in den flüssigen, bald aus dem flüssigen in den festen Zustand übergehen. So können in den ersten Bildungszellen der Embryonen oder Keimlinge die mannichfachsten Neubildungen auftreten, unter denen die der verschiedenen Farbstoffe, namentlich des Blutfarbstoffs, sowie des Fettes am meisten in die Augen springen. Aber auch bei erwachsenen Geschöpfen sind Umwandlungen des Zelleninhalts ganz gewöhnliche und höchst wichtige Erscheinungen und bedingen bisweilen an einzelnen Orten durch die ungeheure Anzahl der in gleicher Weise sich betheiligenden Zellen ungemein grossartige Resultate. So wird die Abscheidung der Galle im thierischen Körper nur durch die Thätigkeit der vielen Millionen die Leber bildenden Zellen zu Stande gebracht. Die s. g. genannten Lymphkörperchen bilden Blutfarbstoff in sich und wandeln sich zu Blutzellen um. Die Schleimbildung erfolgt in den oberflächlichen Zellen der Schleimdrüsen und Schleimhäute, die Bildung des Bauchspeichels oder des Magensaftes in den Zellen der entsprechenden Drüsen ꝛc. Es gibt sogar bei niederen Thieren Drüsen, die aus einer einzigen Zelle bestehen. — Mit diesen chemischen Umwandlungen des Zelleninhalts gehen mannichfache, die Form betreffende Veränderungen Hand in Hand — Veränderungen, welche sich sowohl an der sich verdickenden Wand, als an dem Inhalt, in dem Niederschläge von Körnchen mannichfacher Art, von Farbstoffen, eiweissartigen Substanzen, Bildung von Fetttropfen, Elementarbläschen, Krystallen, Kernen ꝛc. auftreten, nachweisen lassen. Auch Bewegungen, wie die schon geschilderten Saftströmungen im Innern der Pflanzenzelle, scheinen in den Zellen niederer Thiere und im Innern der s. g. Urthiere vorzukommen. Selbst die Kerne betheiligen sich bisweilen an diesen Veränderungen im

Innern der Zelle — woher es denn namentlich kommt, daß dieselben, welche in jungen Zellen ein gleichmäßig dunkles Ansehen bieten, in älteren Zellen durch Verflüssigung ihres anfänglich zäheren Inhalts ihre Bläschennatur zu Tage treten lassen. Jedenfalls besitzt der Kern einen mächtigen, wenn auch bis jetzt des Näheren noch unbekannten Einfluß auf den Stoffwechsel und das Wachsthum der Zelle; denn ebenso, wie er die Theilung und Fortpflanzung der Zelle bedingt, ist er auch der Mittelpunkt für die Saftströmungen und für die Auflösungen und Niederschläge in derselben; und ist schon früher bemerkt worden, wie eine Zelle, die ihren Kern verloren hat, nicht weiter wächst, sondern ihrem Untergang entgegeneilt. Endlich wissen wir, welchen mächtigen und das Wachsthum in einer ganz besonderen Weise erregenden Einfluß eine Kernart, die s. g. Saamenfäden, auf den Stoffwechsel einer besonderen Art von Zellen, der Eier, ausübt. Was die die im Innern der Zelle geschehende Stoffumwandlung bedingenden Ursachen angeht, so sucht man dieselben jetzt nicht mehr, wie früher, in einer eigenthümlichen „metabolischen" Kraft der Zelle — eine Erklärung,. welche in der That nichts erklärt — sondern man begnügt sich mit der Erwartung, daß es mit der Zeit gelingen werde, alle an der Zelle beobachteten Erscheinungen des Stoffwechsels auf die bekannten Molekularkräfte zurückzuführen.

Aber die Zelle nimmt nicht bloß Stoffe auf und verarbeitet sie, sondern sie gibt auch Stoffe ab, die dann entweder aus dem Gesammtorganismus entfernt werden oder eine weitere Verwendung in dieser oder jener Weise finden. In manchen Fällen geschieht dieses so, daß die Zellen selbst dabei vergehen und durch ihren zusammenfließenden Inhalt eine Abscheidungsflüssigkeit, z. B. die Milch, liefern. Andremale jedoch bleiben die Zellen unverändert, während sie Stoffe nach außen abscheiden, und verhalten sich dann in zweifacher Weise. Entweder nämlich geben sie Stoffe, die sie von Außen aufgenommen haben, unverändert wieder ab, so z. B. die Epithelium-Zellen der Nieren, der Thränendrüse, der Lunge u. s. w., welche einfach Stoffe aus dem Blut aufnehmen und nach Außen austreten lassen; oder aber die Zellen scheiden Substanzen ab, die sie in sich bereitet haben, wie die schon erwähnten Zellen der Leber, welche Galle, die der Schleimhäute, welche Schleim abgeben u. s. w. Hierher gehören auch alle Ausscheidungen der Zelle, welche außen an ihren Wänden in fester Gestalt liegen bleiben. Die ausgeschiedenen Stoffe selbst zeigen häufig keine weitere Beziehung zu den Zellen, aus denen sie hervorgegangen sind, und dienen entweder besonderen Zwecken oder werden ganz entfernt, wie bei den Drüsen, oder bleiben in fester Gestalt außen an den Zellen liegen, indem sie entweder s. g. secundäre Hüllen um diese herum bilden oder sich zu einer bald festeren, bald weicheren Zwischenlage vereinigen, welche die einzelnen Zellen unter einander verbindet und welcher man den bezeichnenden Namen „Intercellularsubstanz" (Zwischenzellenstoff) gegeben hat. Unter dem Mikroskop erscheint dieselbe — so im Knorpel Knochen, Bindegewebe — als eine gleichmäßige Grundmasse, in welcher unzählige Zellen oder Zellenräumchen eingebettet liegen. Die Intercellularsubstanz kann auch flüssige Beschaffenheit haben, wie im Blut, welches, wenn man es als ein Gewebe auffaßt, eine Zwischenzellensubstanz darstellt, in welcher unzählige Blutzellen umherschwimmen.

Außer diesen auf Stoffwechsel, Wachsthum und Ernährung sich beziehenden Lebensverrichtungen der Thierzelle kommen an ihr nicht minder wie an der Pflanzenzelle gewisse Bewegungs-Erscheinungen in Betracht, welche Kölliker unter dem Namen der animalen Verrichtungen der Zelle beschreibt. „Wenn man will", sagt Fick a. a. O., „sind alle animalen Functionen des Gesammtorganismus Functionen von Zellen so gut wie seine vegetativen &c.," indem die anatomischen Unterlagen für die Verrichtungen des Nervensystems und der Muskeln mehr oder weniger veränderte Zellenaggregate sind. Im centralen Nervensystem sogar sind bekanntlich die Zellen noch ganz als solche erhalten, während sich die Muskelfasern durch die in ihnen eingelagerten Kerne ganz deutlich als veränderte Zellenreihen erkennen lassen und in ihrer kräftigen Thätigkeit gewissermaßen als die höchste Entfaltung dieses Theils des Zellenlebens anzusehen sind. Aber auch an einzelnen, leicht als solche erkennbaren Zellen nimmt man Bewegungserscheinungen wahr, über deren Vorkommen sich die Beobachtungen der Mikroskopiker derart von Tag zu Tag mehren, daß — während früher solche Bewegungen als höchst merkwürdige, vereinzelte Erscheinungen angesehen wurden — man jetzt zu der Annahme geneigt ist, daß der Inhalt aller und jeder thierischen Zelle in einem gewissen Stadium ihrer Entwicklung dieser Erscheinung fähig ist. Abgesehen von den Bewegungen der niedersten Thiere, deren s. g. Einzelligkeit noch ein Gegenstand des gelehrten Streites ist, wäre hier namentlich an die bekannten Bewegungen der Wimper- oder Flimmerhaare, mit denen viele Zellen bekleidet sind, und der Saamenfäden, an die bei den farblosen Blutkörperchen beobachteten Contractionserscheinungen, endlich an die Zellen des embryonalen Herzens zu erinnern, welche sich zweifellos zusammenziehen und wieder ausdehnen, ehe sich eigentliche Muskelfasern darin entwickelt haben, u. s. w. Auch am Dotter der Eier oder Keimzellen verschiedener Thiere hat man merkwürdige Bewegungen beobachtet, welche, wenn sie sich als eine wirkliche Lebenserscheinung herausstellen sollten, nach Leydig „ein sinnenfälliges Beispiel von der Irritabilität (Reizbarkeit) des Inhaltes der primären Zellen" darstellen würden. Neuerdings sah Müller (Würzburger Verhandlungen) an einem reifen Eierstocksei der Weinbergschnecke so hoch gesteigerte amöbenartige Bewegungen, daß dasselbe förmlich im Sehfelde des Mikroskops herumkroch. Jedenfalls sind nach Kölliker alle diese Bewegungen auf das Innigste mit den chemischen Vorgängen im Innern der Zellen verbunden und stellen gewissermaßen den sichtbaren Ausdruck des Stoffwechsels derselben dar.*)

Am tiefsten in die Lebenserscheinungen der Zellen eingedrungen ist Virchow, und kann nach ihm an jeder Zelle in Folge der ihr eigenthümlichen Erregbarkeit oder Reizbarkeit eine dreifache, durch auf die Zelle einwirkende Reize hervorgerufne Thätigkeit unterschieden werden: 1) Verrichtung oder Function; 2) Erhaltung, Ernährung oder Nutrition; 3) Bildung oder Formation — Thätigkeiten, zwischen denen allerdings Uebergänge zugestanden werden müssen. Kraft dieser Thätigkeiten hat nach ihm jede Zelle und zwar nicht bloß als Einzelzelle, sondern selbst da, wo sie bereits in Verbindung mit andern Zellen zu geformten Theilen zusammengetreten ist, ein gewisses selbstständiges, individuelles Leben, mittelst dessen sie ihre Umgebung bis zu einem gewissen Grade beherrscht. Sie

*) Im 1. und 2. Heft des 28. Bandes seines „Archivs für pathologische Anatomie und Physiologie" vom Jahre 1863 hat Prof. R. Virchow im Anschluß an ähnliche Beobachtungen von von Recklinghausen eine Art „beweglicher thierischer Zellen" beschrieben, welche die Lehre von der Reizbarkeit der lebenden Elemente in einer unerwarteten Weise erweitert. Er sah unter seinen Augen durch das Mikroskop aus anfänglich runden Knorpelzellen durch successive Ausstülpung von Fortsätzen fadenförmige Gebilde der merkwürdigsten Art entstehen, welche manchmal gar kein zelliges Ansehen mehr hatten. Dieselben Formen entstehen auch innerhalb der s. g. Kapseln der Knorpelzellen und gleichen zuweilen täuschend niederen Thierformen. Der ganze Vorgang ist nach Virchow ein unzweifelhaft vitaler und nicht eine bloß physikalische Erscheinung, wofür man ihn früher theilweis gehalten hatte.

Anm. zur zweiten Auflage.

hat vor Allem die eigenthümliche Fähigkeit, aus den nächstgelegenen Gefäßbahnen mittelbar oder unmittelbar und nach ihrem jedesmaligen Bedürfniß Material zur Ernährung oder zu sonstigen Zwecken an sich zu ziehen, weiter zu verarbeiten, umzusetzen; ferner auf sie treffende Reize eine Gegenwirkung zu äußern u. s. w. Vieles, das man früher als Folge der Thätigkeit der Gefäße ansah, weist Virchow als Thätigkeit der Zellen nach, so namentlich die Vorgänge der schon öfter besprochenen Ernährung. Es gibt Gewebe mit wenig oder gar keinen Gefäßen, über deren Ernährungsweise bisher ein tiefer Schleier des Geheimnisses lag, und welche durch die Thätigkeit der Zellen in Wirklichkeit auf das Beste ernährt werden. Aber auch in gefäßreichen Theilen finden dieselben Vorgänge statt, und muß auch hier die Ernährung der Theile wesentlich als ein Act der Anziehung der Gewebselemente auf die Ernährungsflüssigkeiten nach jeweiligem Bedürfniß angesehen werden. Von der Thätigkeit der Nerven ist diese Thätigkeit der Elemente ganz unabhängig, da in den Embryonen oder Keimlingen die ersten Anlagen des Nervensystems selbst erst durch Zellen zu Stande kommen; da weiter bei den untersten Thierklassen, sowie in der ganzen Pflanzenwelt ein Nervensystem unbekannt ist; da man Zellenbewegungen an faulenden, dem Einfluß des Nervensystems ganz entzogenen organischen Substanzen beobachtet hat; und da endlich selbst an dem Muskel eine Reizbarkeit ohne Nerven bekannt geworden ist!

Auch pflanzen sich diese in gesundem Zustande normalen Thätigkeiten unmittelbar in die abnormen oder kranken fort, so daß bei allen krankhaften Vorgängen des Körpers jedesmal die Zellen in irgend einer Weise betheiligt sind, — eine Betheiligung, welche Virchow in glänzender Weise nachgewiesen und damit der ganzen Krankheitslehre einen neuen und höchst fruchtbaren Anstoß gegeben hat. Ja bis zu dem kühnen und in manchen ärztlichen Gemüthern vielleicht sehr ängstliche Empfindungen rege machenden Ausspruch hat sich Virchow erhoben: „Das Wesen der Krankheit ist die veränderte Zelle" — ein Ausspruch, der uns mit einemmale von einem ganz neuen Standpunkte aus der Lösung eines großen und so lange vergeblich gesuchten Räthsels nahe zu bringen scheint. Diejenigen, welchen der Ausspruch zur Zeit verfrüht erscheinen will, mögen sich daran erinnern, daß der menschliche Geist bei der Auffindung neuer Theorieen oder Grundsätze fast immer der Wissenschaft oder seiner Zeit vorauseilt, und daß ein genialer Kopf aus einer kleineren Summe von Thatsachen Schlüsse abstrahirt, welche der gewöhnliche Verstand bei einer weit größeren ihm zu Gebote stehenden Anzahl von Mitteln nicht findet. Ein gerechter Beurtheiler Virchow's (Richter) hat dabei sehr passend an das Wort des Dichters erinnert: „Es schreiten den großen Geschicken ihre Geister stets voran."

Auf diesem Wege hat auch Virchow eine andre Seite des Zellenlebens aufgehellt, welche bisher nur andeutungsweise berührt werden konnte und deren genauere

Betrachtung wir ihrer großen Wichtigkeit halber bis hieher aufgespart haben — es ist die Frage nach der **Entstehung und Fortpflanzung der Zelle**. Eine Frage, welche mit den größten Räthseln des Daseins und mit den tiefsten philosophischen Aufgaben, die sich der Menschengeist überhaupt vorzulegen im Stande ist, in fast unmittelbarem Zusammenhange steht! Sie ist zum Theil gleichbedeutend mit der Frage: „Woher kommen Pflanzen, Thiere, Menschen? woher der Wunderbau des Organismus? woher das Leben selbst? — Als **Schwann** sein epochemachendes Buch veröffentlichte, hatte man noch keine Ahnung von dem heute fast als Axiom angenommenen Grundsatz, daß Zellen nur aus Zellen entstehen können, und da man dieselben oft rasch und in großer Menge an Orten entstehen sah, an denen bis da normale Zellenelemente nicht bekannt waren, so zweifelte man nicht im Geringsten an dem Dasein der freien oder freiwilligen Zellenbildung, der s. g. generatio aequivoca u. spontanea der Zellen. Nach der darüber aufgestellten Theorie sollten sich dieselben, ähnlich wie in der anorganischen Natur der Krystall aus der s. g. Mutterlauge hervorgeht, aus einer gestaltlosen organischen Mutterflüssigkeit oder einem Zellbildungssaft, dem s. g. **Cytoblastem** oder **Blastem** schlechtweg (mucus matricalis), durch Verdichtung darin enthaltener Stoffe hervorbilden. Zunächst sollten sich in dieser eiweißartige Stoffe, Fett und Salze enthaltenden und in der Thierwelt als aus dem Blute abgelagert angesehenen Substanz kleine Körnchen, die s. g. **Molekular**-

körnchen, niederschlagen, durch deren Zusammentreten die Elementarkörper entstehen. Aus diesen bilden sich die Zellenkerne, welche die Grundlage zu der nun entstehenden Zelle selbst werden, indem sich ein feines Häutchen um einen oder mehrere solcher Kerne niederschlägt, welches sich allmählig von diesen abhebt, durch Einsaugen von Flüssigkeit ausdehnt und so schließlich eine wahre Zelle entstehen läßt. Diese 1838 von dem Botaniker Schleiden aufgestellte Theorie wurde lange Zeit hindurch die Quelle zahlloser Irrthümer, obgleich derselben gegenüber schon frühe die Botaniker Unger und Nägeli die große Verbreitung eines andern Modus der Zellenentstehung, der s. g. Theilung bereits vorhandener Zellen, in der Pflanzenwelt nachgewiesen hatten. Aber dennoch glaubte man daneben die freie Zellenentstehung immer noch festhalten zu müssen, bis sich in der thierischen Physiologie die Stimmen der Forscher mehr und mehr gegen dieselbe erhoben. Nachdem Männer wie Reichert, Remak, Kölliker die Bahn gebrochen hatten, durfte Virchow es wagen, vor wenigen Jahren offen den Satz aufzustellen: Omnis cellula ab cellula oder: Jede Zelle stammt von einer andern Zelle — ein Satz, welcher immer wie ein Merkpfeiler an einem der großen Wendepunkte der Wissenschaft stehen, und in Verbindung mit dem der Name seines Urhebers so lange genannt werden wird, als es eine Wissenschaft unter Menschen gibt. Er wird auch nichts an seiner Wichtigkeit oder Bedeutung einbüßen, wenn die weiterschreitende

Forschung dahin kommen sollte, ihn bis zu einem gewissen Grade einzuschränken und nachzuweisen, daß Ausnahmen von der durch ihn bezeichneten Regel einst stattgefunden haben müssen oder selbst heute noch stattfinden. Denn selbst zugegeben, daß alle jetzt vorhandenen Zellen von einer Urzelle abstammen könnten, so begegnet doch die Lehre von der continuirlichen Fortpflanzung der Zellen einer unausweichlichen Schwierigkeit, der Frage nach der Entstehung dieser ersten oder Urzelle nämlich! Sucht man sich diese Schwierigkeit mit den Hülfsmitteln der Wissenschaft so weit als möglich klar zu machen, so wird man entweder zu der durch neuere geologische Forschungen gestützten Meinung hingeführt, daß von einem Anfang des organischen Lebens auf Erden überhaupt nicht die Rede sein könne, oder zu der wahrscheinlicheren, daß eine freie Zellenentstehung allerdings im Bereiche der natürlichen Möglichkeit oder Wirklichkeit liegt, daß aber zu dem Zustandekommen derselben jedenfalls ganz besondere und uns bis jetzt unbekannte Bedingungen oder Umstände gehören müssen. Vielleicht hat ein Zusammentreffen solcher Bedingungen in der Geschichte der Erde nur einmal stattgehabt und kehrt nicht mehr wieder; vielleicht findet es öfter statt, kehrt aber nur in großen, weit von einander entfernten Zeiträumen der Erdgeschichte zurück; vielleicht aber ist es immer und selbst in der Gegenwart möglich und vorhanden, aber so selten oder so sehr von besonderen, uns unbekannten Umständen abhängig, daß das Resultat bis jetzt nirgendwo unsrer directen Beobachtung zugänglich werden konnte.*) Wäre dieses der Fall, und wären diese Umstände uns bekannt und von uns herstellbar, so müßte selbst die Möglichkeit einer künstlichen Erzeugung von Zellen aus dem vorhandenen Rohmaterial zugegeben werden. „Wären wir erst Herr der Bedingungen“, sagt der berühmte Ludwig (Lehrbuch der Physiologie, 1858), „durch welche wir Eiweiß in diesen oder jenen beliebigen Fermentkörper umwandeln, oder überhaupt derjenigen, durch welche wir das Eiweiß in jedes abgeleitete und zum Zellenwachsthum brauchbare Atom umsetzen könnten, durch welche wir elektrische Gegensätze in ihnen zu entwickeln im Stande wären u. s. w., so würde auch die künstliche Bildung und Entwicklung der Zelle nicht lange auf sich warten lassen &c.“ Selbst an Versuchen hierzu hat es, als man noch an die Allgemeinheit der freien Zellbildung glaubte, nicht gefehlt. Ascherson schüttelte flüssiges Fett und flüssiges Eiweiß mit einander und erzeugte auf diese Weise mit Eiweißhüllen

---

*) Die ganze hier berührte Schwierigkeit ist neuerdings zum größten Theile gehoben worden durch die Entdeckung jener einfachsten und unvollkommensten organischen Wesen oder Bildungen, welche noch weit unter der Stufe der einfachen Zelle stehen, und aus denen sich diese erst als höhere Entwicklungsstufe hervorbildet; sowie durch die auf diese Entdeckung gebaute, berühmte Moneren-Theorie von Prof. E. Häckel in Jena. Das Nähere über diese Theorie, sowie über die s. g. Autogonie oder Selbstzeugung der Moneren siehe in Häckel's Schriften, sowie in einem kurzen Auszug in des Verfassers: „Sechs Vorlesungen über die Darwin'sche Theorie“. Ende der ersten Vorlesung.

Anm. zur zweiten Aufl.

umgebene und den Zellen einigermaßen ähnliche Fett-tröpfchen oder die berühmt gewordenen Ascherson'schen Bläschen; und ganz neuerdings ist es Prof. Traube in Berlin gelungen, durch Vereinigung zweier Flüssigkeiten im Laboratorium künstliche Zellen herzustellen, die wenigstens in Bildung und Wachsthum ihrer Membranen sich mit den natürlichen Zellen vergleichen lassen.

Einerlei indessen, wie man diese Sache, welche zur Zeit noch mehr philosophischen, als eigentlich empirisch-wissenschaftlichen Gesichtspunkten zugänglich erscheint, ansehen mag — für das unsrer Kenntniß und Beobachtung unterliegende Feld der Wissenschaft gilt der Virchow'sche Satz zunächst als Regel und zwar als eine unsre Meinungen und die Richtung unsrer Forschung auf das Wesentlichste bestimmende. Er lehrt uns durch die ganze organische Welt hindurch ein einheitliches Gesetz ununterbrochener Entwicklung und alles vorhandene Leben als Erzeugniß eines vorangegangenen Lebens erkennen und nöthigt uns damit in der praktischen Verfolgung der Wissenschaft zu einem für diese höchst fruchtbaren Eindringen in ganz unbekannte Verhältnisse. Denn überall, wo wir nunmehr neue Zellen auftreten sehen, können wir uns nicht mehr damit begnügen, dieses Auftreten als etwas einer weiteren Erklärung nicht Bedürftiges anzusehen, sondern sind genöthigt, uns sogleich die wichtige Frage nach ihrer Herkunft, nach ihrem Ursprung vorzulegen.

Die ganze Lehre von der Zellenentstehung hat, wie man sieht, ungefähr dieselben Stadien oder Uebergänge durchlaufen, wie die bekannte Lehre von der generatio aequivoca oder der freiwilligen Zeugung organischer Wesen überhaupt, welche früher ebenfalls als wissenschaftliches Axiom galt, dann aber nach und nach verdrängt wurde durch das berühmte Harvey'sche: Omne vivum ex ovo (alles Lebende stammt aus dem Ei), ein Satz, welcher seinerseits dem genaueren Omne vivum ex vivo (alles Lebende stammt vom Lebenden) weichen mußte. Alle drei weichen jetzt dem noch neueren Omnis cellula ab cellula — da es ohne Zelle kein organisch-gestaltetes Leben gibt, und da einer freien Zeugung organischer Wesen eine freie Zeugung von Zellen nothwendig vorangehen muß. Der zur Zeit noch von einzelnen Seiten her fortgesetzte Widerstand gegen die allgemeine Anerkennung des Satzes scheint mehr und mehr aufgegeben zu werden. Selbst der Botaniker Schleiden, welcher, wie erzählt, einst das bekannte Schema der freien Zellenentstehung aufgestellt hat, scheint anderer Ansicht geworden zu sein. Wenigstens sagt er in einem Artikel über die Einheit des Menschengeschlechtes (1860) wörtlich, „daß jedes Thier, jede Pflanze doch nie aus formlosem Stoff, sondern aus einer oder mehreren Zellen hervorgeht, und daß diese Zellen wiederum nur als Product andrer organischer Zellen auftreten können, daß also jedes Individuum naturgesetzlich durch seine ersten Keimzellen mit einem andern schon vorhandenen Individuum zusammenhängen, d. h. von demselben abstammen muß."

Stehen also nach Allem auch „der Annahme einer

freien Zellenentstehung in Gemengen organischer Stoffe und einer dereinstigen Erklärung derselben aus den allgemeinen mechanischen Eigenschaften der Materie" (Fick) principielle oder philosophische Schwierigkeiten nicht im Wege, so muß doch zur Zeit und für den augenblicklichen Umfang unsrer Kenntnisse Omnis cellula ab cellula als Richtschnur unsrer Forschungen und Meinungen festgehalten werden, und fragt es sich im Einzelnen dabei nur, auf welche Art und Weise diese Zellenvermehrung oder Fortpflanzung zu Stande kommt?

Die gewöhnlichste und verbreitetste Art derselben ist die durch s. g. Theilung, d. h. die vorher einfache Zelle theilt sich in zwei oder mehrere Zellen, wobei jedesmal eine Theilung des Kerns vorangeht, und auf welche eine s. g. Einfaltung oder Einschnürung der Zellwand (bei der Pflanzenzelle des Primordialschlauchs) und schließlich ein Auseinanderfallen an der abgeschnürten Stelle nachfolgt, nachdem die Zellen vorher nur noch wie durch einen dünnen Faden zusammengehangen hatten. Dabei soll nach Kölliker der Theilung des Kernes, wo Beobachtung möglich, eine Theilung des nucleolus oder des Kernkörperchens vorhergehen. Gewöhnlich ist die Theilung eine einfache oder eine s. g. Zweitheilung, bisweilen jedoch auch eine mehrfache, wie z. B. bei der Entstehung des pflanzlichen Pollen, wo sich aus einer Zelle deren 2, 3, 4, ja 5 oder 6 neue bilden. Auch die niedersten Thierchen, die s. g. Protozoën und die Infusionsthierchen, pflanzen sich auf diese Weise durch Theilung ihres vorher einfachen Leibes in zwei fort — ein Vorgang, der oft sehr rasch vor sich geht und durch alle seine Stadien hindurch unter dem Mikroskop mit Leichtigkeit beobachtet werden kann.

Eine Unterabtheilung dieser Art der Zellenvermehrung ist die s. g. Knospenbildung, wobei sich in einer vorher einfachen Zelle der Kern mehrfach theilt und die Zellwand an mehreren Stellen gewissermaßen vor sich herschiebt oder ausstülpt, so daß allmählig „die alte Zelle unmittelbar vor dem Abfall der neuen das Ansehen einer Traube bekommt, deren einzelne Beeren auf sehr feinen Stielen sitzen.“ (Ludwig.)

Die Theilung ist nicht bloß die häufigste und wichtigste Art der Zellenvermehrung, sondern vielleicht sogar die einzig wirklich existirende und im Stande, nach dem Gesetze der einfachen arithmetischen Progression in verhältnißmäßig sehr kurzer Zeit aus einer einzigen Zelle eine unglaubliche Menge neuer Zellen zu erzeugen. Schleiden (die Pflanze und ihr Leben) berechnete, daß an einem schnell wachsenden Pilz, dem s. g. Riesenbovist, in jeder Minute 20,000 neue Zellen entstehen. Aus einer Vorticelle entstehen nach vier Tagen 140 Billionen neuer Individuen. „Die Structur der Schwämme“, sagt Tuttle (Geschichte und Gesetze des Schöpfungsvorganges, 1860), „besteht in einer einfachen Zusammenhäufung von Zellen. Ihr Keim ist eine einfache Zelle, welche unter günstigen Bedingungen sich in der Mitte abschnürt und zwei ähnliche Zellen erzeugt. Diese theilen sich wieder und so fort. Die Vervielfältigung geht mit solcher Schnelligkeit vor sich, daß eine einzige Zelle sich binnen 24 Stunden in Billionen umwandelt." Bei den Pflanzen, bei denen man früher das Vorhandensein des Theilungsprocesses entweder gar nicht oder nur in beschränktem Maße zugeben wollte, geschieht alle vegetative Zellbildung, d. h. die Vorgänge des Wachsthums, entweder durch einfache Zweitheilung — oder durch Viertheilung in einer beschränkten Anzahl von Pollen- und Sporenbildungen bei den entwickelten Kryptogamen.

Außer der beschriebenen Weise der Fortpflanzung spricht man noch von einer s. g. endogenen Zellenbildung oder von der Bildung s. g. Tochterzellen im Innern s. g. Mutterzellen, wobei sich aus dem Inhalt einer gegebenen Zelle eine Anzahl neuer Zellen hervorbildet, ohne daß die ursprüngliche Zellwand eine andre Theilnahme zeigt, als daß sie sich da, wo ihre Ausdehnung nicht bereits groß genug ist, zur Beherbergung der jungen Brut nach Bedürfniß ausdehnt. Sie kann erhalten bleiben oder schließlich platzen und die in ihr enthaltenen jungen Zellen frei werden lassen. Die Botaniker von heute nennen diese Art der Zellenvermehrung (welche aber eigentlich auch nichts Anderes ist, als eine Vermehrung durch Theilung, nur ohne Mitbetheiligung der Membran) und in diesem beschränkten Sinne jetzt noch die freie Zellenbildung, lassen sie auch nach dem früher geschilderten Modus der ehemals geglaubten freien Zellenbildung, nur innerhalb einer gegebenen Zellwand, vor sich gehen und behaupten, daß sie sich in einer bestimmten Anzahl von Fällen, welche sich auf die Reproductionsorgane beziehen, vorfinden, so bei der Zellbildung im Embryosack der Phanerogamen, bei der Bildung des s. g. Keimbläschens, überhaupt bei den meisten s. g. Endospermbildungen im Embryosack, ferner in den Sporenschläuchen der Flechten und schlauchbildenden Pilze — während in der thierischen Physiologie die Existenz eines solchen Modus der Zellbildung mehr oder weniger in Frage gestellt wird. Vielleicht ist die endogene Zellbildung nach Kölliker nur eine gewöhnliche einfache Zelltheilung innerhalb einer s. g. secundären oder später abgelagerten Membran, und gehen ihr vielleicht immer Theilungen des Zellenkerns in mehrere Kerne vorher.*)

*) Uebrigens hat Prof. Buhl neuerdings eine Beobachtung einer endogenen freien Zellbildung von Eiterkörpern in großen Mutterzellen (3—20 in einer Zelle) beschrieben, die ihrerseits wahrscheinlich von den Pflasterepithelien der Lungenbläschen herrühren, — eine Bildung, welche als ganz analog der freien Zellbildung in der Zelle des Embryosacks der Pflanzen angesehen werden kann. Damit wäre — steht die Beobachtung fest — auch für den Thierkörper die Möglichkeit einer freien Zellbildung innerhalb einer umschließenden Membran ohne Kerntheilung und ohne nachherige Umhüllung mit Inhaltsportionen nachgewiesen — wenn auch vorerst nur bei Gelegenheit eines krankhaften Vorganges. (Virchows Archiv, XVI, 1 u. 2.) Auch hat noch nach Buhl Remak die Beobachtung von andern Stellen her bestätigt und erwähnt einer Vermuthung Pringsheim's, wornach vielleicht Gewebe immer nur aus Zellentheilung hervorgehen, Zellen aber, welche die Mutterzelle verlassen und frei werden sollen, auf endogenem Wege aus dem Inhalte von Mutterzellen nach dem Schleiden-Schwann'schen Schema entstehen. (Ebenda, XX, 1 u 2.)

Was die inneren **Ursachen** für den eigenthümlichen Lebensvorgang, welcher an der Zelle bei Gelegenheit ihrer Vermehrung oder Theilung stattfindet, betrifft, so gestattet der dermalige Zustand unsrer Kenntnisse noch nicht, eine Erklärung derselben zu geben, so wünschenswerth und bedeutsam dieselbe auch sein möchte. Doch kann man sich einstweilen der Vermuthung **Kölliker's** anschließen, daß die Kerne als Anziehungspunkte auf die Masse der Zelle wirken und durch ihre Anregung diese zu Zusammenziehungen nöthigen, als deren schließliches Resultat die Abschnürung der Zelle in zwei erfolgt. —

Soviel über die Zelle, soweit sie sich als einzelnes, isolirtes, vom Gesammtorganismus abgetrenntes Gebilde betrachten läßt — was freilich immer nur mit Mühe und mit einigem dem eigentlichen Sachverhalt angethanen Zwang, sowie mit Hülfe der Uebertragung mancher an der Betrachtung des Ganzen gewonnener Erkenntnisse auf das Element selbst geschehen kann. Jedoch nur ausnahmsweise bleibt eine Zelle für sich bestehen, um einen ganzen Organismus oder ein Organ u. s. w. zu bilden; der weitaus größte Theil findet keine Gelegenheit, sein Leben selbstständig für sich zu erhalten, sondern geht alsbald in der Weiterentwicklung des Ganzen, dem er ange-

— Eine hierher gehörige ähnliche Beobachtung von Bildung s. g. **Schleimzellen** im Innern der Ephithelium scylinder des Dünndarms einer Ente im Zustande der Verdauung, allerdings auf Grund sich theilender Kerne, veröffentlichte vor Kurzem Dr. **Eberth**. (Ebenda, XXI. 1.)

hört, auf — wobei denn die einzelne Zelle entweder bleibt und als solche an der Bildung des Körpers theilnimmt, oder, nachdem sie ihre Aufgabe erfüllt hat, untergeht, oder endlich sich zu s. g. Geweben weiterentwickelt und dabei ihre Selbstständigkeit mehr oder weniger aufgibt. Uebrigens hat Virchow gezeigt, daß es auch Gewebe gibt, in denen die einzelne Zelle ihre Selbstständigkeit beibehält und als solche zu functioniren fortfährt, wie die Zellen der s. g. Epithelialgebilde und die Drüsenzellen, und daß selbst da, wo dieses nicht der Fall ist, auch die veränderte Zelle als s. g. organisches Element immer noch eine gewisse selbstständige Thätigkeit und einen bestimmten Einfluß auf ihre Umgebung übrigbehält, sowie sie auch jederzeit durch auf sie einwirkende Reize zu erneuerter Thätigkeit, ja sogar zur Wiedererzeugung junger Zellen angespornt werden kann. Was dabei die Lebensdauer der einzelnen Zelle anbetrifft, so bewegt sich dieselbe innerhalb der weitesten Gränzen. Während manche vielleicht nur vom Gesammtorganismus an Lebensdauer übertroffen werden, haben andre wohl nur eine äußerst kurze und in Augenblicken vorübergehende Existenz. Der Untergang von Zellen im Organismus, dem jedesmal ein Verschwinden des Kerns vorangehen soll und der, abgesehen von zufälliger Zerstörung, durch Verflüssigung oder Vertrocknung erfolgt, ist häufig genug von den Mikroskopikern beobachtet worden. Die Botanik unterscheidet nach Nägeli ganz bestimmt zwischen s. g. Dauerzellen, welche meist so lange bestehen, als das Organ, dem sie angehören, und s. g. Mutter- oder Bildungszellen, deren Lebensdauer ziemlich kurz ist, da ihre Lebensbewegung bald in die der Tochterzellen übergeht, und welche die Aufgabe haben, die Bewegung, die ihnen von einer früheren Generation mitgetheilt wurde, auf eine spätere zu übertragen und die Zahl der Zellen zu vermehren. „Die Organe, deren Bildungszellen nach einer bestimmten Zeit alle in Dauerzellen übergehen, sterben nothwendig mit ihren Zellen ab, die Blätter in der Regel vor Jahresfrist. Es gibt andre Organe, in denen die Kettenbewegung der Zellenbildung immer nur in den einen Parthieen aufhört, in den anderen dagegen fortdauert. Solche Organe können äußerst lange leben; manche Bäume während Jahrtausenden. Sie bestehen aus abgestorbenem Gewebe, aus noch lebensthätigem Dauergewebe und aus zartem Bildungsgewebe. Die Bildungszellen eines Baumes befinden sich an den Spitzen seiner Aeste, Zweige und Wurzeln, und überall zwischen Rinde und Holz. Die lebendigen Dauerzellen folgen zunächst nach innen und außen. Aus todten Zellen besteht das Mark, das Kernholz und die trockne äußere Rinde", u. s. w. (Nägeli a. a. O.) Ueberhaupt lassen sich alle diese Verhältnisse und namentlich der Uebergang der Zellen in die Gewebe an der Pflanze am leichtesten und einfachsten überschauen. Als der Grundstock aller in der Pflanze vorkommenden Gewebe kann das einfachste derselben, das aus lauter aneinanderstoßenden Zellen bestehende, dünnwandige, vorzugsweise mit Plasma erfüllte Zellengewebe (oder das s. g. Urparenchym) angesehen werden. Aus ihm bilden sich alle übrigen hervor, wie das Bildungsgewebe, Korkgewebe, Fasergewebe, Holzgewebe, Gefäßgewebe, Oberhautgewebe, die Anhangsgebilde, wie Haare, Schuppen, Drüsen, Stacheln rc. Das Holz, welches unserm bloßen Auge als eine gleichmäßige Masse erscheint, enthüllt uns unter dem Mikroskop seinen zelligen Bau. „Was wir als festes Holz zu den verschiedensten Zwecken verwenden", sagt Beneke a. a. O., „geht aus der allmähligen Umwandlung zarter Zellen hervor und bestand einst aus ebenso lockrem Gewebe, wie der junge grüne Zweig der wachsenden Pflanze." Aber mit zunehmendem Alter verdicken sich die Wandungen der Zellen durch abgelagerte Stoffe, welche zuletzt auch das Lumen derselben selbst ausfüllen, derart, daß schließlich festes Holz daraus wird. Die pflanzlichen Gefäßbündel bestehen aus Reihen senkrecht über einander liegender und langgestreckter Zellen, zwischen denen die Zwischenwände durch Aufsaugung verschwunden sind, und durchziehen die Pflanze als ein zusammenhängendes System von Oben bis Unten; die Haare sind verlängerte Zellen der Oberhaut, die Borsten dickwandige, verholzte Haare u. s. w. „Alle Organe", sagt Nägeli, „sind in ihrem frühesten Stadium eine Zelle, sind also einander in gewissem Sinne gleich. Aber diese ursprünglichen Zellen haben ein ungleiches Entwicklungsvermögen; aus der einen wird ein Zweig, aus der andern eine Wurzel, aus dieser ein Laubblatt, aus jener ein Staubfaden, aus einer andern ein Haar. Diese Zelle entwickelt sich zu einem kugeligen, jene zu einem flächenartigen, jene zu einem fadenförmigen Organe." Viele tausende von Zellen sind zusammengefügt, um ein Blatt, Millionen, um das kleinste Pflänzchen zu bilden. „Ein einziges Blatt der Pappel", sagt C. Cramer (a. a. O.), „kann schon viele Millionen von Zellen in sich fassen."

Je nachdem eine Pflanze nur aus Zellen zusammengesetzt ist oder neben diesen die geschilderten, auf einer höheren Stufe der Ausbildung stehenden Gefäße besitzt, unterscheidet man zwei große Abtheilungen des Pflanzenreichs: Zellenpflanzen und Gefäßpflanzen. Erstere werden von den niedrigsten Formen der Pflanzenwelt gebildet, wie Schimmel, Wasserfäden, Pilze, Flechten, Moose, Algen, und bestehen oft nur aus einfachen Reihen von Zellen, während zu den letzteren alle übrigen, höher organisirten Pflanzen zu rechnen sind. Die Sporen (Fortpflanzungszellen oder Keimkörner der blüthenlosen Gewächse), sowie die s. g. Schwärmsporen oder Schwärmzellen, welche sich durch ihre wunderbaren, fast willkührlich erscheinenden Bewegungen auszeichnen, endlich der Pollen oder Blüthenstaub der höher entwickelten Pflanzen sind gar nur einzelne, für sich bestehende Zellen. — Ihre ursprünglich rundliche Form kann natürlich, wie schon früher angedeutet, die einzelne Zelle bei der Fortentwicklung zu Geweben nicht beibehalten, sondern nimmt je nach den Umständen nach und nach die verschiedensten, bald vieleckige, bald langgestreckte, bald sternförmige, bald ganz unregelmäßige Formen an. So ist es denn leicht einzusehen, wie das ganze Wachsthum der Pflanze, von den niedersten bis zu den höchsten Formen, auf einer stetigen Vermehrung von Zellen und Neubildung derselben zu Geweben beruht. „Jede Pflanze und jedes einzelne Organ", sagt Nägeli, „beginnt, wenn wir es zurückverfolgen bis auf seinen allerersten Anfang, als eine Zelle, und seine ganze Entwickelung, sein ganzes Wachsthum besteht darin, daß von dieser Zelle und ihren Abkömmlingen neue Zellen erzeugt werden."

Und Schleiden (die Pflanze und ihr Leben):

„Wo wir an alten feuchten Mauern und Bretterzäunen, an Gläsern, in denen wir zur Sommerszeit während mehrerer Tage weiches Wasser stehen ließen, einen zarten, schöngrünen, oft fast sammetartigen Anflug finden, da begegnen wir den ersten Anfängen der Vegetation. Unter dem Mikroskop entdecken wir in diesen grünen Massen eine Menge kleiner, kugelrunder Zellen mit Saft, farblosen Körnchen und Chlorophyll erfüllt. An andern Orten finden sich ähnliche, gelbliche, braune, rothe Zellen, und fast alle darf man, wenigstens zur Zeit noch, als ganz vollständige Pflanzen ansehen, welche von den Botanikern mit verschiedenen Namen belegt sind. Die passendste Bezeichnung dafür ist Urbläschen. Von dieser einfachen, als Pflanze selbstständig vegetirenden Zelle nimmt die Entwickelung der Pflanzenwelt ihren Ausgang und steigt durch immer größere Combinationen und Verwickelungen endlich bis zu den complicirtesten Pflanzen auf, die wir als die höchste Stufe anzusehen gezwungen sind."

Im Princip nicht anders, aber verwickelter und weniger leicht zu durchschauen liegen die Verhältnisse im Thierkörper. „Das Schicksal der Zellen", sagt Kölliker, „welche in früheren oder späterer Zeiten im Organismus sich finden, ist ein sehr verschiedenartiges. Ein sehr beträchtlicher Theil derselben bleibt nur kurze Zeit im ursprünglichen Zustande bestehen und verschmilzt später mit andern zur Bildung der höheren Elementartheile. Ein anderer Theil geht zwar keine solchen Verbindungen ein, ändert jedoch mehr oder weniger seine frühere Natur und bildet höher organisirte Formen. Viele Zellen endlich machen nie Metamorphosen durch, bleiben vielmehr als Zellen bestehen, bis sie früher oder später, oft erst mit dem Untergange des Organismus, zufällig oder typisch vergehen &c. Diesem zufolge lassen sich die Zellen in bleibende und in solche, die in die Bildung höherer Elementartheile eingehen, eintheilen, und bei den ersteren sind wiederum die einfacheren Formen von den höheren zu unterscheiden."

Als höhere Elementartheile können alle Formen bezeichnet werden, bei denen eine ganze Summe von Zellen sich zur Bildung einer höheren Einheit verbindet. Das geschieht auch hier wieder so, daß entweder die Zellen, indem sie verschmelzen, ihre Zellennatur und theilweise auch ihre Selbstständigkeit noch beibehalten und Zellenfasern und Zellennetze bilden, oder daß sie bei der Vereinigung ihre Selbstständigkeit ganz aufgeben und sich in eigentliche Fasern, Röhren, Netze, Geflechte, Häute u.

s. w. umwandeln. Alle diese höher organisirten Zellen sowie die aus Zellen zusammengesetzten höheren Elementartheile verhalten sich übrigens im Wesentlichen, so namentlich in Bezug auf Wachsthum und Stoffwechsel, wie die einfachen Zellen, übertreffen diese jedoch selbstverständlich durch die Mannichfaltigkeit ihrer Leistungen, indem sie theils dem Umlauf der Säfte und der Luft besondere Organe bieten, theils den Bewegungen und Empfindungen als Vermittler dienen.

Was das Nähere dieser Fortentwickelung der Zelle zu Geweben im Thierkörper anbelangt, so kann man mit Virchow drei große Kategorieen unterscheiden. Entweder nämlich legt sich einfach Zelle an Zelle, und es entsteht dadurch das bekannte, schon öfter genannte Zell- oder Zellengewebe; oder die Zellen legen sich nicht unmittelbar, sondern mittelbar neben einander, indem zwischen ihnen die ebenfalls schon genannte Zwischenzellensubstanz bleibt, und bilden auf diese Weise das durch den ganzen Körper verbreitete Gewebe der Bindesubstanz; oder endlich die Zellen erfahren eine eigenthümliche und specifische Ausbildung zu Nerven, Muskeln, Gefäßen, Blut u. s. w. Diese mit Hülfe der Zellenlehre gewonnene einfache Anschauungsweise ist ein außerordentlicher Fortschritt gegen früher, wo man nach dem Vorgang des berühmten Franzosen Bichat nicht weniger als 21 Körpergewebe nach ihren äußeren Charakteren unterschied. Zu der erstgenannten Gruppe oder dem Zellengewebe rechnet man nunmehr das Oberhaut- und das Drüsengewebe; zu der zweiten oder der Bindesubstanz die einfache Bindesubstanz, das Knorpelgewebe, das elastische Gewebe, das eigentliche Bindegewebe, das Knochengewebe; zu der letzten Gruppe endlich das Nerven- und Muskel-Gewebe.

Am meisten Interesse bietet unter diesen Gruppen die Gruppe der als Stütze oder Umhüllung für alle übrigen Theile des Körpers dienenden und in ihrer höchsten Entwicklung das Knochengewebe darstellenden Bindesubstanz, weil von ihrer Untersuchung und besseren Erforschung aus die ganze neue, auf die Zellentheorie gegegründete Gewebelehre, namentlich aber Virchow's Anschauungen und seine Verwerfung der generatio aequivoca der Zellen, ihren Ausgangspunkt genommen haben. Früher dachte man diese Substanz aus Fasern zusammengesetzt, und da aus ihr fast alle krankhaften Neubildungen des Körpers hervorgehen, so ist leicht einzusehen, wie wichtig der Nachweis ihrer dauernd zelligen Zusammensetzung für die Erkenntniß des Ursprungs dieser Bildungen werden mußte. Reichert war der Erste, welcher durch seine Forschungen auf die richtige Erkenntniß hinleitete. Mit einem sehr anschaulichen Bilde vergleicht derselbe den Körper mit einer zusammenhängenden Masse von bindegewebartigen Substanzen, in welche hier und dort an einzelnen Stellen noch andere Dinge, wie Muskeln, Gefäße, Nerven rc. eingestreut seien. Von Virchow und Donders wurden gleichzeitig in dem fraglichen Gewebe die in der neueren Medicin so berühmt gewordenen Bindegewebskörper entdeckt und von Virchow als zellige, die Keimstätte vielgestaltiger Neubildungen enthaltende Elemente erkannt. Fast alle krankhaften und Zellen enthaltenden Neubildungen des Körpers gehen aus diesem überall verbreiteten Gewebe oder dessen Aequivalenten hervor, indem seine in Bindegewebs-, Knorpel-, Knochenkörper u. s. w. veränderten Zellen anfangen zu wuchern und sich zu vermehren, ganz nach den Gesetzen der embryonalen Bildung und der Zellenvermehrung überhaupt. Ehe man diese Körper als wirkliche Zellen erkannt hatte, schien eine freie Zellenentstehung unzweifelhaft, da man organische Elemente in großer Menge an vielen Punkten des Organismus entstehen sah, an denen damals zellige Elemente als normaler Bestandtheil ganz unbekannt waren — so daß man nicht anders konnte als annehmen, daß hier eine Entstehung neuer Keime aus formloser, durch Ausschwitzung aus den Gefäßen gelieferter s. g. Blastem oder plastischer Exsudatmasse stattgefunden habe. Daher wurden die geschilderten Untersuchungen über die Natur der bindegewebartigen Substanzen für die ganze Theorie entscheidend, indem nachgewiesen wurde, daß es fast keinen Theil des Körpers gibt, an dem sich nicht schon im normalen Zustande zellige Elemente vorfinden — d. h. an die Stelle des früheren Blastems trat das Bindegewebe. So besteht der Jedem bekannte Eiter aus einer ungeheuren Anzahl von durch eine flüssige Zwischenzellensubstanz verbundenen Zellen oder Zellenkernen, welche man an gereizten Stellen des Körpers binnen kurzer Zeit oft in größter Menge entstehen sieht. Die enorme Productionskraft des Eiters schien lange Zeit der beste und zweifellose Beweis für die freiwillige Entstehung der Zellen, bis Billroth fand, daß sich die Eiterzellen aus den Bindegewebszellen durch Theilung entwickeln. Jetzt wissen die Forscher mit Bestimmtheit, daß der Eiter nie auf dem Wege der Urzeugung oder aus einem s. g. Blastem entsteht, sondern immer nur aus vorher bestehenden Zellen, entweder durch Theilung oder durch endogene Zellenwucherung.

Aber nicht bloß für die krankhaften, sondern auch für die normalen Verhältnisse wurden die Zellen der bindegewebartigen Substanzen als von der höchsten Bedeutung erkannt und nachgewiesen, auf welche merkwürdige und wunderbare Art dieselben für die Ernährung dieser Gewebe sorgen. Denn bisher dachte man sich diese Ernährung, was schon früher theilweise Erwähnung fand, allein als durch die Gefäße und die in ihnen enthaltene Bildungsflüssigkeit möglich; und findet man in der That an vielen Stellen des Körpers ein so dichtmaschiges, Alles durchdringendes Gefäßnetz, daß eine solche Annahme zur Erklärung aller Erscheinungen ausreicht — während dagegen an andern Stellen, und so namentlich an den zur Bindesubstanz gehörigen Geweben, wie Knochen, Knorpel, Sehnen, Bändern, ein solches Gefäßnetz fast ganz fehlt. Der entwickelte Knorpel hat gar keine Gefäße mehr. In diesen Theilen nun vereinigen sich die in Bindegewebskörper ꝛc. umgewandelten Zellen mit zahlreichen hohlen Fortsätzen untereinander derart, daß sie ein das ganze Gewebe durchsetzendes System anastomosirender Kanälchen oder ein feines saftführendes Röhrensystem bilden, welches die früher den Gefäßen zugeschriebene Rolle übernimmt und eine gleichmäßige Ernährung der Theile ohne Gefäße durch intermediäre Saftströmungen bewirkt. Diese s. g. Zellennetze bieten dem Auge des Beschauers auch einen ästhetisch genußvollen Anblick dar. Vielleicht sind es nicht einmal bloß die gefäßlosen, sondern auch die gefäßreichen Theile des Körpers, welche sich auf diese Weise ernähren, und die Gefäße müssen alsdann nur als die Bahnen betrachtet werden, auf denen die Ernährungsflüssigkeit in die Nähe der ernährungsbedürftigen Theile gebracht wird, und aus denen diese Theile die ihnen nöthige Stoffmenge je nach Bedürfniß und mittelst der activen Thätigkeit ihrer zelligen Elemente anziehen und weiter verarbeiten. Indessen erstreckt sich dieses Verhältniß natürlich nur auf diejenigen Gewebe, welche während der ganzen Dauer ihres Bestehens aus denselben Elementen, d. h. aus mehr oder weniger veränderten Zellen zusammengesetzt sind und deren Ernährung demnach gleich der Summe des Stoffwechsels in diesen bleibenden Elementen ist — während in andern Fällen die Zellen unaufhörlich wechseln und der Stoffwechsel des Gewebes auf einer fortwährenden Umgestaltung der Elemente selbst beruht. Es findet, mit andern Worten, eine fortwährende Verdrängung der einen Zellengeneration durch eine jüngere statt. Diesen interessanten Vorgang bezeichnet Fick mit dem Bilde einer Stadt, deren Bevölkerung auch weit länger als das Leben eines Menschen dauert, im Ganzen beharrlich erscheint und immer denselben Anblick bietet, obgleich sie doch zu verschiedenen Zeiten aus ganz verschiedenen Individuen besteht. Hierbei findet man denn natürlich alle möglichen Entwicklungsstadien in der Zelle neben einander, oft sogar in regelmäßiger räumlicher Aufeinanderfolge. Das eine Ende des Gewebes ist der Bildungsheerd neuer Zellen, das andre deren Abzugskanal, und jede einzelne Zelle macht ihre Wanderung von dem einen zu dem andern Ende und dabei gleichmäßig ihren Lebenscyclus von jung zu alt durch. Auf diese Weise ernähren sich die s. g. Oberhautgebilde, namentlich die äußere, den ganzen Körper bedeckende Haut selbst, an deren äußerster Oberfläche sich das Einzelindividuum durch eine fortwährende Abschuppung und Abstoßung der obersten Zellenlagen gewissermaßen gegen die Außenwelt abgränzt und in seinem Einzelbestand erhält, während behufs dieser Thätigkeit von Innen her unaufhörlich neues Zellenmaterial als Ersatz zugeführt wird. Dabei verwandeln sich natürlich die Zellen in sich selbst und bilden, auf der äußersten Fläche angekommen, in ihrem Innern den, ein so vortreffliches Schutzmittel gegen Außen abgebenden s. g. Hornstoff, erreichen damit aber gleichzeitig den Abschluß ihres individuellen Lebens, womit sie nicht mehr weiterbildungsfähig, sondern nun reif zum Abfallen sind. Auch die Bildung von Nägeln und Haaren beruht lediglich auf eigenthümlichen Veranstaltungen der Zellenbildung. Ganz in derselben Weise geht auch die

Ernährung der Schleimhäute, des Blutes, vielleicht auch der Knochen und noch einiger andern Gewebe vor sich, während zu denjenigen Geweben, deren Ernährung auf einem Stoffwechsel bleibender Elemente beruht, das Bindegewebe, das elastische Gewebe, vor Allem aber das Nerven- und Muskelgewebe zu rechnen sein dürften. Daß es sich namentlich bei der Muskelfaser um ein bleibendes Formelement handelt, wird durch das schon erwähnte Factum bewiesen, daß die Kerne der ehemaligen Zellen in der Scheide der Muskelfaser liegen bleiben, im Zusammenhalt mit der Erfahrung, daß die Erhaltung der Zelle wesentlich an die Thätigkeit des Kerns gebunden erscheint. Daher wachsen oder schwinden auch die Muskeln nicht durch Vermehrung oder Verminderung, sondern lediglich durch Vergrößerung oder Verkleinerung ihrer einzelnen Fasern. In dem zweiten Element des Nervengewebes gar, in der s. g. Ganglienkugel, welche stetig ihre ursprüngliche Zellenform beibehält, sehen wir die höchste animale Thätigkeit, deren der Thierkörper überhaupt fähig ist, unmittelbar an die Form und Thätigkeit der Zelle selbst gebunden!!

Die Untersuchungen Virchow's über die Bindegewebssubstanzen sind entscheidend für die jetzige Ausbildung der Zellentheorie und zum Ausgangspunkt einer großen Umänderung unsrer bisherigen Ansichten über die wichtigsten physiologischen und krankhaften Vorgänge des Körpers nicht bloß, sondern auch über die Principien des Lebens überhaupt geworden. Der heftige Widerspruch, welcher sich anfangs gegen seine Darlegungen, wie gegen alles Neue, durch einige in der Wissenschaft hoch angesehene Männer erhob, verstummt mehr und mehr, und die Richtigkeit seiner mühsamen und fleißigen Untersuchungen wird von immer zahlreicheren Seiten her bestätigt und anerkannt. Verdienst und Erfolg derselben scheint dem Verfasser dieses Aufsatzes vor Allem darin zu liegen, daß sie nicht bloß die rohe nackte Thatsache, sondern auch das Princip im Auge behalten und diesen leitenden Faden im Labyrinth der zahllosen Irrgängen ausgesetzten Einzelforschung niemals verlieren. „Das Bindegewebe, so schreibt Virchow in seinem Archiv vom Jahre 1859 (XVI, 1 u. 2), war mir überaus gleichgültig, bis ich einsah, „daß durch seine Geschichte die Anschauung vom Leben überhaupt und von der Einheit des Lebens insbesondere eine befriedigende Lösung finden könne.“ „Eine richtige Auffassung vom Leben ist aber die erste Forderung, welche nicht bloß an den gebildeten Arzt, sondern auch an den gebildeten Menschen gestellt werden muß. Darauf allein läßt sich jene Uebereinstimmung zwischen Theorie und Praxis, zwischen Denken und Handeln, ja in höchster Entwicklung jene Vermittlung des ästhetischen und moralischen Urtheils mit der wissenschaftlichen Erfahrung begründen, nach der jeder selbstbewußte Forscher zu ringen hat.“ „Es handelt sich bei dem Studium der Natur nicht um die rohe Thatsache, sondern um das Princip, 2c. 2c.“

Solche Worte sind Erquickung für den denkenden

Naturkundigen in einer Zeit, in der es manchmal scheint, als solle unter der fortwährenden Zusammenhäufung eines fast endlosen Materials von Thatsachen in der Naturwissenschaft die Aufsuchung jener großen und allgemeinen Principien Noth leiden, von deren Besitz doch in letzter Linie das Bestehen einer Wissenschaft als solcher abhängig ist. Die s. g. Theilung der Arbeit, welche in der Naturforschung einerseits zu so großen Resultaten in Bezug auf die Einzelforschung geführt hat, hat doch auf der andern Seite den Nachtheil, daß über dem Kleinen das Große, über dem Einzelnen das Ganze, über der Thatsache das Princip vergessen wird. Die bloße Thatsache aber, so wenig auch ohne sie eine Wissenschaft der Natur und, wie wir denken, Wissenschaft überhaupt gedacht werden kann, ist an sich roh, unbeholfen und für die Wissenschaft meist ohne Werth, wenn sie nicht vom Lichte des denkenden Geistes beleuchtet und in ihrem allgemeinen Zusammenhange begriffen wird (während umgekehrt die Philosophie ohne Thatsachen in leeres Wortgeplapper ausartet), und diejenigen Gelehrten, welche dieses nicht anerkennen wollen und im Haschen nach Einzelheiten ihre Befriedigung finden, sind Kindern zu vergleichen, die sich im Spiel mit bunten Steinchen und Muscheln vergnügen. Die eigentliche Wissenschaft strebt nach höheren Zielen. Nur für untergeordnete Zwecke mag die Thatsache als solche von Werth und Bedeutung sein und für derartige Zwecke von geringeren Geistern ausgebeutet werden, während „die eigentliche Fortschrittsbewegung sich stets in den Werken und Leistungen besonders von der Natur begabter und bevorzugter Persönlichkeiten offenbart, die mit freiem Blick über den Kleinhandel mit einzelnen Thatsachen hinweg das Gesammtgebiet der Wissenschaft zu erfassen vermögen." (Prof. Reichert: Rede beim Stiftungsfest des Königl. med. chirurg. Instituts in Berlin.) *) Auch für die Naturwissenschaft wird, nachdem die haltlosen Speculationen früherer Philosophen leider alle naturphilosophischen Bestrebungen in einen übertriebenen Mißcredit gebracht haben, wieder eine Zeit kommen, wo man das unabweisbare Bedürfniß empfindet, wieder mehr auf Principien, als auf bloße Thatsachen zu achten, und wo diese Wissenschaft, aus ihrer jetzigen Abgeschlossenheit heraustretend, zahllose Irrthümer und Vorurtheile der Wissenschaft und des Lebens siegreich zerstreut. Sollte diese Hoffnung ungegründet sein, sollte die Naturwissenschaft, wie in der letzten Zeit vielfach behauptet wurde, wirklich unfähig sein, zu solchen großen und das allgemeine Bewußtsein der Menschheit alterirenden Principien zu gelangen, sollte sie dazu verdammt sein, überall nur den Schein, nirgend aber das Wesen der Dinge zu er-

*) „Empirische Wissenschaften", sagt der Philosoph Schopenhauer, „rein ihrer selbst wegen und ohne philosophische Tendenz betrieben, gleichen einem Antlitz ohne Augen." — „Dafür aber sind Jene (Arbeiter auf einzelnen Gebieten) den Genfer Arbeitern zu vergleichen, deren Einer lauter Räder, der Andre lauter Federn, der Dritte lauter Ketten macht; der Philosoph hingegen dem Uhrmacher, der aus dem Allem erst ein Ganzes hervorbringt, welches Bewegung und Bedeutung hat."

kennen, so müßte man leider einen großen Theil der elenden Schmähungen und Verdächtigungen, welche in den letzten Jahren bei Gelegenheit des materialistischen Streites auf diese Wissenschaft gehäuft worden sind, als begründet anerkennen und die fernere Pflege derselben nur solchen Geistern überlassen, welche das Bedürfniß nicht empfinden, in der Natur noch etwas Anderes, als einen Wust ungeordneter, durch kein großes Princip untereinander verbundener und für ihre allgemeinen Ueberzeugungen werthloser Thatsachen zu erblicken. Glücklicherweise läßt der allgemeine, durch einzelne Verirrungen und durch die Kurzsichtigkeit einiger ihrer ersten Vertreter nicht beirrte Gang der Naturwissenschaft in den letzten Jahrzehnten eine solche Befürchtung ziemlich unbegründet erscheinen. Während die Philosophie naturwissenschaftlicher, ist die Naturwissenschaft in ihrem eignen Innern und namentlich in der Methode ihrer Forschung philosophischer geworden und wird dieses immer mehr werden, je mehr sie vom bloßen Sammeln, Beschreiben und Formalisiren, welches ehedem ihre Hauptbeschäftigung bildete, zu einer rationellen und einheitlichen Gesammtauffassung der Naturerscheinungen nach ihren innern Bezügen fortschreitet. Mit der beliebten Redensart, daß das Erfahrungsmaterial nicht ausreiche, um auf diese oder jene Fragen Antwort zu geben, wird man nicht überall den Fortschritt aufzuhalten im Stande sein, da es sehr oft weniger auf die Masse des Materials, als auf den Scharfblick oder die Energie des diese Masse durchbringenden Geistes ankommt.

Der denkende Geist sieht, worauf schon einmal hingedeutet wurde, aus einer kleinen oder noch unvollständigen Reihe von Thatsachen ein allgemeines Gesetz hervorleuchten, welches der beschränkte Kopf nicht erblickt, wenn man ihm auch ganze Berge von Thatsachen vor die Nase setzt. Das Gesetz, welches für Virchow aus seinen Untersuchungen über die Zelle hervorleuchtet, bezeichnet er als die Einheit des Lebens — ein Gesetz, dessen Spuren wir nirgendwo deutlicher ausgedrückt finden, als an einer besonderen Art der Zelle, welcher bisher stets nur vorübergehend gedacht werden konnte und welcher im Folgenden eine genauere Betrachtung gewidmet werden soll, an der

Keimzelle oder dem Ei nämlich. Aus ihm entwickeln sich in directer Zellen-Erbfolge alle etwas höher organisirten lebenden Wesen, während bei den niederen die Fortpflanzung durch einfache Theilung oder Knospung ihrer Körpersubstanz selbst die Regel ist. Aus jeder Zelle eines Fadenpilzes kann ein ganzer Pilz entstehen, jedes Urthierchen kann sich durch Theilung verdoppeln und so fort, bis bei allen höher organisirten Pflanzen und Thieren größere, aus Zellencomplexen bestehende und assimilirte Nahrung enthaltende Organe das Geschäft der Fortpflanzung übernehmen. Immer aber ist das Keimorgan selbst zuerst eine Zelle. Bei den s. g. kryptogamischen oder blüthenlosen Pflanzen ist es die Spore oder das Keimkorn, ein einfaches zelliges Gebilde, welches ohne s. g. Befruchtung die Fortpflanzung vermittelt, indem es durch Ausdehnung seiner Zellhaut und Erzeugung neuer

Zellen in seiner Höhlung unmittelbar zu jungen Pflänzchen auswächst, während bei den phanerogamischen oder s. g. Blüthenpflanzen der Saame oder das Eichen sich nach vorgängiger Befruchtung durch männlichen Keimstoff als entwicklungsfähiges Gebilde gestaltet. Sobald die gegenseitige Berührung der beiden Keimstoffe stattgefunden hat, beginnt eines der in der pflanzlichen Eizelle (auch Embryosack genannt) enthaltenen s. g. Keimbläschen zu wachsen und eine Zellenbrut zu erzeugen, aus der sich der s. g. Embryo oder Keimling entwickelt. Dieser vergrößert sich abermals durch Zellenvermehrung und wird schließlich zum eigentlichen Pflanzensaamen. Es sind im Wesentlichen dieselben Vorgänge, wie bei der Entwicklung des thierischen Eies, aus dem sich der Thierkörper überall dort hervorbildet, wo er nicht in seinen niedrigsten Formen durch Theilung, Knospung oder durch Keimkörner seine Fortpflanzung vermittelt. Das thierische Ei, welches seinen Ursprung aus dem aus Zellen bestehenden Eierstock nimmt und ebenfalls erst nach seiner Berührung mit dem männlichen Keimstoff, hier Saamen genannt, sich zu einem selbstständigen Wesen zu entwickeln vermag, ist ein kugelrundes, im reifen Zustand $^1/_8$—$^1/_{10}$ Linie messendes Bläschen, das, obschon in einigen Beziehungen eigenthümlich, doch die Bedeutung und Zusammensetzung einer einfachen Zelle hat! Die Zellmembran oder Dotterhaut umgibt den Inhalt oder Dotter (vitellus), welcher aus einer zähen Flüssigkeit und vielen feinen, blassen, in dieselbe eingestreuten Körnchen besteht. Inmitten des Dotters liegt der schöne, bläschenförmige, $^1/_{50}$ Linie große Kern mit hellem Inhalt, und in diesem der $^1/_{300}$ Linie messende Kernkörper — oder das Keimbläschen und der Keimfleck (macula germinativa), wie der Kern und Kernkörper hier heißen. Denselben gleichen und einfachen Bau zeigt mit geringen Aenderungen das Ei bei allen Thieren vor der Befruchtung. Seine Bildung erfolgt auf die Weise, daß eine einzelne Eierstockszelle durch Wachsen und Umwandlung ihres Inhalts in Dottermasse sich zu einem Ei fortentwickelt. Die ursprüngliche Zellmembran wird dabei zur dickeren Dotterhaut, um welche sich meist bald noch andere, oft sehr zusammengesetzte Hüllen oder Schaalen, theils schon im Eierstock, theils bei der ferneren Wanderung des Eies durch die Eileiter (wie bei Vögeln und Reptilien) herumlegen. So ist das eigentliche Vogelei, als dessen Prototyp oder Vorbild das Hühnerei gelten mag, oder das Ei der beschuppten Amphibien nicht größer als das Säugethierei auch und enthält um ein $^1/_{40}$ bis $^1/_{60}$ Linie großes Keimbläschen einen s. g. Bildungsdotter (der Hahnentritt oder die Keimscheibe), über welchen sich der eigentliche oder s. g. Nahrungsdotter als accessorische Bildung oder als äußere Zuthat noch hinlegt. Durch seine weitere Umhüllung mit Eiweiß und mit einer harten kalkigen Schale bietet es allerdings für den äußeren Anblick eine große scheinbare Verschiedenheit dar, unterscheidet sich aber in Wirklichkeit von dem Säugethierei nur dadurch, daß es in dem großen gelben Dotter und in dem im Eileiter noch dazu kommenden Eiweiß das ganze ihm zur ferneren Ausbildung nöthige Material mit an die Außenwelt nimmt, während das Ei der Säugethiere und des Menschen bloß den Bedarf zur ersten Anlage aus dem Bildungsheerd mit in die Gebärmutter nimmt und alle spätere Zufuhr aus dem mütterlichen Organismus erhält. Auch die übrigen Verschiedenheiten unter den Eiern der verschiedenen Thiere beziehen sich, soweit sie uns bis jetzt bekannt sind und soweit wir sie überhaupt zu erkennen vermögen, auf mehr äußerliche und unwesentliche Merkmale, so namentlich auf Abweichungen in Form, Farbe, Größe und sonstigen Eigenthümlichkeiten, namentlich des Dotters u. s. w. Schon bei den Wirbelthieren variirt die Farbe des Dotters „vom hellsten Gelb durch dessen dunklere Nüancen ins Rothe und bis ins dunkelste Braun hinüber. Bei andern Thieren kommen auch grüne, blaue und andere Färbungen vor. Es ist ferner bekannt, wie die festen Theile im Dotter an relativer Menge, Form und sonstiger Beschaffenheit mannichfaltig abgeändert sind. Wir finden die Dotter bald klar, bald undurchsichtig; die Partikelchen, welche sich in ihnen auszeichnen, treten bald mit dunkleren Rändern auf, bald blasser und zeigen so an, daß ihr Lichtbrechungsvermögen bald mehr, bald weniger von dem der umgebenden Flüssigkeit abweicht. Sie sind sehr häufig nicht eigentlich fest, sondern erscheinen als runde Oeltropfen, während sie in andern Fällen selbstständige Formen zeigen." (Bergmann und Leukart, vergleichende Anatomie und Physiologie, 1855.) Genauere vergleichende Untersuchungen werden natürlich auch mannichfaltigere Unterschiebe nachweisen, — Unterschiede, welche indessen in den meisten Fällen trotz ihrer unbezweifelbaren Materialität so zart oder so fein sein mögen, daß sie sich den Hülfsmitteln unsrer Untersuchung vielleicht noch auf lange Zeit hinaus, vielleicht für immer entziehen werden. Dagegen sind die wesentlichen, uns erkennbaren Merkmale überall dieselben, bei Wirbelthieren, wie Wirbellosen, d. h. „überall finden wir ein Keimbläschen in eine mehr oder weniger an Formelementen reiche Dottermasse eingebettet, die Dottermasse äußerlich bald nur von einer zarten, eigentlichen Eihaut überzogen, bald die letztere durch verschiedenartige Auflagerungen, Eikapseln und accessorische Zuthaten des Eileiters verdeckt“ rc. Auch „der Bildungsvorgang der Eizelle selbst ist durch die ganze Thierreihe hindurch einer und derselbe in allen wesentlichen Punkten. Ueberall entsteht zuerst das Keimbläschen, welches sich sodann mit der Dottermasse umhüllt“ rc. (Funke: Lehrbuch der Physiologie, 1858.) Der Ort, wo dieses geschieht, ist überall der Eierstock oder die Keimdrüse, von der sich in bestimmt wiederkehrenden Zeiträumen das gereifte Ei loslöst und entweder in die s. g. Eileiter oder nach Außen gelangt, um, wenn hier befruchtet, sich weiter zu entwickeln, oder, wenn nicht befruchtet, zu Grunde zu gehen. In derselben Weise endlich verhält sich, wie schon erwähnt, das Pflanzenei, so daß ein vollständiger Parallelismus zwischen ihm und dem Thierei besteht. Das Analogon des thierischen Eies ist der pflanzliche Embryosack, der eine Zelle ist und als Zelle entsteht, u. s. w.

Was die chemische Zusammensetzung des Dotters, aus dessen Bestandtheilen das künftige Thier hervorgeht, betrifft, so enthält derselbe in allen Eiern „eine Mischung und beziehentlich Lösung von Eiweißstoffen, Fetten, Zucker, Farbstoffen und gewissen anorganischen Verbindungen", stimmt also mit der chemischen Constitution aller Bildungsflüssigkeiten, ganz besonders mit dem bekannten Ur- und Vorbild einer Ernährungsflüssigkeit, der Milch, im Wesentlichen überein.

Die Entdeckung des Eies der Säugethiere und des Menschen an seiner Ursprungsstätte ist eine der glänzendsten und zugleich folgewichtigsten Erwerbungen der Wissenschaft. Sie geschah im Jahre 1827 durch den berühmten Embryologen von Baër, nachdem zwei Jahre vorher Purkinje das Keimbläschen im Vogelei nachgewiesen hatte, und nachdem das losgelöste Ei selbst allerdings schon vorher im Eileiter gesehen worden war. Uebrigens soll weit früher der berühmte Regner de Graaf (gest. 1673) der Entdeckung des Säugethiereies schon sehr nahe gewesen sein. Der Franzose Coste wies dann 1834 das Keimbläschen im Säugethierei nach, R. Wagner 1835 den Keimfleck. Die Eilösung, übereinstimmend mit der periodischen Blutung bei dem menschlichen Weib, wurde 1844 von Bischoff entdeckt, nachdem dieses Verhältniß bei den Thieren und die Gleichzeitigkeit der Eilösung mit der Brunst schon vorher bekannt war. 1839 bewirkte Schwann's Schrift einen totalen Umschwung der früher geltenden Ansichten, wonach man die Organismen gewissermaßen in ihren Keimstoffen präformirt, ihrer ganzen Gestalt nach voraus gebildet sich dachte — so daß von nun an alle Forschungen sich auf die allmählige Entwicklung des Organismus aus der Keimzelle richteten, und alsbald die große Wahrheit erkannt wurde, daß alle Elementartheile der Embryonen oder Keimlinge gerade Abkömmlinge der ersten s. g. Furchungskugel und somit der Eizelle selbst sind. Gleichzeitig wurde mit derselben Bestimmtheit erkannt, daß die Weiterentwicklung des aus den Eierstöcken losgelösten Eies nur dann geschehen kann, nachdem dasselbe in eine unmittelbare körperliche Berührung mit dem männlichen Keimstoff oder dem Saamen gekommen ist. Auch dieser ist in seinen wesentlichen Bestandtheilen, den s. g. Saamenthierchen oder Saamenfäden, nichts Anderes als eine zusammenhängende Masse von Zellen oder Zellenproducten, d. h. entwickelten Kernen der Saamenzellen, welche wahrscheinlich, ebenso wie die Eier, auf gleiche Weise bei allen Thieren entstehen. Beide Zeugungsstoffe kann man als Analoga ansehen und des Näheren die Drüsenzelle des Saamenkanälchens, die Grundlage der Formelemente des Saames, als das Analogon der Eizelle bezeichnen, weßwegen man jetzt auch passend die erstere die männliche, das Ei die weibliche Keimzelle nennt. Sogar ihre nächste Umwandlung, die auf einem Zellentheilungsproceß beruhende s. g. Furchung, ist bei beiden identisch, und erst wenn beide Keimzellenarten am Ende ihrer Furchung angekommen sind, gehen ihre weiteren Schicksale auseinander. Die größte Mehrzahl der aus ihrer Bildungsstätte befreiten Eichen geht natürlich unbefruchtet zu Grunde, während nur eine kleine Anzahl mit dem männlichen Keimstoff zusammentrifft und seine Weiterentwicklung fortsetzt. Das erste Stadium dieser Weiterentwicklung bildet ein merkwürdiger, schon beiläufig erwähnter Vorgang im Innern des Eies, die s. g. Dotterfurchung oder Dotterklüftung, bestehend in einer Zerklüftung der formlosen Dottermasse in einen Haufen elementarer Bausteine oder s. g. Embryonalzellen, die nun zu allen möglichen Umgestaltungen fähig sind, und aus denen sich der künftige Organismus unter fortwährender Neubildung von Zellen aufbaut. Auch diese Zerklüftung und die Bildung der embryonalen Uranlagen aus Zellen ist den Eiern aller Thiere gemein, und erst der nächstweitere Schritt in der Fortentwicklung, die vorläufige Anordnung, Vertheilung und Verbindung der durch die Zerklüftung gelieferten Bausteine ist verschieden, je nach den verschiedenen Zwecken, welchen sie in den verschiedenen Thierklassen zu dienen bestimmt sind. Der Furchungsproceß selbst geschieht in der Weise, daß, nachdem das Keimbläschen und der Keimfleck geschwunden sind, sich der Dotter in eine Kugel zusammenzieht, in deren Innerem sich ein kernartiges Gebilde mit einem Kernkörperchen als erste Furchungskugel auszeichnet. Diese Kugel spaltet sich auf dem gewöhnlichen Wege der Zellentheilung in zwei Kugeln mit je einem Kern, diese zwei in vier und so fort, bis sich der ganze Dotter in eine große zusammenhängende Masse solcher Furchungskugeln umgewandelt hat, deren kleinste $^1/_{100}$—$^1/_{30}$ Linie messen. Der ganze Proceß ist nichts Anderes als ein Zellenvermehrungsproceß durch Theilung, und alle Furchungskugeln von der ersten bis zur letzten und kleinsten können oder müssen, obgleich sie anfangs keine äußere sie begrenzende Membran haben, als Zellen betrachtet werden. Nie theilt sich dabei eine Kugel, bevor sie nicht zwei Kerne erhalten hat, woraus hervorgeht, daß die Dottertheilung von der Bildung von Kernen im Innern des Dotters und von der Vermehrung dieser Kerne abhängt. Woher der Kern der ersten Furchungskugel kommt, ist dunkel; doch behaupten neuere Beobachter, daß er identisch mit dem Keimbläschen sei, welches nicht verschwinde, sondern durch seine eigene Theilung die Theilung der Dottermasse einleite. Ist dieses so, so haben wir eine ununterbrochene und festgeschlossene Generationsreihe vor uns, und alle Zellen des Embryo sind nicht nur Abkömmlinge der Eizelle, sondern auch alle Kerne derselben Abkömmlinge des Kernes der Eizelle oder des Keimbläschens, während andernfalls eine Unterbrechung dieser Entwicklungsreihe wenigstens bezüglich der Kerne stattfinden würde. „Die so geschaffenen Furchungszellen sind denn", wie sich Funke ausdrückt, „die Bausteine, welche ebensowohl in jeder möglichen Ordnung zu Gebilden von jeder möglichen Form aggregirt werden, als sich selbst durch Wachsthum und weitere Differenzirung zu jedem überhaupt aus Zellen hervorgehenden thierischen Gewebselement umgestalten können", und „das Ei ist die Mutterzelle für alle während der Existenz des Organismus gebildeten Zellen und der aus ihrer Metamorphose (Verwandlung) hervorgegangenen Gewebe, unter andern auch die Mutterzelle der von diesem Organismus sich als Eier abgliedernden Zellen, mithin aller künftigen Generationen." Und Leydig: „Das Ei steht somit zu den Furchungszellen im Verhältniß der Mutterzelle zu den Tochterzellen, und indem nun letztere fort und fort durch Theilung sich vermehren, in bestimmter Weise sich zusammenordnen, alsdann durch fernere Umwandlung ihrer Gestalt und ihres Inhalts zu den Geweben sich metamorphosiren, bauen sie die Organe und den Gesammtorganismus auf." Dieser Aufbau wird dadurch wesentlich erleichtert und vereinfacht, daß sich jene Zellenmasse bei ihrer weiteren Entwicklung in die bekannten drei Keimblätter spaltet, welche als gesonderte Unterlagen und gesonderte Baustätten für verschiedene physiologisch und theilweise auch histologisch zusammengehörige Organsysteme dienen.

Das Genauere und Einzelne über diese Fortbildungsvorgänge gehört der Entwicklungsgeschichte an, und ließe sich hier anreihend nur noch die wichtige Frage aufwerfen, wie es komme, daß die ursprünglich (nach der Furchung) überall gleichartigen Zellen nunmehr individuelle Veränderungen erfahren, welche sie bald zu dieser, bald zu jener Form um- und weitergestalten? Könnten wir diese Frage genügend beantworten und die Ursachen angeben, welche es möglich machen, daß aus der einfachen und bekannten Urform so verschiedenartige Entwickelungen, so zahlreiche und bestimmte Formen hervorgehen, so wären wir dem Grunde des Lebens und der Lösung von Räthseln nahe, welche den Menschengeist von jeher auf das Tiefste beschäftigt haben. Können wir aber auch dieses nicht, so können wir doch vorläufig so viel mit Gewißheit sagen, daß diese Ursachen nicht in einer metaphysischen (von der Natur abgetrennten) „organisatorischen Idee", mit deren Annahme sich die Anhänger der Denkfaulheit schnell über alle Schwierigkeiten hinwegzusetzen belieben, gelegen sein können, sondern daß sie in den Fähigkeiten der Zelle selbst oder, besser gesagt, in den allgemeinen Kräften der von Stufe zu Stufe sich verfeinernden Materie, in chemischen und physikalischen Verhältnissen zu suchen ist. Theils bringt dabei die einzelne Zelle einen unsern Sinnen nicht wahrnehmbaren materiellen Bewegungsanstoß ihrer kleinsten Theilchen mit, welcher ihr von ihren Erzeugern mitgetheilt wurde und welcher sie nöthigt, sich in einer diesen ähnlichen Weise weiterzuentwickeln, theils wird sie in dieser Weiterentwicklung durch die Art der äußeren Umstände, unter welche sie geräth, bestimmt. Jedenfalls ist sie ein wandelbares Gebilde, welches in sich die Anlage zu jeder möglichen Differenzirung, d. h. verschiedenen Ausbildung, trägt und dieser Anlage so weit folgt, als es ihr ursprünglicher Charakter zuläßt. Prof. Weber in Bonn hält sich aus seinen Untersuchungen für berechtigt zu schließen, daß die thierische Zelle ein Proteus von nur einer Urform sei, die sich je nach den Functionen bald so bald so gestaltet. Jede Zelle kann nach ihm durch eine veränderte Ernährung und eine veränderte Thätigkeit auch eine neue und mit Zellen von andrer Bedeutung analoge Form gewinnen. S. g. specifische einzelne Zellenformen gibt es ihm zufolge nicht. — Solche bleibende Verschiedenheiten scheinen die Zellen erst zu erlangen, nachdem sie einen gewissen Grad ihrer Ausbildung erreicht haben und unter gewisse sich gleichbleibende Umstände gerathen sind. Alsdann erzeugt jede einzelne Zelle in normalen Verhältnissen immer nur sich selbst wieder, eine Knorpelzelle Knorpel, eine Bindegewebszelle Bindegewebszellen, eine Nervenzelle Nervenzellen u. s. w., während die Embryonalzelle sich, wie gesagt, von Haus aus als jeder möglichen Ausbildung fähig zeigt — eine Fähigkeit, welche übrigens auch jede andre Zelle unter verschiedenen auf sie einwirkenden Umständen mehr oder weniger wahrnehmen läßt. „So gefaßt", sagt der berühmte Physiolog Ludwig (a. a. O.) „wird man es nun ebenso begreiflich finden, warum ursprünglich gleichartige Zellen wie die Bildungszellen des Eies sich zu verschiedenen Geweben entwickeln; denn dazu gehört nur, daß sie in räumlich getrennte Gruppen geschieden werden, wodurch die Möglichkeit gegeben ist, sie mit ungleichen Wärmemengen und verschiedenartig zusammengesetzter Flüssigkeit in Berührung zu bringen u. s. w. Andrerseits können aber auch unmittelbar aneinandergrenzende Zellen einen ungleichen Bildungsgang einschlagen, da schon in der ersten Einrichtung, die sie mitbringen, der Grund liegen kann, warum zwei Zellen von denselben Einflüssen zu ganz verschiedenen Aeußerungen bestimmt werden." — Was dabei im Besonderen die zum Embryo sich entwickelnde Eizelle, von der unsere Betrachtung ihren Ausgang nahm, anlangt, so hat Virchow vortrefflich gezeigt, wie sie von Haus aus zweierlei Bewegungsrichtungen mit sich bringt und zu einem Ganzen vereinigt: erstens die durch den mütterlichen Körper, aus dem sie entstanden, und dessen Bildungsgang ihr aufgedrückte, und zweitens die durch den hinzugekommenen väterlichen Keimstoff oder den Saamen, der als Erreger wirkt, ihr mitgetheilte. So wird es — und zwar auf durchaus materiellen Wegen — möglich, daß ein neues Wesen aus ihr entsteht, welches sowohl dem Vater als der Mutter bis in die kleinsten — körperlichen und geistigen — Eigenthümlichkeiten herab ähnlich ist; und diese gleichartige Bewegung wird, indem sie sich einer neuen Eizelle mittheilt, von Geschlecht zu Geschlecht durch endlose Zeiträume hindurch fortgepflanzt, bald durchaus gleichbleibend, bald langsam abändernd, je nach der Verschiedenheit der Umstände und Einwirkungen, unter welche die Geschlechter im Fortgange ihres Daseins gerathen.

Wenig und gewissermaßen nur die Oberfläche betastend ist also das, was wir bis jetzt über die Gründe dieses interessanten Verhaltens wissen; aber die allgemeine Wichtigkeit der hierher einschlagenden Untersuchungen mag einstweilen aus den in seinem berühmten Aufsatz: „Das

Weib und die Zelle" gesagten Worten Virchow's, dessen Scharfblick nichts Bedeutsames in der Wissenschaft entgeht, erhellen: „Die Entstehung und Entwicklung der Eizelle im mütterlichen Körper, die Uebertragung körperlicher und geistiger Eigenthümlichkeiten des Vaters durch den Saamen auf dieselbe berühren alle Fragen, welche der Menschengeist je über des Menschen Sein aufgeworfen hat" — Fragen, deren Lösung wir freilich nicht von derjenigen Seite der Wissenschaft her erwarten dürfen, welche bisher sich angemaßt hat, dieselben lösen zu wollen. Denn, so sagt Virchow weiter, „mögen die speculativen Wissenschaften in ihrer Beschränktheit voll Selbstgefühl auf die realistischen herabsehen, nie werden sie auch nur das kleinste Partikelchen dieser Fragen zu ergründen verstehen; wenn sie die Schwierigkeiten ihrer empirischen Behandlung überhaupt fassen könnten, so würden sie vor der Größe derselben zurückschrecken." (!!)

Dieses ist in gedrängten Umrissen die Lehre von der Zelle, wie sie sich im Laufe weniger Jahrzehnte, gefördert durch die rastlosen Bestrebungen der Mikroskopiker, ausgebildet hat, jung, kaum entstanden und daher, wie nicht anders möglich, noch an mancherlei Mängeln, Lücken, Unklarheiten, sogar scheinbaren Widersprüchen leidend, welche den Gegnern derselben willkommene Gelegenheit geben, dagegen anzukämpfen. Selbst der Begriff der Zelle ist kein so leicht festzustellender, wie es vielleicht nach der vorliegenden, nur das Bekannte berichtenden Auseinandersetzung Manchem den Anschein haben möchte, sondern unterliegt zur Zeit noch verschiedenen Deutungen und Bestimmungen. Dennoch berechtigen uns hinlängliche Gründe zu der Erwartung, daß diese Mängel und Lücken in demselben Maaße schwinden werden, in welchem die Forschung auf diesem Gebiete voranschreitet, und zu der schönen Hoffnung, daß sich uns auf diesem Wege die einfache Großartigkeit der Natur und der in ihr wirkenden Mittel immer deutlicher enthüllen werde. Schon jetzt vereinfacht die Entdeckung der Zelle alle unsre wissenschaftlichen Anschauungen über die innere Zusammensetzung der organischen Körper auf eine bisher nicht einmal geahnte Weise und lehrt uns das ganze große Gebiet der lebenden Erscheinungswelt und die unendliche Mannichfaltigkeit und Verschiedenheit seiner Formen und Thätigkeiten unter einem einheitlichen und leicht anzuwendenden Gesichtspunkt begreifen. Solche Vereinfachung und Zurückführung zerstreuter und scheinbar getrennter Thatsachen oder Erscheinungen auf ein oder einige große Grundsätze kann und muß aber als das zu erstrebende Ziel aller und jeder Wissenschaft angesehen werden.

Gehen wir nun aber noch einen Schritt weiter und fragen außer dieser unmittelbar wissenschaftlichen Wichtigkeit der Zellenlehre auch nach ihrer allgemeinen oder, wenn man will, philosophischen Bedeutung, ohne welche das ganze Verhältniß schließlich doch nichts weiter als ein geistloses Wunder sein würde, so scheint dieselbe — wagen wir es auszusprechen — auf eine gemeinsame Abstammung aller organischen Wesen hinzudeuten. Oder welcher andere Grund könnte es sein, der die mit so überreicher Productionskraft ausgestattete Natur zwingt, überall und mit Hülfe des einen einfachen organischen Elements zu arbeiten? und nicht da oder dort sich andrer Mittel, andrer Grundformen, andrer Wege der Production zu bedienen? und muß die Ursache eines so auffälligen Verhaltens nicht in der Nothwendigkeit der Dinge selbst gelegen sein? Nicht bloß die Entdeckung der Zelle für sich, sondern noch eine Anzahl andrer, aus den übrigen Naturwissenschaften hergenommener Gründe weisen mit immer größerer Wahrscheinlichkeit darauf hin, daß sich im Laufe der vielen Millionen Jahre, welche die Erde in ihrem Entwicklungsgange bereits hinter sich hat, Zelle an Zelle gereiht hat, unter begünstigenden Umständen aus einfachen Anfängen immer höhere, immer zusammengesetztere Bildungen hervortreibend. Vielleicht auch hat ein solcher Ausgang nicht bloß einmal in der Geschichte der Erde stattgehabt, sondern findet andauernd unter fortwährender Entstehung neuer Urformen in jedem Augenblick und gewissermaßen unter unsern Augen statt. „Das Studium der Entwicklung des Embryo", sagt der geistvolle Amerikaner Tuttle (a. a. O.), „verschafft uns nicht allein die Ueberzeugung vom Fortschritt in der Natur, sondern auch vom gemeinsamen, einheitlichen Ursprung aller organischen Wesen. Das Zoophyt, der Fisch, das Säugethier, der Mensch, Alle nehmen ihren Ursprung aus ein und demselben Punkt — aus der Keimzelle. Auf dem Wege der Ausbildung weicht jedes mehr oder weniger von dieser typischen Urform ab. Die Natur formt alle ihre Kinder aus diesem Grundstoff, ehe sie zu höheren Gestaltungen fortschreitet", ꝛc.

Zwar mögen solche Anschauungen von vielen unsrer heutigen Naturforscher, und vielleicht gerade von den angesehensten unter ihnen, als höchst ketzerische betrachtet werden. Sie mögen sich zu ihrer Annahme nicht entschließen, weil sie, wie wir denken, in ihrem freien Blick beengt durch die ungeheure Masse der von der Forschung aufgestapelten Thatsachen, vor lauter kleinen Wundern das große Wunder nicht sehen. Sie sehen die Aehnlichkeiten der Structur und Bildung, welche alle organischen Wesen vom niedersten bis zum höchsten unter einander verbinden, und die höchst auffallenden und bezeichnenden Thatsachen, welche die Wissenschaften der Paläontologie, der vergleichenden Anatomie, der Embryologie u. s. w. geliefert haben und fortwährend liefern, so namentlich das Vorhandensein der fötalen Durchgangsbildungen, der s. g. rudimentären Organe und der embryologischen und prophetischen Typen — ungefähr mit denselben Augen an, mit denen die Gelehrten ehemaliger Jahrhunderte die in der Erde vorgefundenen Versteinerungen und Abbilder ehemals lebender organischer Wesen angesehen haben, d. h. als Naturspiele *), ohne den tiefen und geheimnißvollen

*) Jeder Schritt, den wir auf unsrer Mutter Erde thun, führt uns über die Gräber von Millionen Wesen, welche Millionen Jahre vor uns gelebt haben und gestorben sind, indem sie ihre Ueberreste, Spuren oder Abbilder in dem Gestein zurückließen, das zu unsern

Sinn zu erkennen, der in ihnen verborgen liegt. Was aber nützen uns alle Thatsachen, alle noch so fleißigen Arbeiten der Forscher, alle Beschreibungen und Entdeckungen, wenn sie schließlich nicht dazu dienen, unsre allgemeine Erkenntniß um einige große Linien zu bereichern? Leider hat die ehemalige Naturphilosophie Alles so sehr verdorben und den Sinn für eine philosophische Betrachtung der Natur in unsern Forschern so sehr erstickt, daß ein solches gewissermaßen gleichgültiges Hinnehmen aller noch so sprechenden Thatsachen den allgemeinen Beifall finden kann. Aber eine gesunde Naturphilosophie, wie sie uns die nächsten Jahre vielleicht wieder bringen werden, wird sich nicht mehr mit einem einfachen Hinwegsehen über diese Dinge begnügen dürfen, sondern sie nach ihren allgemeineren und tieferen Beziehungen zu begreifen suchen, dabei aller-

---

Füßen liegt. Die Gelehrten ehemaliger Jahrhunderte wußten in kindlicher Einfalt diese merkwürdigen Reste für nichts Besseres zu nehmen, als für Erzeugnisse eines Spieles, womit sich die Natur gewissermaßen belustigt habe; obgleich ihnen der griechische Philosoph Xenophanes von Kolophon, der furchtbare Bekämpfer der griechischen Götter und Begründer der s. g. eleatischen Philosophie, schon 2400 Jahre vor unsrer Zeitrechnung mit besserem Beispiele vorangegangen war. Er erklärte die versteinerten Thiere für vormals lebende Geschöpfe und schloß aus den Seemuscheln, welche man auf Bergen findet, sowie aus den Abdrücken der Gestalt von Fischen und Robben auf Steinen, welche zu Smyrna, Paros und Syrakus in den Steinbrüchen gefunden worden, daß die Erde ehemals mit Wasser bedeckt gewesen sei! Heute liest die Wissenschaft aus diesen Steinen und Spuren, wie aus einer alten Geschichts-Chronik, die Geschichte einer großen Vergangenheit und einer unendlichen Reihe lebender Wesen, welche bereits vor uns die Erde bewohnt und bevölkert haben.

dings den Thatsachen vielfach vorauseilend und die Wege andeutend, auf denen die Forschung vorwärts zu gehen hat.*) Denn wollten wir warten, bis uns das Mikroskop unmittelbar den Schöpfungsplan enthüllt hat, so würden wir allerdings ewig warten können, und aus diesem Grunde kann auch die Naturforschung der Philosophie auf die Dauer nicht entbehren. Wenn dann erst einmal das Dogma von der Unveränderlichkeit der Art, welches bisher gewissermaßen wie ein Alp auf jeder philosophischen Entwicklung der organischen Naturwissenschaften lastete, durch Männer wie Darwin und Andre gestürzt sein wird, so werden auch andre Stimmen, als die bisher herrschenden, Gehör finden, — Stimmen, an denen es indessen auch zur Zeit schon nicht mehr mangelt. Namentlich unter den Botanikern, denen die größere Einfachheit ihres Gegenstandes einen leichteren Ueberblick gewährt, gibt es sehr geistreiche und sehr tüchtige Männer der Wissenschaft, welche keinen Anstand mehr nehmen, ihre Meinung offen dahin auszusprechen, daß es nach dem jetzigen Stande unsrer Kenntnisse nicht mehr für unmöglich zu halten sei, daß sich der ganze unendliche Reichthum der Pflanzenwelt nach und nach durch Bildung von Spiel-

*) Die oben ausgesprochene Erwartung hat sich in den elf Jahren, welche seit Erscheinen der ersten Auflage dieser Schrift bis heute verflossen sind, durch den Einfluß der berühmten Darwinschen Theorie in einer Weise erfüllt, welche die kühnsten Voraussagungen übertroffen hat! Für den Verfasser dieser Schrift und der obigen Auseinandersetzungen liegt darin eine nicht geringe Genugthuung. Anm. zur zweiten Aufl.

arten, Arten und Unterarten aus einer einzigen Pflanzenzelle erschlossen habe. Schon einem C. F. Wolf (1759 bis 1800) konnte es gelingen, alle Theile der Pflanze und alle Modificationen ihres Baues auf das Blatt zurückzuführen, welches seinerseits selbst nichts weiter als eine Zusammenhäufung von Zellen ist. Schleiden macht darauf aufmerksam, daß merkwürdiger Weise die früheste Entwicklung der Pflanzenwelt grade mit der Familie beginnt, in welcher am häufigsten eine Zelle die ganze Pflanze darstellt, und hat sich ganz neuerdings (Vortrag über die Entstehung der Arten in Drei Vorträge, Leipzig 1863) so ausgesprochen: „Eine einzige Zelle, die unter den ganz besonderen, jedenfalls von den späteren und gegenwärtigen wesentlich abweichenden Bedingungen der paläozoischen Zeit sich bildete, genügt, um Stammutter aller spätern Pflanzen und Thiere geworden zu sein." Auch Nägeli (a. a. O.) sagt gradezu: „Aeußere Gründe, gegeben durch die Vergleichung von Floren successiver geologischer Perioden, und innere Gründe, enthalten in physiologischen und morphologischen Entwicklungsgesetzen und in der Veränderlichkeit der Art, lassen kaum einen Zweifel darüber, daß auch die Arten aus einander hervorgegangen sind. Und wie die Zelle zum Organ, das Organ zum Pflanzenindividuum, das Pflanzenindividuum zur Art, so baut sich die Art zum Reiche auf, immer höher anstrebend und immer vollkommner werdend." Ja die Umwandlung einer niederen Pflanzenart in eine nächst höhere — der Alge in das Moos nämlich — ist neuerdings zufolge einer Mittheilung von Prof. Schaaffhausen in der Niederrheinischen Gesellschaft für Natur- und Heilkunde (am 12. December 1860) gradezu beobachtet und mikroskopisch nachgewiesen worden, nachdem die Haarlemer Akademie der Wissenschaften schon früher eine Preisaufgabe behufs der Untersuchung dieser Sache gestellt hatte. „Die Algenfäden", so erzählt Schaaffhausen, „erscheinen als das Prothallium des Mooses, die cylindrischen Zellen der Alge werden kürzer, ihr Inhalt bräunt sich, in einer stärker anschwellenden Zelle beginnt eine Quertheilung, durch wiederholte Theilung entsteht ein Zellenhaufen, der Wurzelfäden treibt und aus dem Stengel und Blätter des Mooses sich entwickeln."

Was aber in der Pflanzenwelt nicht mehr für unmöglich gehalten werden kann, kann es auch nicht in der Thierwelt; denn die beiden Reichen zu Grunde liegenden Bildungsgesetze sind die nämlichen, und beide fallen an ihrer ersten Ursprungsstelle in Eins zusammen; sowie denn auch vielleicht die ersten thierischen Zellenanfänge aus pflanzlichen Bildungen ihren Anfang genommen haben mögen. Prof. Bronn in Heidelberg, der Uebersetzer der epochemachenden Schrift des berühmten englischen Naturforschers Darwin über die Entstehung der Thier- und Pflanzenarten, ist der Ansicht, daß, wenn wir alle Organismen von einer Urform ableiten wollen, dies jedenfalls von einer niedrigen zelligen Form als Grundlage weiterer Entwickelung geschehen müsse. „Es war", sagt er, „zweifelsohne nur eine Fadenalge oder etwas der

Art, die sich ihre Nahrung aus unorganischen Elementen selbst bereiten und sich selbst befruchten mußte. Aus ihr und ihren Nachkommen konnten lange Zeit nur vegetabilische (pflanzliche) Formen entstehen, bis genug organische Materie vorhanden war, um auch Thiere selbst der unvollkommensten Stufe zu ernähren." Denjenigen, welche eine solche Theorie oder den „Gedanken der Entstehung des Säugethiers aus einer ursprünglichen Protophyten- oder Protozoën-Zelle" für „abentheuerlich" halten oder über dieselbe zu lächeln geneigt sein möchten, setzt Bronn, selbst ein ausgezeichneter Forscher im Gebiete der untergegangenen Organismenwelt, den Satz entgegen: „Sehen wir denn nicht diesen Proceß tausendfältig und unausgesetzt bei Organismen aller Art binnen wenigen Wochen durch gewöhnliche Zeugung sich vollenden, ohne eine andre Auskunft darüber geben zu können, als daß es durch „Vererbung" geschehe, ein ganz dunkles Princip, das ebenfalls erst durch die Darwin'sche Theorie einige nähere Begründung wenigstens hinsichtlich seiner specifischen Verschiedenheiten erlangt?" — indem er dabei auf die Entwicklung des Thieres aus der Keimzelle anspielt. In der That — ist es eine wesentliche Verschiedenheit, wenn wir ein einzelnes organisches Wesen, und selbst das vollkommenste, den Menschen, gleichsam unter unsern Augen nach und nach und stufenweise innerhalb einer abgegrenzten Zeitperiode aus einem einfachen, nur mit bewaffnetem Auge zu unterscheidenden Bläschen oder aus der Eizelle sich zu seiner ganzen und letzten Form und Ausbildung entwickeln sehen, oder wenn wir, diese Erfahrung auf das gesammte Schöpfungsgebiet übertragend, denselben natürlichen Proceß durch die ganze unendlich lange Reihe der geschaffenen Geschlechter hindurch sich vollenden lassen? „Die Möglichkeit", fährt Bronn mit Bezugnahme auf die Darwin'sche Lehre weiter fort, „nach dieser Theorie alle Erscheinungen in der organischen Natur durch einen einzigen Gedanken zu verbinden, aus einem einzigen Gesichtspunkt zu betrachten, aus einer einzigen Ursache abzuleiten, eine Menge bisher vereinzelt gestandener Thatsachen den übrigen aufs Innigste anzuschließen und als nothwendige Ergänzungen derselben darzulegen, die meisten Probleme aufs Schlagendste zu erklären, ohne sie in Bezug auf die andern als unmöglich zu erweisen, geben ihr einen Stempel der Wahrheit und berechtigen zur Erwartung, auch die für diese Theorie noch vorhandenen großen Schwierigkeiten endlich zu überwinden." Dabei kann es denn nicht anders sein, als daß mit Hülfe der stufenweise an Leistungsfähigkeit gewinnenden Materie ein allmähliger Fortschritt vom Niedern zum Höhern, vom Unvollkommeneren zum Vollkommeneren stattfand — ein Fortschritt, der, wie wir aus der Geschichte der Erde wissen, allerdings durch große Zeiträume des Stillstandes oder gar Rückschrittes unterbrochen wurde, und der sich nicht in einer einfachen, sondern in einer mehrfachen Reihe neben einander herlaufender Grundtypen entwickelte, deren einzelne Glieder bald vor- bald rückwärts schreiten.

Aber nicht genug damit, daß uns die Zellenlehre

auf eine so überraschende Weise den Einheitsfaden durch das Labyrinth der organischen Welt in die Hand gibt, sie führt uns noch weiter und läßt uns dunkel den schmalen Pfad erkennen, welcher uns von da hinüber in das Gebiet der unorganischen Natur leitet, und auf dem wir jene breite und tiefe Kluft zu überschreiten im Stande sind, welche die beiden großen Naturreiche immer noch in den Augen nicht bloß der Ungelehrten, sondern selbst einer großen Anzahl von Gelehrten trennt. „Oberflächlicher Betrachtung", sagt Tuttle, „kann nichts unähnlicher erscheinen, als der leblose Krystall und das lebendige, intelligente Thier. Unzählige Unterschiede lassen sich auffinden, deren jeder eine unübersteigliche Kluft zwischen beiden zu öffnen scheint. Bei tiefergehender Untersuchung verschwimmen und verschwinden beinahe alle diese Unterschiede."

Schon Schwann suchte die Zelle als Grundform der organischen Welt mit dem Krystall, als der bekannten Grundform der anorganischen Welt, auf eine Linie zu stellen und bezeichnete die Zelle geradezu als den Krystall der organischen Natur. Seinem Vergleich kam damals noch die jetzt verworfene Annahme einer freien Zellenentstehung aus formloser Bildungsflüssigkeit wesentlich zu Statten, indem man sowohl Zelle als Krystall aus einer Flüssigkeit oder Mutterlauge sich absetzen sah. Seitdem die freie Zellenentstehung aufgegeben wurde, will man allerdings bei einer Vergleichung beider Formen mehr Verschiedenheit als Uebereinstimmendes finden. Für die Uebereinstimmung macht man geltend, daß die gebogene Fläche den organischen Körpern nicht allein eigenthümlich ist, sondern auch bei manchen Krystallen angetroffen wird; daß Krystalle zu ihrer Entstehung nicht immer der Mutterlauge bedürfen, sondern auch sehr oft aus einer bloßen Umlagerung der Atome amorpher (gestaltloser) Körper hervorgehen, wie im Eisen durch langdauernde Erschütterung, im Schwefel durch Schmelzen, im schwarzen Schwefelquecksilber, welches durch Schütteln zu rothem krystallinischem Zinnober wird, bei der Erzeugung der Diamantkrystalle aus Kohle u. s. w.; daß neuere Beobachtungen das Vorhandensein eines inneren Lebens und selbstständigen Wachsthums der Krystalle außer Zweifel gestellt haben;*) und endlich die im Jahre 1849

*) Die Beobachtungen, welche Dr. Scharff in Frankfurt a. M. über die Ergänzung und Ausheilung verwundeter und verstümmelter Krystalle angestellt hat, veranlassen denselben, dem Krystall nicht bloß den Besitz besonderer Organe zuzuschreiben, sondern auch zu dem Schlusse zu gelangen, daß ein gestaltendes, nährendes, heilendes Princip in ihm thätig sei. Ueberhaupt schließt er aus seinen Beobachtungen, daß der Krystall nicht bloß in oberflächlicher Auflagerung durch Anziehung seiner Atome baut, sondern in kunstvoller Vertheilung und Verwebung der den Krystall bildenden Theile. „Alle diese Beobachtungen", sagt er am Schlusse seiner Abhandlung, „deuten auf einen innigen Zusammenhang und gestatten nicht, Krystalle als todte Stoffanhäufungen zu betrachten, deren Bildung nur durch äußere Kräfte bedingt sei, sondern weisen auf innerlich wirkende, dem pflanzlichen und thierischen Leben vergleichbare Vorgänge hin, deren Erkenntniß und Würdigung vermuthlich den bisher so schroff geltend gemachten Unterschied zwischen lebenden und leblosen Naturkörpern bedeutend verwischen wird." (Berichte über die Verhandlung des freien deutschen Hochstifts rc. zu Frankfurt a. M. 1861 I. S. 21.)

von Reichert gemachte merkwürdige Entdeckung, daß auch eiweißartige (also ausgezeichnete organische) Substanzen die Krystallform anzunehmen im Stande sind — eine Entdeckung, welche inzwischen bedeutende Erweiterungen erfahren hat und Herrn Prof. Cohn in Breslau am Schlusse einer ausführlichen Arbeit, in welcher er die Permeabilität (Durchgängigkeit für Flüssigkeiten) und Diffusionsfähigkeit der Proteïnkrystalle nachgewiesen hat, zu dem Ausrufe veranlaßt: „Der weite Abstand, welcher bisher die Krystalle der anorganischen und die organisirten Zellbildungen der Thier- und Pflanzenwelt auseinander hielt, ist durch die Proteïnkrystalle ausgefüllt!“ — Für die Verschiedenheit führt man an, daß das Wachsthum des Krystalles mehr von außen, das der Zelle mehr von innen her erfolge; daß der Krystall aus lauter selbstständigen und einander gleichen Theilen bestehe und auf jeder Stufe seines Wachsthums stehen bleiben könne, während bei der Zelle die Existenz jedes einzelnen Theils fest an das Bestehen des Ganzen geknüpft sei; daß sich die Zelle vermehre, fortpflanze, was bei dem Krystall nicht der Fall sei, indem die bekannte Knospenbildung der Krystalle sich mit jenem Vorgang nicht vergleichen lasse; daß durch Vereinigung von Krystallen die Druse entstehe, durch die Vereinigung von Zellen dagegen der Organismus, wobei die niedersten Organismen nur einfache Zellen seien, u. s. w. Aber man wird leicht bemerken, daß die geltend gemachten Unterschiede keine wesentliche, sondern nur eine gradweise Verschiedenheit bedingen, und daß sie, wären sie auch noch viel bedeutender, als sie sind, doch immer nur zeigen würden, daß zwar die Producte der beiden Naturreiche verschieden sind, nicht aber die Bildungsgesetze, welche diesen Producten zu Grunde liegen. Daher erkennt auch Kölliker der im Allgemeinen von ihm verworfenen Vergleichung doch „in Bezug auf die erste Erzeugung organischer Formen" ihren Werth ausdrücklich zu. Es gibt keinen principiellen Unterschied zwischen organischer und unorganischer, zwischen fälschlich s. g. todter und lebender Natur, so groß derselbe auch dem oberflächlichen, durch Studium nicht aufgeklärten Blicke scheinen mag; beide wachsen aus denselben Wurzeln, und dieselben Stoffe und Kräfte, welche jene bewegen und formen, bewegen und formen auch diese. „Wenn ich die Lebenskraft läugne", sagt der öfter angeführte Nägeli, „so sage ich, daß die materiellen Vorgänge der Gestaltung, der Ernährung, der Fortpflanzung bei den Gewächsen durch die gleichen Kräfte bedingt werden, wie die Entstehung eines Krystalles, und es ist durch eine Menge von Thatsachen nahe gelegt, daß die Differenz zwischen Unorganischem und Organischem in der That keine andre sei, als die zwischen Einfachem und Zusammengesetztem." Alle Lebensvorgänge sind auf die allgemeinen Bewegungserscheinungen der Materie, welche nirgendwo in absoluter Ruhe, sondern überall in bald schnellerer, bald langsamerer Bewegung begriffen ist, zurückzuführen, und die eigenthümliche Mischung der Materie im lebenden Körper ist nicht Folge, sondern Ursache des Lebens. Tod aber ist nicht Gegensatz des Lebens, sondern nur Abwesenheit desselben.

So führt jede neue Entdeckung in den Naturwissenschaften immer wieder und immer näher zu der großen Wahrheit, daß die Natur ein großes, einiges, untheilbares, in ununterbrochenem Zusammenhange sich ausbreitendes, überall durch dieselben, nach dem Gesetz von Ursache und Wirkung festverbundenen Principien bewegtes Ganze ist, von welchem der Mensch, ihr höchstes Product, ebensowenig eine Ausnahme macht, wie ihr niederstes. Und mag es der fromm gewordene Herr Agassiz seinem Gefühl auch noch so sehr widerstrebend finden, daß dieselben Kräfte, welche dem Krystall eine endliche Gestalt geben, auch die edle Figur des Menschen hervorgebracht haben sollen (Contributions to the natural history of the United States of North America, by L. Agassiz. First volume, Chapter first), so ist es doch so und kann nicht anders sein! Der rohe oder ungebildete Verstand freilich, indem er die Erscheinungswelt um sich her betrachtet und die Endproducte Millionen Jahre alter Arbeit in letzter Vollendung und durch die weitesten Abstände von einander getrennt vor sich sieht, ohne die Anfangspunkte und die tausend nur dem Auge der Wissenschaft erreichbaren Verbindungsfäden zu erkennen, kann sich in solchen Meinungen schwer oder gar nicht zurechtfinden; den gebildeten Verstand lehren Studium und Nachdenken tiefer sehen. Unwissende und eingebildete Scribler, welche eine

Art Polizeidienst in der Litteratur zu verrichten scheinen, belieben zwar seit einigen Jahren bei jeder sich bietenden Gelegenheit solche Anschauungen (welche allerdings zur Zeit noch nicht überall bewiesen, aber doch mit hundertmal größerer Wahrscheinlichkeit aus den Thatsachen erschlossen werden können, als ihre kindischen, jeder realen Grundlage entbehrenden und daher gänzlich unwissenschaftlichen Annahmen über die Ursprünge des natürlichen Daseins) dem ihnen gläubig zuhörenden Publicum als „rohen und oberflächlichen Materialismus" zu denunciren und demselben die freche Lüge aufzubringen, daß mit Annahme derselben alles Streben nach Höherem, aller s. g. Idealismus aus der Welt verschwinden müßte. Auch bei Gelegenheit dieses Aufsatzes werden sie wohl nicht versäumen, ihr ekelhaftes, stets das Nämliche wiederholendes Geschrei aus allen Richtungen der Windrose ertönen zu lassen! Ueber ihre Begriffe von Idealismus will der Verfasser mit ihnen, welche oft grade da, wo der Idealismus wohl angebracht wäre, sich mit den niedrigsten und unidealsten Meinungen begnügen, an dieser Stelle nicht rechten; aber das will er ihnen und dem von ihnen irregeleiteten Publicum gegenüber doch nicht auf dem Herzen behalten, daß das höchste Streben, welches der Mensch sich vorsetzen, das erhabenste Ideal, welchem er nachstreben kann, die Wahrheit ist! Ueberall ist derjenige Idealist, welcher diesem Streben huldigt; Materialist dagegen, und zwar in der schlimmsten Bedeutung des Wortes, derjenige, welcher diesem Streben um äußerer Vortheile willen untreu wird oder gar dasselbe, wo es sich an Andern zeigt, mit Koth zu bewerfen sucht!

Und so möge dieser Aufsatz mit den schönen Worten eines öfter citirten Schriftstellers geschlossen werden: „Wenn im Pyramidenbau der Naturgeschichte der Gipfelpunkt des individualisirten Lebens in eine Gesetzessphäre höherer Potenz hineinragt, wird dadurch derselbe von seiner Grundlage abgeschnitten oder durch eine unvermittelbare Kluft getrennt? Im Gegentheil: gerade von diesem Standpunkte aus gewahren wir in überzeugender Weise, wie der Lichtschein wunderbarer, harmonischer Schönheit, der über alle Werke der Natur ausgegossen, sich im Brennpunkt vollkommner, allumfassender Einheit concentrirt."

Luft und Lunge.

Zwei Philosophen bin ich auf der Spur;
Ich horchte zu, es hieß: Natur! Natur!

Homunculus (Faust, zw. Theil).

Alle nicht mit der Theologie im Zusammenhang stehende oder von ihr beeinflußte Philosophie ging ursprünglich von der Betrachtung der Natur aus — sei es nun, daß sich diese Betrachtung auf das äußere den Menschen umgebende Sein oder auf seine eigne innere Natur bezog. Am deutlichsten zeigt sich dieses bei demjenigen Volke, dessen Geisteswerke die Grundlage unsrer gesammten höheren Bildung geworden sind, und dessen harmonische Geistesentwicklung noch nicht durch jenen unglückseligen Zwiespalt zwischen Himmel und Erde, Natur und Geist, Leib und Seele, Natürlich und Uebernatürlich, sichtbarer und unsichtbarer Welt, Ideal und Real — welcher die spätere Cultur-Entwicklung so schwierig macht — behindert wurde.*) Die Philosophie der Griechen — so setzt der ausgezeichnete Historiker Duncker in seiner vor-

*) Den Gegensatz von Supranaturalismus und Realismus, welcher in unsrer heutigen Bildung und Wissenschaft eine so große Rolle spielt, kannten die Hellenen nicht. Körper und Seele, sichtbare und unsichtbare Welt galten ihnen für Eins, ideal und real

trefflichen „Geschichte des Alterthums" (4. Bd., 1857) auseinander — nahm ihren Ursprung nicht von der Theologie und dem Priesterstande aus, sondern von der Betrachtung der Natur, von der astronomischen und physikalischen Beobachtung, sowie endlich von s. g. ethischen Problemen. Die ersten Naturforscher sind nach ihm auch die ersten Philosophen der Griechen gewesen. Der älteste unter ihnen ist Thales aus Milet, geboren um das Jahr 635 vor Chr. Die Grundlage zu seinen Kenntnissen hatte Thales in Aegypten im Umgange mit ägyptischen

---

für gleich. Erst durch ägyptisch-semitische Einwirkungen (Pythagoras ꝛc.) kamen, wie es scheint, Mysterien, wie Fortdauer der Seele, Wunderglaube, eine gewisse Ascetik u. s. w. in ihre Anschauungen, welche aber doch im Grunde immer real blieben. Nicht für das Leben nach dem Tode, sondern für diese Welt, für sich, für die Familie, für das Gemeinwesen hatte der Mensch zu arbeiten, sich zu einem edlen und tüchtigen Manne heranzubilden ꝛc. Den Göttern konnte man nicht besser dienen, als wenn man ihnen an ihren Festen (Olympische Spiele) zeigte, wie Viele zu schönen und tapferen Männern erwachsen waren. Die Gesetze des Himmels und der Erde waren dieselben und die Aufgabe des Menschen, welche er um der Götter willen zu lösen hatte, keine andre, als die, welche ihm auch das Leben selbst stellte. Mit solchen Anschauungen bildeten die Griechen den entschiedensten Gegensatz zu den aus der indischen Religionsphilosophie hervorgegangenen Glaubenskreisen, welche, später in das Christenthum übergehend, noch heute die abendländische Welt - wenn auch nicht in Wirklichkeit, doch dem Namen nach — beherrschen. Der indische Brahmanismus etablirte eine schroffe Scheidung zwischen Natur und Geist, Körper und Seele, und fand das letzte Ziel alles irdischen Strebens in einer möglichsten Entäußerung des Körperlichen, in einer Abtödtung des Fleisches, in einer Rückkehr zur allein wahren Substanz des Lebens, zu Brahma oder Gott. Des Menschen Seele hat auf Erden oder im irdischen Jammerthal keine

Priestern und deren uralter Weisheit gelegt. Er erklärte die Ueberschwemmung des Nil aus natürlichen Ursachen, maß die Höhe der Pyramiden nach ihrem Schatten, bestimmte das Jahr, wie die Aegypter, zu 365 Tagen und war im Stande, den erstaunten Joniern eine Sonnenfinsterniß vorauszusagen! Er wußte zuerst bei den Griechen, daß der Mond von der Sonne sein Licht erhalte, und bestimmte die Größe des Mondes im Verhältniß zu der der Sonne auf den 720sten Theil der letzteren. Er theilte den Himmel in fünf Zonen und hielt die Sterne für erd-

---

Heimath, der Körper ist nur Kerker der Seele, und alle Beziehungen zur Sinnenwelt sind Fesseln des Geistes. Ja, Brahma hat nur durch einen Act der Selbsttäuschung (Maja) sich zur Welt entfaltet, welche daher nur Schein, Täuschung, Vorspiegelung der Sinne ist. Dieser extreme Spiritualismus mußte natürlich auf alle Willensfreiheit vernichtend wirken; er erstickte nicht nur durch ein Joch zahlloser Ceremonien und Selbstpeinigungen jeden Funken der Freiheit und ächten Humanität, sondern zeichnete sich auch im Gegensatz zu der edlen Toleranz der Griechen und Römer, welche in den Göttern andrer Völker nur ihre eignen wiederfanden, durch Unduldsamkeit und unbarmherzige Verfolgungswuth gegen Andersdenkende aus, während er gleichzeitig durch tiefste Verachtung für jede nicht theologische Wissenschaft und Einführung des häßlichen Kastenwesens jeden Fortschritt unmöglich machte. Die Geschichte der Inder zeigt denn auch (nach Duncker, dem das Obige seinem wesentlichen Inhalt nach entnommen ist), wohin ein Volk gerathen muß, wenn es über dem Himmel und den transscendenten Dingen die Dinge dieser Welt vernachlässigt und vergißt. Ein gänzlicher nationaler Zerfall war die Folge, nachdem es den Brahmanen gelungen war, mit Hülfe der Fürsten den von andern Grundsätzen ausgehenden Buddhismus niederzuschlagen; und dieser Zerfall manifestirt sich in Indien bis auf den heutigen Tag in einer steten Unterdrückung durch Fremde und einer gänzlichen Stagnation des Lebensprocesses.

artige, mit Feuer erfüllte Körper. Damit führte er zuerst die Griechen aus ihrem erträumten poetischen Himmel voll Göttergestalten herab in die wirkliche, seiende Welt. Aber nicht bloß den Himmel — auch die Erde entkleidete Thales ihrer unsichtbaren Beherrscher. Indem er die Natur als ein Ganzes zusammenfaßte und anschaute, behauptete er, daß alle Dinge aus dem Wasser hervorgegangen seien. Das Wasser erklärte er darnach für den Ursprung und Urstoff alles Seienden; aus ihm sei Alles entstanden, und durch dasselbe bestehe Alles. Die Erde, welche er bereits für eine Kugel erklärte (eine richtige Anschauung, von der seine Nachfolger wieder abfielen) schwimme — so behauptete er — auf dem Wasser, und die Erdbeben seien als Wirkungen dieses unterirdischen Wassers anzusehen.

Auf der von Thales geöffneten Bahn, folgend dem mächtigen von ihm gegebenen Anstoß, drang eine bedeutsame Reihe seiner Landsleute weiter vorwärts — Alle nach physisch-materiellen Welturſachen suchend. Ein jüngerer Zeitgenosse des Thales, Anaximandros (geb. 610 v. Chr.), stellte die ersten Zeitmesser auf und unternahm es, die Umrisse des Meeres und Festlandes zu zeichnen oder — mit anderen Worten — er entwarf die erste Karte der Erde und gab sie auf Erztafeln heraus. Er versuchte, die Umläufe, Entfernungen und Größe der Gestirne näher zu bestimmen und dachte die Erde als runde Platte im Mittelpunkte des Weltalls unbeweglich schwebend. Die auf ihr lebenden Geschöpfe haben sich nach ihm aus unvollkommenen Wasserthieren allmählig bis zum Menschen ausgebildet. Das Wasser jedoch, wie es Thales that, für den Urstoff aller Dinge zu erklären, schien dem Anaximander unrichtig; er suchte demselben einen noch einfacheren Anfang voranzustellen und kam dahin, nur den Stoff selbst oder die Materie überhaupt als das Erste zu setzen, war also — um in der Sprache unsrer heutigen Weltweisen zu reden — der erste Materialist. Dieser reine Urstoff war nach seiner Lehre unbegrenzt, unvergänglich und unendlich, gröber als Luft und feiner als Wasser, und trug in sich eine von Ewigkeit her wirksame Kraft der Bewegung und Entwicklung, durch Verdichtung und Verdünnung alle Erscheinungen hervorbringend. „Der Urstoff", heißt es bei ihm, „umfaßt Alles und lenkt Alles" u. s. w. Aus dem Urschlamm entstehen die Erde, die lebenden Wesen auf ihr, die Thiere, Menschen und sofort. Aber wie Alles entstanden ist, so muß auch Alles wieder untergehen. „Woraus das Daseiende seinen Ursprung hat", sagt Anaximander mit einer nach ihm so oft vergessenen Wahrheit, „dahin muß es auch nothwendig seinen Untergang haben."

Anaximenes, der dritte Milesier, welcher sich diesen kosmologischen Forschungen widmete (570—500 v. Chr.), ließ die geometrische und astronomische Grundlage, von welcher Thales und Anaximander ausgegangen waren, fallen, um sich desto ausschließlicher dem Problem der Erschaffung der Welt zu widmen. Der Urstoff, welchen Anaximander angenommen hatte, oder der Stoff an sich schien ihm zu unbestimmt und leblos, als daß das Leben der Welt aus ihm hätte hervorgehen können. Er suchte vielmehr nach einem Grundstoff, welcher Bewegung und Leben in sich selber trage und darum im Stande sei, Bewegung und Leben aus sich hervorgehen zu lassen. Indem er das Leben des Menschen beobachtete, fand er nun, daß dessen Bestehen vom Athmen abhing. Was aber der Mensch athmete, war Luft! Die Luft war also die Bedingung des Lebens des Menschen und der Thiere. Hing aber das Leben der höchsten Naturgebilde von der Luft ab, um so mehr noch das der niederen! und war die Luft Bedingung des Lebens, so konnte sie auch die Ursache desselben sein. Die Luft war unsichtbar, die Seele des Menschen ebenfalls; die Luft bewegte sich selbst aus eigner Kraft, die Seele des Menschen ebenfalls. Sollte diese unsichtbare, sich aus eigener Kraft bewegende Potenz, von welcher das Leben des Menschen und der Natur abhing, nicht selbst die Seele des Menschen, die Seele alles Naturlebens sein? Anaximenes erklärte demnach den Athem und den Hauch, das Leben und die Seele für eins und dasselbe; er erklärte die Luft nicht bloß für die Seele des Menschen, sondern auch für die Seele der Welt, d. h. für den Urstoff, die Urkraft und die erhaltende Macht der Welt. „Wie unsere Seele", sagt Anaximenes in seiner schmucklos geschriebenen Schrift, „welche Luft ist, uns zusammenhält und beherrscht, so umfaßt Hauch und Luft die gesammte Ordnung der Dinge" Von Ewigkeit her, so lehrte er weiter, ist die

Luft in beständiger Bewegung, in beständiger Umwandlung ihres Stoffes und ihrer Form, und läßt durch die einfachen Processe der Verdichtung und Verdünnung Alles aus sich hervorgehen — durch Verdünnung das Feuer, durch Verdichtung die Wolken, das Wasser, die Erde, den Stein. Die Verdünnung ist die Wärme, die Verdichtung die Kälte. Die Erde selbst ist das Product der Verdichtung der Luft. Durch fortgestoßene erdige Klumpen, auf denen in Folge der Schnelligkeit ihrer Bewegung wieder Verdünnung, Erwärmung und Feuer sich entwickelt, entstehen die leuchtenden Himmelskörper.

Wunderbarer Tiefblick des menschlichen Geistes! Wie nahe streifen diese von keiner wirklichen Naturkenntniß getragenen Vorstellungen jener Männer, welche freilich nicht, wie die Philosophen unserer jüngsten Vergangenheit, in einem geckenhaften Phantasiren die Aufgabe der Philosophie fanden — wie nahe streifen diese ältesten Vorstellungen an die Resultate unsrer heutigen, durch Jahrtausende lange, schwere Geistesarbeit aufgebauten Wissenschaft! Auch wir wissen heute, wie Thales, daß die Erde eine Kugel ist und daß die Bewegungen auf ihr, wie am Himmel, nur Folge natürlicher Ursachen sind; auch wir wissen, wie Anaximander, daß es einen ewigen, unvergänglichen Urstoff gibt, der die Kraft der Bewegung und Entwickelung in sich selber trägt und der so wenig vernichtet wie erschaffen werden kann; auch wir wissen, wie Anaximenes, daß alle Körper aus verdichteter, oder verdünnter Luft bestehen, und glauben, wie er, daß unsere Erde und alle Himmelskörper sich einst aus Luft und luftförmig zertheilten Stoffen zu ihrer jetzigen Gestalt zusammengeballt haben; auch wir stellen uns die heute noch entstehenden sog. Meteoriten als ursprünglich gas- oder luftförmige Körper vor, welche sich erst beim Eintritt in unsere Atmosphäre verdichten, erwärmen und als fortgestoßene Klumpen zur Erde fallen; auch wir halten das Wasser für verdichtete Luft und erklären die Kälte für eine Bewegung des Stoffes zur Verdichtung, die Wärme für eine solche zur Verdünnung! Ja, wir sind so weit gekommen, zu wissen, daß es zum weitaus größten Theile wirkliche und selbst im gewöhnlichen Zustande als „Luft“ bezeichnete Luftarten sind, welche unsern Körper und die gesammte organische Welt zusammensetzen und durch zahllose Verbindungen in verschiedenen Verhältnissen die zahllosen Stoffe und Formen dieser Welt hervorbringen. Freilich sind wir insofern weit über den griechischen Philosophen hinausgekommen, als wir das, was er für ein Einfaches hielt und somit als Grundprincip aufstellte, selbst wieder als ein sehr Zusammengesetztes erkannt haben, und daher mit dem Worte „Luft“ nunmehr einen andern und viel weiteren Begriff verbinden als er. Daß aber Anaximenes die Luft für ein Einfaches oder ein sogenanntes Element hielt, und daß diese Anschauung sich in der Lehre von den vier Elementen bis in das vorige Jahrhundert erhalten konnte, wird sehr begreiflich, wenn man bedenkt, wie gering bis dahin die Kenntnisse der Menschen in Bezug auf die Zerlegung der Körper oder in derjenigen Wissenschaft, welche wir Chemie nennen, im Vergleich zu den unsrigen waren. Zwar besaßen schon die ältesten Culturvölker, so namentlich die Aegypter, ziemlich eingehende Kenntnisse in diese Wissenschaft berührenden Einzelheiten, sie kannten die Bereitung mehrerer Metalle und Metallgemische, wußten Salmiak, Soda, Kochsalz, Alaun und Glas herzustellen, brannten Ziegel und machten Töpferwaaren, kannten den Grünspan und das Bleiweiß, bereiteten Essig, Bier, Seife und viele Arzneien und verstanden die Kunst, Seide zu färben und Leichname vor Fäulniß zu bewahren — Kenntnisse, welche sie zum Theil auch den mit ihnen in Berührung kommenden Völkern mittheilten. Aber aus Allem diesem konnte keine eigentliche Wissenschaft entstehen, da die das Einzelne verbindenden Principien fehlten, und die Griechen, welchen nach jenen die Weiterbildung der Wissenschaft zufiel, vermöge der Eigenthümlichkeit ihres Geistes mehr durch Philosophie und Speculation, als durch Beobachtung und durch das der chemischen Wissenschaft zu Grunde liegende Experiment weiterzuschreiten versuchten. — Zu den von Thales und Anaximenes aufgestellten Elementen von Wasser und Luft fügte Heraklit das Feuer hinzu; und Empedokles endlich (ebenfalls jonischer Philosoph und s. g. Materialist) erfand auf dieser Grundlage die bekannten vier Elemente Feuer, Wasser, Luft und Erde, welche sich so lange einer unbestrittenen Herrschaft in der Wissenschaft erfreuten. Zunächst gingen sie in die

Philosophie des Aristoteles über und erhielten darnach den falschen Namen der vier Aristotelischen Elemente. Jedoch glaubte Aristoteles — wohl in Anlehnung an Anaximander — außerdem noch an eine einzige Grundmaterie, deren Verschiedenheit durch die verschiedenen Formen ihrer kleinsten Theilchen und durch den Einfluß der Elemente bedingt würde. Auch glaubte er außer den vier Elementen noch ein feineres ätherisches Element, das vielleicht das Geistige hervorbringe, die berühmte essentia quinta oder Quintessenz, annehmen zu müssen. Aber die vier Elemente blieben unbestritten stehen und wurden nur in den Hintergrund gedrängt durch das das ganze Zeitalter der s. g. Alchemie (300—1525 nach Chr.) beherrschende unsinnige Streben, den Stein der Weisen, zu finden — ein Stein, welcher die Eigenschaft haben sollte, alle Metalle in Gold zu verwandeln und alle Krankheiten zu heilen! Von da ging die Chemie als s. g. Jatrochemie in die Hände der Aerzte über, deren Befangenheit in dem Glauben an alte Autoritäten freilich noch so groß war, daß Dubois den bekannten Ausspruch wagen konnte: „Wenn man im Menschen etwas Anderes finde, als was im Galenus (alter römischer Arzt) stehe, so müßten die Menschen seitdem ausgeartet sein." — Diesen traurigen Geistesbann stürzte der berühmte Deutsche Theophrastus Paracelsus Bombastus ab Hohenheim (1493—1541) und leitete einen Fortschritt ein, in dessen Gefolge das s. g. analytische Verfahren und überhaupt richtigere Vorstellungen herrschend wurden. Einer der Ersten dieser Periode ist van Helmont (geb. 1577 in Brüssel). Er hob zuerst den Gegensatz von Säure und Alkali hervor und suchte den wichtigen und richtigen Grundsatz durchzuführen, daß ein Stoff in alle möglichen Verbindungen eingehen und daraus wieder abgeschieden werden könne, ohne damit seine eigenthümliche Natur zu verlieren. Aber am meisten mag er zur Erkenntniß der Wahrheit dadurch beigetragen haben, daß er zuerst die verschiedenen Luftarten als Gase von der gewöhnlichen Luft unterschied und einen interessanten und berühmten Versuch anstellte, welcher bewies, daß die Pflanzen von Wasser und Luft leben können. Auf ihn folgte das Zeitalter der berühmten phlogistischen Theorie und auf dieses (von 1775 an) das s. g. Zeitalter der quantitativen Chemie, in welchem wir jetzt noch leben. In ihm führte der große Franzose Lavoisier (geb. 1743 in Paris) die Wage in die Chemie ein und leitete dadurch rasch zur Entdeckung der wichtigsten Kenntnisse und Gesetze. Das Bedeutendste darunter war wohl die Entdeckung der zusammengesetzten Natur von Luft und Wasser! Mit dieser Entdeckung war natürlich die Herrschaft der alten Elemente, sowohl der philosophischen von Feuer, Wasser, Luft, und Erde, als der alchemistischen Salz, Schwefel, Merkur — für immer gestürzt, und das Wort Element gewann einen andern Sinn. Insbesondere mußte die von Anaximenes zum Urgrund aller Dinge erhobene Luft von ihrer Höhe heruntersteigen, und der ehrwürdige Sitz der griechischen Götter wie der indischen Deva's mußte sich unwillig den Glocken und Tiegeln der Chemiker unterwerfen. Man entdeckte, daß es Luftarten der verschiedensten Natur gebe, und daß das, was man bisher „Luft" genannt hatte, oder die Atmosphäre eine Mischung aus mehreren verschiedenen dieser Luftarten sei. Bis dahin hatte, wie A. von Humboldt erzählt, der uralte Glaube an die elementare Einfachheit der Luft, welcher fast bis gegen Ende des vorigen Jahrhunderts sich erhielt, alle Fortschritte des Wissens gelähmt. Zwar unterschied schon van Helmont, wie erzählt, s. g. Gase von der atmosphärischen Luft wie auch von den Dämpfen; aber er kannte kein Mittel, das gas sylvestre, unter welchem Namen er alle nicht entzündbaren, Flamme und Athem nicht unterhaltenden, von der atmosphärischen Luft verschiedenen Gase begriff, aufzufangen und abzusondern. Jean Rey erkannte zuerst, daß die Gewichtszunahme bei der s. g. Oxydation oder Verbrennung auf einer Aufnahme von Luft beruhe, und kam man darauf nach und nach auf den Gedanken der Existenz des Sauerstoffs. Dennoch wurde der Unterschied specifischer Gasarten im Gegensatz zu der alten eingewurzelten Anschauung den Gelehrten sehr schwer und nur sehr allmählig klar. Erst 1766 erwiesen Black und Cavendish, daß Kohlensäure (s. g. fixe Luft) und Wasserstoffgas (brennbare Luft) specifisch verschiedene luftförmige Flüssigkeiten seien, nachdem bereits Priestley von 1755 an die Ansicht vertheidigt hatte, daß die Atmosphäre aus zwei verschiedenen

Luftarten, s. g. phlogistisirter und s. g. dephlogistisirter Luft, bestehe. Zu ähnlichen Ansichten gelangte Scheele um dieselbe Zeit, wenn auch auf ganz anderem Wege. Auch die ehedem gebräuchliche Eintheilung aller Stoffe in feste, flüssige und luftförmige nach Maaßgabe der alten Elemente ist nun nicht mehr stichhaltig, da wir wissen, daß dies nur relative Eigenschaften der Materie sind, die je nach der Menge der in ihr enthaltenen Wärme hervortreten. In der Kälte ist das Wasser ein fester Körper und erscheint als Eis; in einer über das gewöhnliche Maaß gesteigerten Temperatur ist es flüchtiges Wassergas oder Luft — und Aehnliches gilt wohl von allen uns bekannten Naturkörpern. Schon dieser eine Umstand würde die Meinung, als könne die uns umgebende Luft ein einfacher Körper sein, als unhaltbar erscheinen lassen, da sich ihr ja ohne Zweifel alle die Stoffe der auf der Erde befindlichen und durch gesteigerte Erwärmung sich verflüchtigenden Körper fortwährend beimischen müssen. So ist die Luft, mag sie noch so trocken sein, doch nie ohne Beimischung wäßriger Theile, welche sich in ihr als s. g. Wassergas verbreiten. Sieht man aber auch zunächst von allen solchen, vielleicht mehr zufälligen Beimengungen anderweiter Stoffe ab, so ist die Luft als solche doch immer und überall ein Gemenge zweier bekannter und verbreiteter, einen Bestandtheil der meisten Naturkörper ausmachender Gas- oder Luftarten, des Sauerstoffs und des Stickstoffs nämlich, und zwar in einem solchen Verhältniß, daß ersterer ein Fünftheil, letzterer vier Fünftheile ihres Raumes ausmacht. Der Sauerstoff wurde um das Jahr 1774 als einfacher Körper erkannt und ist ein farb- und geruchloses Gas, etwas dichter, als die atmosphärische Luft. Mit seiner genaueren Kenntniß wurde der Grund zur heutigen wissenschaftlichen Chemie und damit zu dem großen Fortschritt der naturwissenschaftlichen Kenntnisse der späteren Zeit überhaupt gelegt.*). Denn der Sauerstoff ist nicht bloß der verbreitetste, sondern auch der in größter Menge vorhandene aller einfachen Körper und sowohl deßwegen, als auch wegen seiner Fähigkeit, sich mit allen übrigen chemisch zu verbinden, der wichtigste. Er ist die Ursache der Flamme, der Verbrennung — eine Entdeckung, durch welche die ehemals herrschende phlogistische Theorie oder der Glaube an einen eigenen Feuerstoff, an eine Feuermaterie für immer gestürzt wurde.

Sehr entgegengesetzte Eigenschaften hat der zweite Bestandtheil der Luft, der Stickstoff, den man seit 1772 kennt und der ebenfalls ein farb- und geruchloses Gas darstellt. In ihm kann weder ein Feuer brennen, noch ein Thier athmen — daher sein Name. Er bildet in fester Gestalt einen Hauptbestandtheil unsres eignen Körpers, sowie den hervorragendsten unsrer Nahrungsmittel.

---

*) Vielleicht auch zu dem uns bevorstehenden großen Fortschritt der menschlichen Erkenntniß überhaupt! „Ich behaupte immer", so schrieb vor Kurzem ein berühmter Chemiker an den Verfasser, „daß die Entdeckung des Sauerstoffs der Anfang vom Ende der Dummheit ist."

Das Verhältniß dieser beiden Gasarten in der Luft (genauer bestimmt 20,9 Raumtheile Sauerstoff und 79,1 Raumtheile Stickstoff oder 23,1 Gewichtstheile Sauerstoff und 76,9 Gewichtstheile Stickstoff) „ist ein an allen Punkten der Erde, über Land und Meer, in Höhen und Tiefen so auffallend gleichbleibendes, daß man der Ansicht war, die Atmosphäre sei nicht ein Gemenge, sondern eine chemische Verbindung der genannten zwei Gase.“ (Schöbler: Chemie der Gegenwart.) Aber zweifellose Versuche beweisen, daß dennoch nur eine lockre mechanische Verbindung zwischen ihnen besteht, und daß ihre überall gleichmäßige Mischung wohl nur von dem großen Vermögen der Gasarten, sich untereinander zu mengen und auszutauschen oder von dem Vermögen jeder einzelnen Gasart, sich in einem gegebenen Raume so auszubreiten, als wäre sie allein vorhanden (Dalton'sches Gesetz) — herrührt. Wo freilich — wie in geschlossenen Räumen — dieser Mengung Grenzen gesetzt sind und ein Bestandtheil, so der Sauerstoff, fortwährend verbraucht wird, können sich bedeutende Abweichungen von jener Regel herausstellen, während in freier Luft die gefundenen Abweichungen so gering sind, daß sie kaum in Anrechnung gebracht werden können.

Während also auf diese Weise die beiden Grundbestandtheile der Luft in stets gleicher Menge vorhanden sind, ist diese Menge bei zwei weiteren, wenn auch nie ganz fehlenden sog. Neben-Bestandtheilen derselben eine sehr wechselnde.

Die Menge des stets in der Luft vorhandenen Wasserdampfes oder Wassergases beträgt in den tieferen Schichten ungefähr 6—8 Theile auf 1000 Gewichtstheile Luft, obgleich diese selbst im Stande ist, noch weit größere Mengen davon aufzunehmen. Dieses Vermögen der Wasseraufnahme richtet sich wesentlich nach der Temperatur der Luft. Je höher diese steigt, um so dünner und ausgedehnter wird die Luft, und um so größere Mengen von Wasser vermag sie aufzunehmen. Während z. B. bei 5 Grad C. in einem Cubikmeter Luft höchstens 7—8 französische Grammen Wasserdampf enthalten sind, kann diese Menge schon bei 20 Grad C. auf das 3—4 fache steigen. Man unterscheidet daher eine absolute und eine relative Menge des atmosphärischen Wasserdampfs, wobei die erstere den Feuchtigkeitsgrad der Luft überhaupt, die letztere denselben im Verhältniß zur Wärme des Luftkreises ausdrückt. Dabei ist die Luft — was sonderbar scheinen mag, es aber nicht ist — meist relativ um so trockner, je mehr Wassergas sie enthält. Aus gleichem Grunde scheint dieselbe für unser subjectives Gefühl um so mehr Wasser zu enthalten, mit andern Worten um so feuchter zu sein, je kühler sie ist, und kann uns daher ein kalter Tag mit verhältnißmäßig weit geringerem Wassergehalt der Luft doch feuchter erscheinen, als ein heißer mit einem in der That viel größeren Feuchtigkeitsgrad. So erscheint uns im Januar oder auf der Höhe eines bedeutenden Berges eine Luft mit einer geringen absoluten Dampfmenge (relativ) weit feuchter, als eine solche im Juli oder in der Ebene mit einem in Wirklichkeit dreimal so großen Dampfgehalt. Mit zunehmender Höhe scheint sich der Wassergehalt des Luftkreises verhältnißmäßig zu verringern. So fand Gay-Lussac bei seiner berühmten Luftschifffahrt in den höchsten von ihm erreichten Regionen der Luft nur den achten Theil des ihr Fassungsvermögen bezeichnenden Gehaltes an Wasser. Wo sich mehr Wasserdunst in der Luft ansammelt, als diese zu fassen vermag, da verdichtet sich derselbe zu Wolken oder Nebel oder schlägt sich als Reif oder Thau an kälteren Gegenständen nieder oder kehrt als Regen, Schnee, Hagel zur Erde zurück. Quellen des Wassergehaltes der Luft sind die immerwährende Verdunstung des Wassers von der Oberfläche der Meere, Seeen, Flüsse u. s. w., sowie aller feuchten Gegenstände und der Erde selbst; endlich der Lebensproceß der Pflanzen und Thiere, welche unaufhörlich große Mengen von Wasser an der Oberfläche ihres Körpers und ihrer Athemwerkzeuge verdunsten lassen. Je reichlicher diese Quellen fließen, um so mehr Wasserdampf muß natürlich die Luft enthalten. Am größten ist der Wassergehalt der Luft über den Meeren der heißen Gegenden und demgemäß auch die jährliche Regenmenge in den tropischen, dem Meere nahe gelegenen Gegenden beinahe 4—5 Mal so groß, als in der gemäßigten Zone. — Um den Gehalt der Luft an Wasserdampf zu beurtheilen, beobachten wir entweder das Verhalten gewisser das Wasser anziehender Substanzen, wie des Kochsalzes, oder bedienen uns besonderer Instrumente, s. g. Hygrometer oder Feuchtigkeitsmesser. Ein solcher ist z. B. das s. g. Haarhygrometer, bei welchem ein Menschenhaar durch seine größere oder geringere Spannung einen Zeiger in Bewegung setzt u. s. w. u. s. w. Daß sich gelockte Haare in feuchter Luft aufrollen, schlaff werden, ist eine bekannte Sache. Aber auch hier ist zu bedenken, daß das Hygrometer ebenso wie unsre Empfindung immer nur den relativen Feuchtigkeitsgehalt der Luft angibt und eine warme, viel Wasser enthaltende Luft dennoch von demselben als trocken bezeichnet werden kann, während es sich bei niedriger Temperatur umgekehrt verhält.

Weit geringer ist die Menge der in der Luft enthaltenen Kohlensäure, einer gasartigen Verbindung des Kohlenstoffs und Sauerstoffs, welche sich fortwährend bei dem Athmen der Menschen, Thiere und Pflanzen, bei der Verbrennung kohlenstoffiger Körper, bei den Processen der Gährung und Fäulniß entwickelt. Diese Processe, in Verbindung mit den Mengen von Kohlensäure, welche manche Mineralquellen, sowie die s. g. Mofetten an verschiedenen Stellen der Erde ausdünsten, sind denn auch die Quelle für das verhältnißmäßig geringe Quantum dieser luftförmigen Säure, welches die Atmosphäre immer und überall mit sich führt. Es beträgt durchschnittlich in tausend Raumtheilen Luft einen halben Antheil oder ein Zweitausendstel, kann jedoch unter besonderen Umständen und namentlich in geschlossenen Räumen dieses Verhältniß außerordentlich übersteigen. In Sälen, wo viele Menschen versammelt waren, fand Pettenkofer 3—7 Theile Kohlensäure auf tausend Theile Luft, während in seinem eignen Zimmer nur $^2/_3$ Theile auf dieselbe Luftmenge gefunden wurden. „Als Dalton die Luft eines Zimmers analysirte, in welchem während zwei Stunden 50 Lichter gebrannt und 500 Personen geathmet hatten, fand er, daß die Kohlensäure, anstatt in dem Verhältniß von zwei Gallonen in 5000 Gallonen vorhanden zu sein (dies würde das Verhältniß der Luft auf der Straße gewesen sein), in solcher Menge aufgetreten war, daß in jedem Hundert Gallonen eine Gallone vorhanden war" (Lewes), und der Franzose Leblanc will sogar in der Luft eines Pariser Theaters vier Procent Kohlensäure gefunden haben. In einer Luft mit 5—10 Procent Kohlensäure erlischt eine Lichtflamme, und Hunde athmen darin nur schwierig. Noch größere Menge wirken geradezu giftig auf das Leben des Menschen und der Thiere.*) Nur Reptilien fahren in einer solchen mit Kohlensäure überladenen Luft so lange

*) Die in Kellern mit gährenden Flüssigkeiten oder in tiefen Bergwerksschachten, Brunnen u. s. w. nicht selten sich ereignenden Todesfälle entstehen durch Ansammlung der bei der Gährung rc. sich entwickelnden Kohlensäure in jenen Räumen. Die berühmte Hundsgrotte in Neapel verdankt ihre giftigen Eigenschaften ebenfalls der ihrem Boden entsteigenden Kohlensäure. Durch Hineingießen von Wasser aus einer Spritzkanne in solche auf ihrem Boden mit Kohlensäure angefüllte Räume kann man dieselben für den Augenblick davon befreien und die Luft darin athembar machen, indem das Wasser die Kohlensäure auflöst und mit auf den Boden führt.

zu athmen fort, als dieselbe noch ein Wenig Sauerstoff enthält. Für das Athmen des Menschen verlangt Pettenkofer eine Luft, welche nicht mehr als einen Theil Kohlensäure auf tausend Theile enthält; denn wenn auch größere Mengen ertragen werden, so geht nach ihm ein höherer Kohlensäuregehalt stets mit Verunreinigung der Luft durch beigemischte organische und schädliche Stoffe einher — während Leblanc und Andere als Maximum für eine athembare Luft 2—5 Theile Kohlensäuregehalt auf tausend Theile Luft gestatten. — In freier Luft kann natürlich eine so bedeutende Ansammlung von Kohlensäure, wie in geschlossenen Räumen, nie stattfinden, da durch die fortwährende Bewegung der Luft durch Winde und durch gegenseitigen Gasaustausch eine ununterbrochene Ausgleichung herbeigeführt wird. Dennoch ist die Vermehrung derselben an bewohnten Orten auch in Proben aus freier Luft für unsere Hülfsmittel leicht nachweisbar. So fand der Engländer A. Smith in der volkreichen Stadt Manchester 0,045 bis 0,08 Procent Kohlensäure bei klarem und windigem, dagegen 0,10 bis 0,12 Procent bei ruhigem Wetter — während andererseits der Sauerstoffgehalt der Luft daselbst um 0,1—0,2 Procent geringer war, als auf dem Lande.

So gering daher die verhältnißmäßige Menge der Kohlensäure in der Atmosphäre sein mag, so groß ist doch diese Menge, wenn wir sie in ihrer Gesammtheit betrachten und für die ganze den Erdball umgebende Luftmenge berechnen. So beträgt nach Liebig allein die

Menge des einen an Menge geringeren Bestandtheils der Kohlensäure, des Kohlenstoffs nämlich, in der gesammten Atmosphäre nicht weniger als 2800 Billionen Pfund, eine Quantität, von der Liebig sagt, daß sie mehr beträgt, als das Gewicht aller Pflanzen der bekannten Braunkohlen- und Steinkohlenlager zusammengenommen. Diese Menge würde allmählig noch größer werden, wenn es nicht an der Erdoberfläche, wie es zahlreiche Quellen der Kohlensäureentstehung gibt, auch solche der Vernichtung gebe. Abgesehen von mancherlei chemischen Vorgängen, bei denen Kohlensäure verbraucht wird, schlagen die Pflanzen vermöge ihres Lebensprocesses fortwährend noch viel größere Mengen von Kohlensäure aus der Luft nieder, als sie abgeben — und führt jeder Regen solche Mengen, in Wasser aufgelöst, mit zur Erde herab.

Aber nicht bloß Kohlensäure, sondern auch gasförmiges Ammoniak, eine aus der Verwesung pflanzlicher und thierischer Organismen entstehende Verbindung von Stickstoff und Wasserstoff, löst der niederfallende Regen aus der Luft auf und führt beide zur Nahrung der Pflanze auf den Boden herab. So gering die Menge dieses Gases im Verhältniß in der Luft auch sein mag (man berechnet dieselbe auf 2—47 Milliontheile), so liefert dieser kleine Bruchtheil doch im Ganzen so große Mengen, daß sie fast hinreichend sind den Stickstoffbedarf der Pflanzen und Thiere zu decken. Die Menge ist natürlich im Sommer, entsprechend der rascheren Verwesung abgestorbener organischer Theile, größer als im Winter, und in der Nacht größer als am Tage. Das Ammoniakgas ist ebenfalls ein farbloses, in größerer Menge dem Athmen sehr nachtheiliges Gas von stechendem Geruch und ätzendem Geschmack, welches sich mit großer Begierde in Wasser auflöst. In dieser Lösung trägt es im gewöhnlichen Leben den Namen Salmiakgeist. Nach Bock ist es in der Luft stets als kohlensaures Ammoniak enthalten, da es sofort mit dem Wasser und der Kohlensäure der Luft in Verbindung tritt.

Diese fünf Bestandtheile (Sauerstoff, Stickstoff, Kohlensäure, Ammoniak und Wasser) fehlen nie in der Luft, während wieder andere mehr zufälliger und wechselnder Natur zu sein scheinen. So enthält die Luft in der Nähe des Meeres und großer Gradirwerke Chlornatrium oder Kochsalz, welches bei der Verdunstung des salzhaltigen Wassers in kleinen Stäubchen mit in die Höhe gerissen wird und vielleicht in jeder Luft enthalten ist, aber in so geringer Menge, daß es für unsre bisherigen Untersuchungsmittel nicht nachweisbar war. Auch geringe Mengen von Jod und Brom, welche Stoffe sich leicht verflüchtigen und Bestandtheile des Meerwassers bilden, lassen sich in der Meerluft nachweisen. Der Franzose Chatin will neuerdings das Jod als regelmäßigen Bestandtheil der Luft gefunden haben, während dem von andrer Seite widersprochen und behauptet wird, daß es sich nur da finde, wo zugleich irgend eine örtliche Quelle dieses Jodgehalts fließe. Ohne Zweifel werden uns verbesserte chemische Untersuchungsmethoden noch manche regelmäßige oder zufällige Bestandtheile der Luft entdecken lassen, von deren Dasein wir gegenwärtig noch keine Kenntniß besitzen. Ganz zufällige Beimischungen kann man freilich auch jetzt schon überall nachweisen, wo an einzelnen Orten durch natürliche oder künstliche Ursachen beliebige flüchtige und in die Luft übergehende Stoffe entwickelt werden. So hat A. Smith bei seinen Luftuntersuchungen unter Anderem die interessante Entdeckung gemacht, daß in Fabrikgegenden, wo viele Steinkohlen verbrannt werden, die Luft immer nicht unbedeutende Mengen von Schwefel in Form von Schwefelsäure und schwefliger Säure enthält, welche durch den Rauch der Schwefel enthaltenden Steinkohlen erzeugt werden. Dies ist auch die Ursache, warum in Fabrikstädten die Häuser rascher verfallen, als an andern Orten, indem die in der Luft stets enthaltene Schwefelsäure den Kalk des Mörtels angreift oder aufschwellen und abfallen macht. — Ferner enthält die Luft überall, wo organisches Leben besteht, eine Beimischung kleinerer oder größerer Mengen von verschiedenen organischen, meist riechbaren Stoffen; am reichlichsten natürlich in der Luft großer Städte oder in geschlossenen Räumen, wo viele Menschen beisammen sind, wie in Theatern, Schulen, Kasernen, Gefängnissen &c. Ein Theil dieser Stoffe, sowie überhaupt alle festen, wegen ihrer Kleinheit und Leichtigkeit in der Luft schwebenden und dem bloßen Auge nicht sichtbaren Theilchen oder Körperchen, welche sich von den

Körpern auf der Erdoberfläche abgelöst und der Luft beigemischt haben, können durch das Mikroskop nachgewiesen werden. Interessante Forschungen dieser Art hat der Franzose Pouchet angestellt. Er fand bei seinen Untersuchungen des Staubes in der Luft sowohl Steinarten, als kleine vertrocknete Thierchen, Vibrionen, Kieselskelette von Infusorien, Fragmente von geflügelten Insecten, Wollfäden von Kleidern und Teppichen, Haare von Kaninchen, Federstäubchen, Zellen der Oberhaut, Spinnfäden; selten auch Eier von Infusorien von 0,015 Millim. Durchmesser. Während jedoch diese Stoffe im Einzelnen je nach der Oertlichkeit wechselnd waren, fand sich merkwürdigerweise immer und überall Getreidestaub in Form von Stärkmehlkörnern, deren sehr charakteristische Form nicht zu verkennen ist — und zwar ebensowohl in dem uns heut umgebenden Staub, als in dem hundert Jahre alten Staub der Kirchen, und in dem noch viel älteren Staub aus den Grabkammern der ägyptischen Pharaonen! Also das, was wir im täglichen Leben als „Staub" bezeichnen und was wir bisweilen in der Luft unsrer Zimmer als s. g. „Sonnenstäubchen" tanzen und flimmern sehen, ist nichts Einfaches, sondern ein wunderbares Gemische sehr mannigfaltiger und verschiedener Körperchen, welche sich fortwährend durch die Abnutzung der uns umgebenden Gegenstände und durch den Lebensproceß der Pflanzen und Thiere neu erzeugen.

Anhäufen können sich die organischen Stoffe der Luft in größerer und für das Athmen des Menschen schädlicher

Menge natürlich nur an Orten, wo der freien, durch theils regelmäßige, theils unregelmäßige Strömungen bewirkten Bewegung der Luft irgend Hindernisse entgegenstehen. Dieser fortwährenden Bewegung durch Winde rc., welche ihre Ursache hauptsächlich in der ungleichmäßigen Erwärmung der Luft an verschiedenen Stellen der Erdoberfläche und dem dadurch erzeugten Ausgleichungsbestreben findet, verdanken wir auch zum größten Theile die gleichmäßige Mischung der in der Luft enthaltenen Gasarten und den Vortheil, daß sich nirgendwo schädliche Luftarten (z. B. Kohlensäure) in größerer Menge anhäufen können, oder, daß ein nützlicher Theil (z. B. Sauerstoff) ganz verzehrt werden kann. Aber außer diesem scheint noch ein andrer Umstand der so schädlichen Anhäufung organischer und in Zersetzung begriffener Materien in der Luft hindernd entgegenzuwirken. Wer hätte noch nicht von der merkwürdigen Entdeckung Prof. Schönbein's in Basel vernommen, welcher das Dasein eines eigenthümlichen vorher unbekannten Riechstoffes in der Luft, des s. g. Ozons, nachwies, — ein Stoff, der, wie Schöbler sagt, „zu den noch ungelösten Räthseln der Gegenwart gehört." Schönbein fand, daß sich bei den meisten galvano-elektrischen Processen eine übelriechende Substanz entwickelt, welche anfangs für eine Verbindung des Sauerstoffs mit Wasserstoff gehalten, später aber als eine besondere (vielleicht als eine s. g. allotrope Modification des Sauerstoffs, die sich in der Atmosphäre bei starker elektrischer Spannung derselben bemerklich macht, erkannt wurde. Noch später zeigte sich, daß derselbe Stoff in der Luft auftritt, wenn man dieselbe langsam über ein feuchtes Stückchen Phosphor hinleitet. Dieser elektrisirte Sauerstoff stellt sich als ein farbloses, stechend und unangenehm riechendes Gas dar, welches sich vom gewöhnlichen Sauerstoff nicht bloß durch seinen Geruch, sondern auch durch seine viel mächtigere Verwandtschaft zu oxydationsfähigen Substanzen unterscheidet. Diese Verwandtschaft ist so kräftig, daß das Ozon Silber und Quecksilber zu oxydiren vermag, was dem gewöhnlichen Sauerstoff unmöglich ist, und daß es sehr schnell alle organischen Substanzen in der Luft zerstört, so die s. g. Miasmen, Fieberstoffe ꝛc. In geringer Menge der Luft beigegeben wirkt es daher sehr wohlthätig und ist ein gewaltiges Mittel der Luftreinigung, so namentlich bei Gewittern, welche Ozon hervorbringen — während es in größeren Mengen schädlich und unsre Athemverrichtung störend wirkt. Denn schon $^1/_{6000}$ Ozon in einer Glasglocke, die mit atmosphärischer Luft gefüllt ist, genügt, um kleinere Thiere in wenigen Augenblicken zu tödten. In bewohnten Räumen soll das Ozon oft ganz fehlen, während es draußen in freier Luft daran nicht mangelt, und soll ein zu geringer Gehalt der Atmosphäre an diesem Stoff epidemische Krankheiten, wie Cholera, erzeugen können, während ein zu großer Gehalt vielleicht andere epidemische Krankheiten, wie ansteckenden Katarrh u. dgl. hervorrufen mag!? Auch unser Blut, welches sich bekanntlich an der Luft durch Aufnahme von Sauerstoff hellroth färbt, soll durch ozonisirte Luft am stärksten geröthet werden. Jedenfalls besitzen, wie His dargethan hat, das Blut und seine Zellen ein enormes Aufsaugungsvermögen für Ozon und erleiden durch dasselbe wesentliche chemische Veränderungen. Da das Ozon die Fähigkeit hat, den Jodkaliumkleister zu bläuen, so besitzen wir in den s. g. Ozonometern oder Ozonoskopen (Papierstreifchen, mit Jod und Stärke getränkt), welche man der Luft aussetzt, ein einfaches Mittel, um dieselbe auf ihren Ozongehalt zu prüfen. Je tiefer sich diese Papierstreifchen in einer gegebenen Zeit färben, um so reicher ist die Luft an Ozon. Auch sind wir im Stande, durch halb in Wasser getauchte Phosphorstäbchen Ozon zu erzeugen und dadurch ein mächtiges Mittel der Luftreinigung in Anwendung zu bringen!

So also ist — soweit unsre derzeitigen Kenntnisse reichen — die Zusammensetzung des Körpers, den wir im gewöhnlichen Leben Luft nennen. Denn daß die Luft, obgleich wir sie nicht sehen, ein Körper ist und eine sehr materielle Substanz so gut wie jeder andre, ob feste oder flüssige Körper, den wir kennen, kann wohl nur von ganz Ununterrichteten bezweifelt werden. Wir stopfen mit Luft Kissen aus, welche unsern Körper so gut und besser tragen, wie eine Unterlage von Holz oder dgl., und lassen Schiffe mit schweren Lasten und gewaltig arbeitende Maschinen von ihr in Bewegung setzen. Durch den Stoß seiner Flügel gegen die Luft erhebt sich der Vogel hoch über die Erde, und bewegte Luft in Gestalt eines Orkans oder Sturmwinds reißt Bäume aus und wirft Häuser nieder.

Die Luft besitzt auch wie jeder andre Körper die Eigenschaft der Schwere oder — mit andern Worten — wird von der Erde angezogen, und umgibt in ihrer Gesammtheit die Erdkugel als ein ungeheures, überall 10—15 Meilen tiefes Meer, das mit dem ungeheuren Gewicht von 2—3000 Pfund auf jedem Quadratfuß der Erdoberfläche und der auf ihr befindlichen Gegenstände lastet, und auf dessen „geheimnißvollem Grunde" wir leben, ähnlich wie der Fisch auf dem Grunde des Meeres. Der Druck, den dieser durch die auf ihm lastende Wassersäule auszuhalten hat, ist freilich noch viel bedeutender und bei einer Tiefe von 3000 Fuß 78 mal größer als der Druck, den wir selbst in Folge des Gewichtes der Luft ertragen, denn so schwer diese auch ist, so ist sie doch immer noch um das 7—800-fache leichter, als das Wasser. Nach Foissac hat jeder Cubikfuß Luft ein Gewicht von 2$^{3}/_{4}$ Loth, und wenn man die ungeheure Höhe der den Erdball umgebenden Luftschicht, welche mindestens neunmal größer, als die Tiefe der tiefsten Meere ist, in Betracht zieht, so kann man sich leicht vorstellen, wie dieselbe einen so bedeutenden Druck auf ihre Unterlage ausüben muß, daß dieselbe dem Druck einer Quecksilbersäule von 28 Zoll Höhe oder einer Wassersäule von 33 Fuß Höhe gleichkommt, obgleich diese beiden Substanzen so außerordentlich viel schwerer sind, als die Luft. Um das Gewicht der Luft zu messen, hat man ein sehr einfaches Mittel, indem man aus einer mit Luft gefüllten und verschließbaren Glasglocke, welche man genau gewogen hat, die Luft mit Hülfe der Luftpumpe so weit als möglich entfernt und nun abermals wiegt. Das, was die Kugel nun weniger wiegt, ist das Gewicht der darin enthalten gewesenen Luft. Auch „das Gewicht der gesammten Erdatmosphäre hat man zu berechnen gesucht und auf etwa 10—11 Trillionen preuß. Pfund angeschlagen." (Oesterlen, Hygieine.) Um sich von dem Drucke der Luft durch ein sehr augenscheinliches Beispiel zu überzeugen, hat Jeder ein einfaches Mittel in Händen. Er hat nur nöthig, ein Glas mit Wasser bis an den Rand zu füllen, ein Stückchen Papier fest mit der flachen Hand darüber anzudrücken und alsdann das Ganze umzukehren. Wird nun die Hand weggezogen, so bleibt das Wasser, durch den Druck der Luft gehalten, in seinem Behälter, ohne daß ein Tröpfchen davon ausfließt. Wenn man durch einen Strohhalm eine Flüssigkeit aufsaugt, so kann dies nur geschehen, indem die Luft auf die Oberfläche des Wassers einen Druck ausübt und dasselbe dadurch nöthigt, in der durch unser Saugen mit einem luftverdünnten Raum erfüllten Röhre des Strohhalms in die Höhe zu steigen. Wenn man aus zwei luftdicht aufeinander schließenden Halbkugeln die innere Luft mit Hülfe der Luftpumpe entfernt, so ist der Druck der Luft auf deren äußere Oberfläche so bedeutend, daß keine Gewalt im Stande ist, die beiden Hälften auseinanderzureißen, während dieses eine ganz leichte Sache ist, sobald man die innere Luft wieder zugelassen hat. Mit diesem schönen Experiment hat der Erfinder der Luftpumpe, Otto von Guerike in Magdeburg, im Jahre 1654 auf dem Reichstage zu Regensburg den Kaiser Ferdinand III. und die versammelten Reichsfürsten in das höchste Erstaunen versetzt. Mehrere an die Kugeln gespannte Pferde waren nicht im Stande, dieselben auseinanderzureißen! Der Druck der Luft auf seine Oberfläche ist es, welcher das Wasser, bevor es auf 80 Grade R. erhitzt ist, verhindert, in Aufwallung und Sieden zu gerathen, sich in Dampf zu verwandeln. Bringt man dagegen lauwarmes Wasser unter die Glocke der Luftpumpe, unter welcher durch starke Verdünnung der Luftdruck bedeutend gemindert ist, so fängt es alsbald an aufzuwallen und Dampf zu entwickeln. In derselben Weise kommt Bier unter der Glocke zum Schäumen, ein runzliger Apfel wird glatt, indem er aufschwillt, ein Heronsball fängt darunter an zu springen u. s. w. u. s. w. Aber am deutlichsten läßt sich der Druck der Luft beobachten an einem Instrument, welches kaum in einem unsrer Wohnhäuser fehlt, dem bekannten von dem Italiäner Torricelli im Jahre 1644 erfundenen Barometer, und in welchem dieser Druck eine Quecksilbersäule von 28 Zoll Höhe am Ausfließen verhindert. Es ist dabei ganz einerlei, ob das Barometer im Freien oder im Zimmer sich befindet, da weder unsre Häuser, noch unsre Zimmer luftdicht schließen, und der Druck der Luft sich mit außerordentlicher Gewalt fortwährend nach allen Seiten hin auszugleichen strebt. Denn wegen der großen Elasticität der Luft und der leichten Verschiebbarkeit ihrer kleinsten Theilchen drückt die Luft nicht bloß von Oben, sondern auch von Neben, und selbst von Unten, kurz von allen Seiten ganz in der gleichen Weise. Die Elasticität der Luft beruht aber darauf, daß die kleinsten Theilchen, aus denen sie zusammengesetzt ist, nicht das Streben haben, sich einander zu nähern, sondern vielmehr sich immer mehr von einander zu entfernen — ein Streben, welches übrigens durch die eigne Schwere der Luft oder durch die Anziehungskraft der Erde in gewissen Grenzen gehalten wird. Denn ohne dieses müßte sich ohne Zweifel die Luft alsbald in den unendlichen Weltraum zerstreuen. Der Druck oder die Spannkraft der Luft vermehrt sich aber noch durch den Druck und die Spannkraft des in ihr enthaltenen Wasserdampfes, und da dessen Menge sehr wechselnd ist, da ferner die Spannkraft der Luft selbst durch Temperaturveränderungen, durch Winde u. s. w. fortwährenden Wechseln unterworfen ist, so ist leicht einzusehen, wie auch der Stand der Quecksilbersäule in dem Barometer nie derselbe sein kann, sondern mit den Schwankungen in den Druckverhältnissen der Luft hin und her schwankt.

In gewissen Gegenden der Erde (zwischen den Wendekreisen) zeigen diese Schwankungen sogar eine ganz bestimmte Regelmäßigkeit. Noch regelmäßiger aber ist die Veränderung in dem Stande des Barometers je nach der größeren oder geringeren Höhe über der Meeresoberfläche. Denn je entfernter von ihr oder je höher wir uns im Luftraum befinden, desto geringer ist natürlich die Entfernung von der äußersten Grenze der Atmosphäre gegen den unendlichen Weltraum hin und desto mäßiger der Druck, den die verkürzte über uns befindliche Luftsäule in

Folge minderer Schwere auszuüben im Stande ist. Wenn daher ein Barometer am Strande des Meeres 28 Zoll Höhe zeigt, und wir erheben uns mit demselben auf einen Berg oder in einem Luftballon, so müssen wir dasselbe stetig sinken sehen, da der Gegendruck der Luft auf seinen offnen Schenkel stetig ein geringerer wird. Auf diese Weise ist das Barometer auch ein wichtiges Mittel zur Messung und Bestimmung der Höhen, bis zu denen sich ein Berg oder der Luftballon erhebt, geworden. Ueberhaupt sehen wir alle von dem Luftdruck abhängigen Naturerscheinungen mit der Erhebung über die Meeresfläche fast gleichzeitig sich ändern oder an Stärke abnehmen. Das Wasser, welches im Thale erst bei 100° des hunderttheiligen Thermometers von Celsius ins Kochen geräth, kocht — ähnlich wie unter der Luftpumpe — auf der Spitze des Montblanc schon bei 86 Grad C. — wie die Beobachtungen von Saussure dargethan haben.

Selbst der Mensch, indem er bedeutende Höhen ersteigt, empfindet in Folge dieses Verhältnisses gewisse Unbequemlichkei en und Aenderungen seines Wohlbefindens, wie Brustbeklemmung, Herzklopfen, Kopfschmerzen, Andrang des Blutes nach Außen, wirkliche Blutungen aus Nase und Ohren u. s. w. — Alles in Folge des verminderten Druckes der Luft auf seinen Körper und der dadurch bewirkten größeren Ausdehnung seiner Organe. Denn den Druck, welchen bei 28 Zoll Barometerhöhe die uns umgebende Atmosphäre durch ihr Gewicht auf unsre gesammte Körperoberfläche ausübt, berechnet man auf nicht weniger als 30—33 Tausend Pfund, wobei freilich das Gewicht der in der Luft enthaltenen Wasserdämpfe mitgerechnet ist. „Daß dieser enorme Druck der Atmosphäre vom Menschen nicht bemerkt und hinderlich gefunden wird, liegt darin, daß dieser Druck von allen Seiten her gleichförmig auf den Körper einwirkt, daß die im Innern unsers Körpers befindliche Luft gegen die äußere sich völlig im Gleichgewichtszustande befindet, und daß das Innere unseres Körpers mit nicht zusammendrückbaren, zum Ertragen jedes Druckes fähigen Flüssigkeiten erfüllt ist. Die äußere Luft vermöchte uns nur dann zu erdrücken, wenn die in uns befindliche Luft, welche jener das Gleichgewicht hält, entfernt würde, und umgekehrt müßte, wenn der äußere Luftdruck ganz aufgehoben würde, die innere Luft sich so ausdehnen, daß unser Körper zerspränge.“ (Bock.) In der That sehen wir, wie kleinere Thiere, in den luftleeren Raum gebracht, sich ausdehnen, schwellen und durch Entwicklung freier Luft in ihrem Blute zu Grunde gehen; und bei Menschen zeigte sich nach den Versuchen von Junod bei einer Verminderung des Luftdrucks um ein Viertel heftiger Andrang des Blutes nach Außen, selbst Blutungen, und reichliche Ausdünstung, begleitet von Neigung zu Ohnmacht und dem Gefühl widerlicher Wärme. Allerdings können solche Zufälle nur eintreten, wenn der Uebergang rasch oder plötzlich geschieht, da sonst der Körper Zeit findet, das Mißverhältniß auszugleichen und den äußeren Druck mit dem inneren ins Gleichgewicht zu setzen. Die Gewöhnung übt hierbei den mächtigsten Einfluß und kann alle Nachtheile, welche Andere von solchen Wechseln des Luftdrucks empfinden, verschwinden machen. So befinden sich die Bewohner der Hochebenen der Andeskette und des Himalajah fortwährend unter einem bedeutend geringeren Luftdruck, als die Bewohner der Tiefe und sind gesund und kräftig dabei*), und die Schweizer Bergsteiger, Gemsenjäger u. s. w. verweilen oft im Laufe desselben Tages auf den höchsten Bergspitzen, wie in den tiefsten Thälern, ohne Unbequemlichkeiten zu empfinden, ebenso wie die Bergleute ohne Schaden in die tiefsten Schachten und damit in eine schwerere und einen größeren Druck ausübende Atmosphäre hinabfahren. So erträgt auch der Fisch auf dem Grunde des Meeres ohne Schaden einen noch viel stärkeren Druck, als der Mensch auf dem Grunde des Luftmeeres, weil seine Körpersäfte dem äußern Drucke das Gleichgewicht halten, und nur wenn derselbe rasch aus großen Tiefen heraufgeholt wird, kann er zu Grunde

*) Die Bewohner von Quito, wo das Barometer 6—8 Zoll niedriger steht, als am Ufer des Meeres, haben 10,000 Pfund Luftdruck weniger als wir zu ertragen. — Die Gebrüder Schlagintweit litten bei ihren Reisen in Hochasien und im Himalajah (Results of a scientific mission in India and High-Asia, vol. II, 1862) in einer Höhe von 17—18000 engl. Fußen ziemlich viel, empfanden aber später selbst bei 19000 Fuß nur geringe oder rasch vorübergehende Beschwerden. Die Beschwerden, welche die Höhe bedingt, sind nach ihnen „Kopfweh, Schwierigkeit zu athmen, Reizung der Lungen, Blutspucken, Appetitlosigkeit und allgemeine Abgespanntheit und Apathie" — welche so weit geht, daß die eingebornen Begleiter zu wiederholten Malen auf den Schnee niedersanken und erklärten hier sterben zu wollen. Alle diese Symptome verschwinden fast augenblicklich, sobald man in tiefere Regionen kommt.

gehen, indem seine mit Luft gefüllte Schwimmblase aus Mangel des Gegendrucks sich ausdehnt, berstet, die Eingeweide zum Maule heraustreibt ꝛc. So auch können die leichtesten und zartesten Körper, wie Flaum, Schneeflocken ꝛc., unbehelligt durch den Druck der Luft in ihr schweben, da ja der Druck von allen Seiten und von innen wie von außen gleichmäßig wirkt. Denkt man sich freilich denselben von der einen Seite weggenommen, so würde Alles mit der unwiderstehlichsten Gewalt — so der Mensch mit dem ungeheuren Gewichte von 10,000 Pfund — auf die entgegengesetzte Seite geschleudert werden.

Wo daher irgendwo die Luft hinweggenommen oder nur verdünnt, d. h. in ihrer Dichtigkeit und damit in ihrer Elasticität, Spann- oder Pressionskraft vermindert wird, da erlangt sofort die umgebende dichtere Luft ein verhältnißmäßiges Uebergewicht und treibt sich selbst mit unwiderstehlicher Gewalt in den leeren Raum hinein oder drückt dessen Wände, wenn sie nicht hinlänglich stark sind, in Splitter zusammen. Die Alten, welche diese merkwürdige Erscheinung wohl kannten, aber nicht, wie wir, zu deuten wußten, schrieben dieselbe einem „Schrecken der Natur vor dem leeren Raum" oder dem berühmten und sprüchwörtlich gewordenen horror vacui zu, bis der schon genannte Torricelli, Schüler des großen Galilei, bei Gelegenheit eines in Pisa gegrabenen Brunnens, in welchem sich das Wasser nicht höher als 32 Fuß aufsaugen ließ, auf den Gedanken kam, daß die Erscheinung des Aufsteigens des Wassers in Röhren mit verdünnter Luft sich auch dadurch erklären lasse, daß die äußere Luft einen Druck ausübe, und daß darum das Steigen dann aufhören müsse, wenn der Druck des Wassers in der Röhre nach unten gleich sei dem Druck der äußeren Luft, vermöge deren das Wasser in die Höhe steigt. Weitere Versuche bestätigten ihm seine Ansicht, die indeß großen Widerspruch fand, bis Perrier 1648 zeigte, daß auf Bergen das Barometer niederer stehe, als in der Ebene, womit denn der Sieg der Torricelli'schen Meinung entschieden war. In Wirklichkeit existirt ein absolut luftleerer Raum so wenig, wie eine besondere Abneigung der Natur gegen denselben, und ein Druck gegen einen luftverdünnten Raum macht sich nur so lange geltend, als ein Mißverhältniß in den Spannkräften der außerhalb und innerhalb befindlichen Luftmengen besteht. Weil nun dieses aber in dem Körper der Menschen und Thiere nicht der Fall ist, so bewegen wir uns ungehindert und ungestört in unserem Wohlbefinden in dem von allen Seiten drückenden Luftmeere hin und her und können sogar des Luftdrucks für einige unserer wichtigsten Lebensverrichtungen und Einrichtungen unseres Körpers nicht einmal entbehren. Denn nicht nur, daß das bedeutendste Gelenk des Körpers, das des Oberschenkels, nach den ausgezeichneten Versuchen der Gebrüder Weber, durch den Luftdruck in seiner außerordentlich festen Verbindung erhalten wird, so vermittelt derselbe auch eine der wichtigsten Functionen des Lebens, das Athmen nämlich, sowie auch zum Theil den Blutumlauf und die Bewegung der Säfte, das Hören, das Saugen und die sichere Lage und Bewegung innerer Organe und Flüssigkeiten. Also weit entfernt, daß uns der Luftdruck von Schaden für unsern Körper sei, ist er uns vielmehr unentbehrlich für dessen Wohlbefinden. Dieses Wohlbefinden scheint auch nicht einmal gestört zu werden durch die verhältnißmäßig geringen Schwankungen in der Größe des Luftdrucks, wie sie uns das Barometer anzeigt, da ja, wie gezeigt, selbst sehr bedeutende Unterschiede in Folge der sofortigen Herstellung des Gleichgewichtes zwischen äußerem Druck und innerem Gegendruck und der Anpassungsfähigkeit des Körpers ohne Nachtheil ertragen werden. In Bädern mit künstlich verdichteter Luft wollen die Beobachter keine besonderen Empfindungen verspürt haben, und Hoppe versetzte wiederholt eine Ratte unter einen Luftdruck, welcher den der Atmosphäre um 150 Millim. Quecksilber überstieg, ohne Störung der Gesundheit zu bemerken. Wenn in solchen Bädern wegen größerer Dichtigkeit der Luft mit jedem Athemzuge mehr Sauerstoff eingesogen wird, als sonst, so antwortet der Körper mit einer geringeren Häufigkeit der Athemzüge, da derselbe nur soviel Sauerstoff einathmet, als er bedarf, und einer damit verbundenen geringeren Häufigkeit des Pulses; und wenn damit gleicherweise die Menge des ausgeathmeten Wassers sich vermindert, so entledigt sich der Körper der überflüssigen Wassermenge durch um so reichlichere, oft massenhafte Ausscheidung des Harns. Umgekehrt vermehrt sich bei vermindertem Luftdruck (so auf hohen Bergen, in Luftballons) aus den nämlichen Gründen die Häufigkeit der Athemzüge und des Pulses und vermindert sich die Menge des Harns, wodurch auch hier wieder das entstehende Mißverhältniß ausgeglichen wird. Dennoch ist es eine unbestreitbare und Allen bekannte Thatsache, daß unser körperliches und geistiges Wohlbefinden bedeutende Aenderungen gleichzeitig mit den Aenderungen im Stande des Barometers und damit des Luftdrucks erleidet, und nahm man auch von Seiten der Aerzte keinen Anstand, Beides in einen nothwendigen innern Zusammenhang mit einander zu bringen und dem veränderten Luftdruck alle jene Wirkungen zuzuschreiben. Aber wenn ihm auch einiger Antheil daran gewiß nicht abgesprochen werden kann, so wird man nach allem Gesagten doch eher zu der Meinung gelangen, daß dieselben Ursachen, welche die Dichtigkeit der Luft und damit den Barometerstand verändern, auch die Ursachen für die gleichzeitigen Aenderungen unsres Wohlbefindens bilden. Diese Ursachen sind die Aenderungen der Luftströmungen und Winde, der Temperatur und des Dampf- oder Wassergehaltes der Luft, und diese atmosphärischen Veränderungen mögen es auch wohl größtentheils sein, welche jene Wirkungen auf den Organismus ausüben. (Siehe Vivenot's ausgezeichnete Arbeit darüber in Virchow's Archiv, Band XIX, 5. und 6. Heft.)

Ist so die Luft schon nach ihren *mechanischen* Eigenschaften von der höchsten Wichtigkeit für unser Leben und Dasein, so ist sie es noch weit mehr durch ihre chemischen Kräfte, denn nicht bloß die Pflanze, sondern auch Mensch und Thier leben zu einem großen Theile von der Luft und nehmen aus ihr Tag für Tag enorme Quantitäten der unentbehrlichsten Lebensstoffe in ihren Körper auf. Ein Mann in mittleren Jahren athmet nach den Untersuchungen v. E. Smith durchschnittlich in 24 Stunden, wenn unbeschäftigt, 804,780 Cubikzoll Luft ein; ein Geschäftsmann in derselben Zeit 1,065,840; ein angestrengter Arbeiter 1,368,390; ein Mann gar, der über Berge geht, 1,764,000 Cubikzoll Luft. Das Organ aber, welches im Körper des Menschen und der höheren Thiere diese so unendlich wichtige Function übernimmt, welches die Luft ohne Aufhören und meist uns selbst unbewußt in unsern Körper aufnimmt und ihrer demselben nützlichen Bestandtheile beraubt wieder hinwegschickt, sind die Lungen. Wie das Herz, so sind auch sie in einer unaufhörlichen und nur durch den Tod unterbrochenen Bewegung und, wie jenes, gänzlich unentbehrlich für den normalen Lebensproceß.

Die Anatomen beschreiben uns die Lungen als zwei stumpf kegelförmige, die beiden Seitenhälften der Brust ausfüllende und das Herz zwischen sich fassende, schwammige und elastische Eingeweide, welche die Bestimmung haben, der Athmung zu dienen oder das dunkle Venenblut in hellrothes Arterienblut umzuwandeln. Ihre Farbe ist nach Alter, Blutreichthum und nach der gesunden oder kranken Verfassung ihrer Substanz sehr verschieden und bietet alle Abstufungen zwischen Rosenroth und Blauschwarz.

dar. Ihr Gewebe ist weich, knistert beim Druck und läßt beim Durchschneiden schaumiges, d. h. mit Luftbläschen gemischtes Blut ausfließen. Ihr absolutes Gewicht beträgt bei mäßiger Füllung mit Blut 2—2½ Pfund; ihr s. g. specifisches Gewicht ist, der in ihnen enthaltenen Luft wegen, etwas geringer als das des Wassers. Aus diesem Grunde schwimmen Lungen, welche geathmet haben, ganz oder in Stücke geschnitten auf dem Wasser, während die Lungen todtgeborener oder neugeborener Kinder, welche bald nach der Geburt, ohne geathmet zu haben, starben, ihres mangelnden Luftgehaltes wegen im Wasser untersinken. Diese s. g. Lungenprobe ist von der größten Wichtigkeit bei der gerichtlichen Behandlung von Fällen von Kindermord, indem sie dem Arzt meist einen bestimmten Aufschluß über die Frage zu geben vermag, ob das Kind nach der Geburt gelebt habe oder nicht? Im letzteren Falle sind die Lungen, in welche noch keine Luft eingedrungen ist, derb, specifisch schwerer als Wasser, und knistern nicht. Auch durch Krankheit (namentlich Lungenentzündung) kann in bereits ausgedehnten Lungen, indem sich die Lungenzellchen mit fester Masse erfüllen, ein ähnlicher Zustand eintreten, wobei die Lungensubstanz das Ansehen und die Dichtigkeit der Leber annimmt, im Wasser untersinkt und in diesem Zustande „hepatisirt" von hepar, Leber) genannt wird.

Jede Lunge — sowohl die rechte als die linke — stellt die Hälfte eines senkrecht durchschnittenen Kegels dar, dessen etwas ausgehöhlte Grundfläche auf dem gewölbten Zwerchfell aufruht, dessen abgerundete Spitze in der oberen Oeffnung des knöchernen Brustkastens liegt und dabei die oberste Rippe noch etwas überragt; dessen äußere gegen die Rippen gewandte Fläche mit ihrer Wölbung fest an diesen anliegt, und dessen innere ausgehöhlte Fläche mit der gleichen der gegenüberstehenden Lunge eine Nische für das Herz bildet. Ihre Ränder sind theils stumpf und abgerundet, theils scharf und schneidend. Die innere Fläche jeder Lunge hat in der Nähe des hinteren Randes eine längliche Vertiefung oder Einkerbung, durch welche die Verzweigungen der Luftröhre, die Blut und Lymphe führenden Gefäße und die Nerven der Lunge ein- und austreten. Weil diese Gegend die einzige ist, wo die Lunge mit andern Theilen verbunden ist oder vielmehr dieselben aufnimmt, so wird sie die Lungenwurzel (radix pulmonum) oder auch der Gefäßausschnitt der Lunge genannt. Ferner ist jede Lunge durch einen schräg von oben und hinten nach vorn und unten laufenden Einschnitt, welcher durch ihre ganze Dicke dringt, in einen oberen kleineren und einen unteren größeren Lappen getheilt. Von dem oberen Lappen der rechten Lunge wird nun noch einmal unten und vorn durch einen weniger tiefen Einschnitt ein kleiner, dreieckiger Lappen abgetheilt, der seine Grundfläche nach vorn, seine Spitze nach hinten kehrt. Auf diese Weise hat die rechte Lunge drei, die linke nur zwei große Lappen (lobi pulmonum), wie denn überhaupt die letztere, auf deren Seite das Herz einen nicht unbedeutenden Theil des Rauminhaltes der Brust einnimmt, die kleinere ist. Ihre Länge beträgt zwischen 10 und 11, ihr Querdurchmesser von vorn nach hinten 6—7 Zoll.

Die Oberfläche jedes Lappens ist an frischen und gesunden Lungen in viele kleinere eckige Felder (lobuli pulmonum) getheilt, welche sich durch schwärzliche Streifen wechselseitig abgrenzen und andeuten, daß der Lappen aus kleineren, gleichartigen Formtheilen zusammengesetzt ist. Ein solches Lungenläppchen besteht seinerseits wieder aus nichts Anderem als aus einer Menge dicht zusammengedrängter Lungenbläschen oder Luftzellchen (vesiculae s. cellulae pulmonum, cellulae aëreae), deren Durchmesser von $1/_{18}$—$1/_{6}$ Linie schwankt, und welche alle mit den feinsten Aestchen der Luftröhre, von denen sie ausgehen, in unmittelbarem Zusammenhang stehen. Denn das eigentliche Gewebe der Lunge besteht im Grunde aus nichts Anderem, als aus einer außerordentlich feinen und vielfachen Verästelung der mit der äußeren Luft in unmittelbarer Verbindung stehenden Luftröhre. Nachdem sich diese, zwischen den Lungen angekommen, zunächst in zwei große Luftröhrenäste, sog. bronchi, gespalten hat, von denen je einer zu jeder Lunge hingeht, geht die Spaltung innerhalb dieser selbst in der Weise fort, daß zunächst jeder Haupt-Ast sich in so viele kleinere Aeste theilt, als Lappen oder lobi an der betreffenden Lunge vorkommen, und daß sich dann diese Aeste wiederholt gabelförmig in kleinere Zweige (canales aëriferi) spalten, welche, wenn sie auf einen Durchmesser von $1/_{20}$—$1/_{50}$ Linie gekommen sind, sich nicht mehr weiter spalten, sondern, ähnlich wie die

Ausführungsgänge einer Speicheldrüse, mit 15—40 der schon genannten Bläschen oder Luftzellchen besetzt werden. Diese bilden ein traubiges, einer wirklichen Weintraube nicht unähnliches Läppchen, dehnen sich beim Einathmen aus und fallen beim Ausathmen zusammen, und verleihen der Lungenoberfläche ihr vesiculäres Ansehen. Sie mögen im Tode etwas kleiner sein, als im Leben, und können sich bei gewissen Krankheiten der Lunge durch krankhafte Ausdehnung von dem oben angegebenen Maaße bis zu einem Durchmesser von 2 Linien vergrößern. Sie bestehen bloß aus der Schleimhaut der Luftwege und einer zelligen Bindungsmembran, durch welche sie zu einer Traube verbunden werden, und stehen nur mit dem Luftröhrenzweig, auf welchem sie aufsitzen, niemals aber unter einander, in Verbindung. Nur durch Krankheit können die Zwischenwände einzelner Zellen verschwinden und diese dadurch zu größeren häutigen Blasen zusammenfließen (sog. Lungenemphysem). Die Zahl der in den Lungen enthaltenen Zellchen oder Bläschen ist außerordentlich groß und wird z. B. von Huschke auf nicht weniger als 1700—1800 Millionen geschätzt. So klein nun dabei auch die innere Oberfläche eines solchen Bläschens sein mag, so ist doch leicht einzusehen, wie bedeutend die Fläche aller einzelnen zusammengenommen sein muß. Darüber angestellte Berechnungen haben ergeben, daß die Oberfläche aller Lungenzellchen, in eine Ebene zusammengestellt, den ungeheuern Raum von 2—3000 Quadratfuß einnehmen würde! In der That — eine Fläche, welche ihrer Bestimmung, eine möglichst ausgiebige Berührung der eingeathmeten Luft mit der Wand der Lungenbläschen herzustellen, überaus vollständig genügt! Denn in dieser Wand und zwischen den Bläschen, sowie zwischen den feinsten Luftröhrenästchen, vertheilen sich die feinsten Verzweigungen (Haargefäße) der das Blut in die Lungen führenden Blutgefäße oder Adern in einem äußerst feinen, reichlichen und dichtmaschigen Netz, so dicht und fein, wie es überhaupt nur im Körper vorkommen kann. „Ihre Maschen sind so dicht gedrängt, die Zwischenräume zwischen denselben so gering, daß die Lungensubstanz fast nur Inselchen zwischen den Gefäßströmchen bildet.“ (C. Vogt.) Auf diese Weise ist bei der außerordentlichen Dünne und Zartheit der Wandungen dieser feinsten Gefäßchen sowohl als der Lungenzellchen der eigentliche Austausch von gasförmigen und flüssigen Substanzen zwichen Luft und Blut im höchsten Grade begünstigt. „Das in den Lungen circulirende Blut ist allseitig von Luft, die in den Lungenzellen enthaltene Luft allseitig von strömendem Blute umgeben.“ Dunkel strömt das aus dem Körper zurückkehrende Blut durch die Lungenschlagader und, getrieben von der Zusammenziehung des rechten Herzens, in die Lungen ein; hellroth gemacht und angesäuert durch den Sauerstoff der unaufhörlich durch die Lungenbläschen circulirenden Luft strömt es durch die Lungenblutadern, deren jede Lunge zwei hat, wieder aus den Lungen heraus und zu dem linken Herzen hin, das es durch seinen kräftigen Stoß in dem Körper weiter verbreitet. Außer den genannten großen Blutgefäßen besitzen die Lungen auch noch einige viel kleinere, für ihre eigne Ernährung bestimmte Blutgefäße, die sog. Bronchialgefäße. Die Nerven der Lunge entspringen größtentheils aus dem N. vagus oder dem herumschweifenden Nerv; ein kleinerer Theil kommt vom sympathischen Nerven. Verbunden unter einander stellen sie ein hinteres großes und ein vorderes kleineres Lungennervengeflecht dar, aus denen die Fäden auf den Verzweigungen der Luftröhre und auf den großen Gefäßen tief in das Lungengewebe eindringen. Der N. vagus scheint der chemischen Thätigkeit der Lunge und ihrer Empfindlichkeit vorzustehen, der sympathische Nerv der Ernährung. Schneidet man die N. vagi am Halse durch, so tritt jedesmal eine beträchtliche Verlangsamung der Athemzüge ein, welche später zum Tode führt. Die Empfindlichkeit der Lunge ist so gering, daß selbst weit ausgedehnte Zerstörungen ihrer Substanz ohne intensiven Schmerz stattfinden können. Was endlich die Lymphgefäße der Lungen anlangt, so verlaufen sie theils in ansehnlichen Netzen auf der Oberfläche, theils folgen sie dem Zuge der Luftröhrenäste in die Tiefe und bilden dabei kleine, linsen- oder senfkorngroße Drüschen. Zuletzt umschließt und vereinigt ein weiches, dehnbares Zellgewebe alle die genannten Bestandtheile der Lungen untereinander und zu einem Ganzen; es findet sich am reichlichsten an der Lungenwurzel, enthält aber niemals, wie an andern Theilen des Körpers, Fett, aber bei Erwachsenen gewöhnlich einen schwarzen Farbstoff in größerer oder geringerer Menge, wodurch die schwarzen Flecken des Lungengewebes entstehen. Ueberzogen sind beide Lungen von einer feinen, glatten, glänzenden, stets etwas feuchten Haut, welche auch die Innenfläche des Brustkastens oder der Rippenwand auskleidet, dem sog. Rippen- oder Brustfell. Dasselbe wird häufig der Sitz entzündlicher Krankheiten, und kann dann der Raum zwischen Lunge und Brustwand durch massenhafte wäßrige oder eitrige Ausschwitzungen mit gleichzeitiger Zusammendrückung der Lungen ausgefüllt werden, während im gesunden Zustande ein eigentlicher Zwischenraum hier gar nicht besteht und Lunge und Brustwand überall fest aneinander anliegen. Allerdings müssen sich beide bei dem Processe der Athmung ein Weniges aneinander vorbeischieben, wobei sie aber fest aneinandergedrückt bleiben und durch die glatte schlüpfrige Beschaffenheit des genannten Ueberzugs eine merkbare Reibung vermieden wird. Auch auf ihrer inneren, der Luft zugedrehten Oberfläche oder auf der Innenfläche der Luftröhrenäste, welche durch ein knorpliges, in ihrer Wand enthaltenes Gerüste ausgespannt erhalten und am Zusammenfallen verhindert werden, sind die Lungen durch eine sog. Schleimhaut oder durch eine feuchte, sammetartige, mit zahlreichen Schleimdrüschen versehene und Schleim absondernde Haut ausgekleidet, auf deren äußerster Fläche ein merkwürdiger Apparat feiner schwingender Härchen oder Cilien angebracht ist, welche, in einer fortwährenden schwingenden Bewegung in der Richtung nach der Mundhöhle zu begriffen, dazu dienen, den abgesonderten Schleim, sowie eingedrungene Staubtheilchen nach den größeren Luftröhrenästen und der Mundhöhle aufwärts zu befördern, von wo diese Stoffe durch Husten und Räuspern wieder aus den Luftwegen entfernt werden. In den feinsten Kanälchen der Luftwege, sowie in den Lungenzellchen selbst fehlt dieser Apparat und findet man nur noch eine einfache Oberflächenschicht ohne Schleimdrüschen und Flimmerzellen. Sog. elastische Fasern, welche die Luftröhrenäste nebst Muskelfasern zusammensetzen helfen, finden sich aber auch hier noch in großer Menge und verleihen der Lunge ihre große, namentlich für das Ausathmen wichtige Elasticität. Denn während das Einathmen oder Einziehen der Luft in die Brusthöhle durch eine active Erweiterung der Brusthöhle geschieht, geschieht das Ausathmen hauptsächlich durch die eigene elastische Kraft der Lungen und Luftröhrenästchen, welche sich, wenn der Act des Einathmens vorüber ist, wieder zusammenzuziehen und dabei die in sie eingedrungene Luft auszutreiben streben. Diese sog. Mechanik der Respiration oder Athmung ist überhaupt ziemlich genau erforscht und mit derselben Sicherheit auf bestimmte physikalische Gesetze zurückgeführt, wie die Mechanik des Kreislaufs.

Man kann diese Mechanik mit der eines Blasebalges vergleichen. Durch Erweiterung des Hohlraums der Lungen wird die in ihnen enthaltene Luft verdünnt und dadurch die äußere Luft vermöge ihrer Druckkraft genöthigt, in den leerer gewordenen Raum hineinzustürzen, während die nun folgende Verkleinerung des Raumes sie wieder austreibt. Dieses Einsaugen und Ausstoßen von Luft oder Einathmen und Ausathmen wechseln rhythmisch oder in bestimmten wiederkehrenden Zeitpausen mit einander ab. Dabei fragt es sich denn zunächst, was die Ursache dieser Vergrößerung der Lufthöhle sei? Früher glaubte man, die Lungen selbst könnten sich vermittelst eigner Thätigkeit erweitern — was indessen vollkommen falsch ist. Denn der Brustkasten wird lediglich durch die Kräfte der denselben rings umgebenden Muskeln erweitert, und das Einströmen der Luft in die Lungen ist daher nur ein secundärer, rein physikalischer Vorgang, abhängig von dem Druck der Luft und der Unmöglichkeit des Bestehens eines luftleeren oder luftverdünnten Raumes in freier Communication mit der Atmosphäre. Auch zwischen Brustkasten und Lunge kann ein solcher nicht entstehen, da letztere in ersteren luftdicht eingefügt ist und daher nothwendig gleichzeitig mit dessen Bewegung sich ausdehnen oder erweitern muß. „Vermöge ihrer hochgradigen Dehnbarkeit folgen denn auch die Lungen mit Leichtigkeit selbst der größtmöglichsten Erweiterung des Brustkastens, sobald die erweiternden Muskelkräfte ausreichen, den Widerstand der elastischen Kräfte der gedehnten Lungen zu überwinden." (Funke.) Während also auf diese Weise die Lungen bei dem Einathmen sich nur passiv oder leidend verhalten und durch die andrängende Luft ausgedehnt werden, übernehmen sie dagegen bei dem Ausathmen eine active oder thätige Rolle. Denn sobald die Kraft, welche sie ausgedehnt hat, zu wirken aufhört, kommen die elastischen Kräfte der gedehnten Lunge, wozu noch die Kräfte der zahlreichen glatten Muskelfasern, welche die Lunge enthält, hinzuzurechnen sind, zur Wirkung, und ziehen dieselbe so lange zusammen, bis die ihr folgenden Brustwände ihrerseits wieder Widerstand leisten. Also nicht eine Zusammen drückung, sondern eine eigene Zusammenziehung der Lunge ist Ursache der Ausathmung. Einige Unterstützung findet dabei diese Zusammenziehung durch die Schwere der bei der Einathmung gehobenen Rippen und durch den Druck der im Unterleib enthaltenen Eingeweide und Gase auf das emporsteigende Zwerchfell. Denn dieser platte, Brust und Unterleib von einander trennende und nach der Brusthöhle hin wie die Kuppel eines Domes emporgewölbte Muskel ist bei gewöhnlichem ruhigem Athmen hauptsächlich und fast ausschließlich zur Hervorbringung der Athembewegungen thätig. Indem er sich nämlich zusammenzieht, verkürzt er seine Durchmesser, flacht seine Kuppel ab und treibt die unter ihm gelegenen Baucheingeweide nach abwärts, während er die Brusthöhle erweitert. Läßt er dagegen bei dem Ausathmen in seiner Zusammenziehung nach, so steigt das Zwerchfell durch den eignen Druck der Unterleibseingeweide und der in ihnen enthaltenen Gase wieder in die Höhe. In Folge davon bemerken wir bei gewöhnlichem ruhigem Athmen eine fortwährend sich hebende und wieder senkende Bewegung der Bauchdecken, indem die durch das Zwerchfell bei jedesmaligem Einathmen gedrängten Eingeweide des Bauches sich nach vorn auszubreiten streben und, wenn der Druck nachläßt, wieder in ihre vorige Lage zurückkehren. Es ist auch daraus leicht ersichtlich, wie Alles, was den Druck oder Widerstand von Seiten dieser Eingeweide erhöht, einen wesentlichen Einfluß auf die Athembewegungen ausüben muß. Kurze, dicke Menschen mit starkem Leib sind fast immer kurzathmig und können stärkere Anstrengungen des Körpers, wodurch die Athmung besonders erhöht wird, nur mit einiger Schwierigkeit ertragen, während hagere oder schlanke Menschen mit magrem Unterleib davon keine Beschwerde empfinden. Auch Alles, was durch Krankheit den Unterleib auftreibt, voller macht, beengt die Brust. „Er ist fett und kurz von Athem" — läßt der große Menschenkenner Shakspeare von dem bedeutsamsten seiner Helden, Hamlet, seine Mutter sagen — während unsere Schauspieler, welche keine Menschenkenner sind, den größten der Dichter zu verbessern meinen, indem sie aus seinem Hamlet einen hagern, blassen, hohlaugigen Grillenfänger und Gesichterschneider machen. Denn das Temperament des melancholischen Phlegmatikers (das sich in Hamlet mit ungewöhnlicher Geisteskraft und mit der Erkenntniß von der Nichtigkeit alles Irdischen vereinigt und auf diese Weise einen tragischen Kampf zwischen dem tiefen und vollen Bewußtsein seiner Mission und der angeborenen Trägheit und Weiche seiner Natur neben philosophischer Verachtung alles Thuns erzeugt) verbindet sich am leichtesten mit vollem Unterleib und schwerer Brust, und nichts disponirt mehr zu Verstimmungen des Geistes und Gemüths, als Leiden der Unterleibsorgane, namentlich falsche Lagerung der Gedärme, Auftreibung derselben mit Luft u. s. w.

Unterstützt wird die Thätigkeit des Zwerchfells beim Einathmen durch die Muskeln des Brustkastens, welche bei ihrer Zusammenziehung die Rippen auf- und auswärts ziehen und auf diese Weise die Brusthöhle zu erweitern streben. Steigert sich das Einathmen bis zum gewaltsamen Lufteinziehen, so wirken auch noch die Muskeln des Halses, Nackens und die Arm-Brustmuskeln mit. In diesem Zustande erscheint die Brust am gewölbtesten, und sind es bei den Männern namentlich die mittlern und untern Rippen, welche beim Athmen thätig sind, während bei den Frauen sich die obern Rippen vorzugsweise bewegen. Wahrscheinlich trägt das verderbliche Schnüren hieran Schuld, wie vielleicht auch daran, daß, wie Hutchinson's Versuche dargethan haben, die gewöhnliche Einathmung beim Manne weit mehr durch die Abflachung des Zwerchfells, beim Weibe mehr durch die Hebung der Rippen bewerkstelligt wird. Wenigstens zeigt sich der genannte Unterschied bei Knaben und Mädchen die sich noch nicht geschnürt haben) gar nicht oder in sehr geringem Grade. Bei möglichst tiefer Einathmung fällt dieselbe auch bei Erwachsenen ganz weg. — Die Größe der Kraft, welche durch das Einathmen des Menschen ausgeübt wird, ist sehr bedeutend und wird im Mittel auf 4¾ Centner geschätzt.

Alle Umstände nun, welche für die Einathmung hindernd sind und durch eine nicht unbedeutende Muskelkraft überwunden werden müssen — wie der Widerstand der ausgedehnten Lungen, die Schwere und Elasticität der Rippen und der Widerstand an ihren Gelenkenden, endlich der Gegendruck der mit Gas gefüllten Gedärme — alle diese Umstände sind förderlich für die **Ausathmung** und ersparen Muskelkraft. Sobald die bei der Einathmung thätigen Muskeln erschlaffen, treiben die Gase der Bauchhöhle das Zwerchfell in die Höhe, sinken die Rippen durch Schwere und Elasticität nieder und streben die elastischen und Muskelkräfte der Lunge selbst den Brustraum möglichst zu verkleinern. Für das gewöhnliche Ausathmen reicht dieses hin; soll dasselbe jedoch in seiner Stärke über das gewöhnliche Maaß hinaus gesteigert werden, so wird dabei ein den Einathmungsmuskeln entgegengesetztes Muskelsystem der Brust in Anspruch genommen, sowie auch die in den Bauchdecken gelegenen platten Muskeln, durch deren Zusammenziehung der Leib zusammengepreßt und damit das Zwerchfell in die Höhe gedrückt wird. In diesem Zustande der Ausathmung reichen denn die Lungen nur bis zur sechsten oder siebenten Rippe herab, während dieselben bei tiefer Einathmung durch die stärkere Luftanfüllung bis zur **elften** Rippe herabsteigen können. Man sieht, wie bedeutend die sog. Excursionen des Zwerchfells sein müssen, um solche Unterschiede hervorbringen zu können.

Indem nun auf diese Weise die Luft unaufhörlich durch die Lungen aus- und einstreicht, kann es nicht anders sein, als daß sie sich an den Wänden der von ihr durchstrichenen Kanäle reibt und dadurch hörbare Geräusche hervorbringt, in ähnlicher Art, wie das Herz durch Anspannung seiner Klappensegel hörbare Töne erzeugt. Denn überall, wo sich die Luft mit einer gewissen Heftigkeit an festen oder flüssigen Körpern reibt, entsteht ein Geräusch. Wird dabei die Luft durch Röhren getrieben, so muß das Geräusch wegen der vielen Berührungspunkte natürlich um so stärker sein. Leicht kann man sich davon überzeugen, indem man durch irgend eine Röhre oder durch eine röhrenförmig geschlossene Hand bläst. Dabei ist das Geräusch um so schärfer und lauter, je enger die Röhre ist — vorausgesetzt, daß die durchgetriebene Luftmenge dieselbe bleibt. Außerdem ist das Geräusch um so stärker, je fester und starrer die Wandung der Röhre ist. Alle diese Verhältnisse nun finden sich in der Lunge gegeben. Und in der That — legt man sein Ohr an die Brust eines athmenden Menschen, so hört man sofort bei einiger Stille und Aufmerksamkeit an jeder Stelle, unter der sich thätige Lungensubstanz befindet, bald lautere bald weniger laute, mit dem Ein- und Ausathmen gleichzeitige Geräusche. Behorcht man zunächst die Stellen, unter denen die Luftröhre und die größeren Luftröhrenäste verlaufen, so den vorderen und seitlichen Theil des Halses, die Handhabe des Brustbeins und bei mageren Personen die Gegend zwischen beiden Schulterblättern bis herab zum zweiten oder dritten Rückenwirbel, wo die oben beschriebene Lungenwurzel liegt, so vernimmt man ein lautes, scharfes, trocknes und blasendes Geräusch, welches gleich an Dauer und Stärke bei der Einathmung wie bei der Ausathmung ist und das bronchiale Athmen genannt wird. Das Geräusch muß an diesen Stellen am stärksten sein wegen der festen Wandungen, der Größe des eingeathmeten Luftstroms und der großen Nähe am horchenden Ohre. Man kann das Geräusch nachahmen, indem man die Zungenspitze an den harten Gaumen andrückt und alsdann kräftig ein- und ausathmet, oder indem man in eine Rolle Papier oder in ein Hörrohr bläst, oder endlich, indem man durch eine aus der Leiche genommene Luftröhre Luft treibt und das entstehende Geräusch behorcht. Sein Grundcharakter ist das Blasende, weßwegen die Franzosen dafür den bezeichnenden Ausdruck souffle bronchique haben. Es ist nun einleuchtend, daß dieses Athmungsgeräusch um so schwächer werden muß, je tiefer man in den Verzweigungen der Luftröhrenäste herabsteigt, da diese in demselben Maaße weichere, nachgiebigere Wände erhalten, da sich ferner der Luftstrom um so mehr verzweigt und zertheilt, und da endlich der Ort, wo es entsteht, um so entfernter von dem horchenden Ohre ist. An allen oben nicht genannten Stellen der Brust vernimmt man daher das bronchiale Athmen — außer in Fällen von Krankheit — nicht, obgleich es ohne Zweifel auch in den tieferen Theilen der Lungen erzeugt wird; aber das weiche, schwammige und den Ton schlecht leitende Gewebe der Lunge läßt es nicht zum Ohre bringen. Wird es an solchen Stellen dennoch vernommen, so ist es jedesmal ein krankhaftes Symptom von der größten Wichtigkeit. Dagegen wird es an diesen Stellen bei gesunden Menschen durch ein anderes, am weitaus größten Theile des Umfangs der Brust hörbares Geräusch, das sog. Vesicular- oder Zellen-Athmen ersetzt. Dasselbe entsteht durch die Reibung der Luft an den feinsten Verzweigungen der Luftröhre, sowie an ihren vielen Theilungsstellen und vielleicht auch in den Lungenzellen selbst, und besteht in einem sanften, leisen Summen, Murmeln oder Brausen. Es ist nicht ein einziges Geräusch, sondern setzt sich aus unzähligen feinen Geräuschchen zusammen. Man vergleicht es mit der Aussprache der Buchstaben h, w, b, oder f oder mit dem leisen Geräusch, das ein gesund Schlafender durch sein Athmen hervorbringt. Nachahmen kann man dasselbe, indem man die Luft langsam zwischen den etwas zusammengepreßten Lippen einschlürft. Sehr wesentlich für das Zellenathmen ist, daß man dabei die Ausathmung entweder gar nicht oder äußerst schwach, und alsdann nur im ersten Anfang, vernimmt. Der Grund liegt in der bereits beschriebenen Elasticität der Luftwege und Lungenzellen, die vor der Einathmung als zum Theil zusammengefallen gedacht werden müssen. Während auf diese Weise die Luft beim Eintreten in die Lungen einen bedeutenden Widerstand zu überwinden hat, fällt dieser Widerstand beim Ausathmen fast ganz weg. Sammelt sich dagegen die Luft wieder in den größeren Luftröhrenästen und gelangt so aus einem weiteren Raum in einen engeren die Messungen von Davies haben dargethan, daß die Summe der Durchmesser der kleinen Luftröhrenäste stets größer ist, als der Durchmesser ihres zugehörigen großen Luftröhrenastes), so muß wieder eine vermehrte Reibung und damit eine hörbare bronchiale Ausathmung entstehen. So unterscheidet sich denn das oben beschriebene bronchiale Athmen außer durch seinen Charakter von dem Zellenathmen hauptsächlich durch sein Verhalten bei der Ausathmung, welche bei dem letzteren kaum oder gar nicht, bei dem ersteren immer gehört wird. Sehr wichtig ist diese Unterscheidung für die Beurtheilung krankhafter Zustände der Lunge.

Das Zellenathmen wird natürlich um so stärker gehört, je tiefer man einathmen läßt, und sein Vorhandensein beweist jederzeit für einen gesunden Zustand der Athmungsorgane. Auch ist seine Stärke verschieden nach der Verschiedenheit einzelner Personen, sowie der Zustände, in denen sich diese befinden. Je dicker die Brustwand eines Menschen ist, um so weniger laut erscheint es dem horchenden Ohre. Es ist stärker im Stehen als im Liegen, stärker im Wachen, als im Schlafen, stärker nach dem Essen, als vorher (im Zusammenhang mit verstärktem Stoffwechsel), stärker durch mäßige Muskelbewegung, stärker bei Frauen als bei Männern, namentlich in den oberen Theilen der Brust. Am stärksten jedoch vernimmt man es bei Kindern, weßwegen auch ein sehr lautes Zellenathmen überall mit dem Namen der „puerilen oder kindlichen Athmung" (respiratio puerilis) bezeichnet zu werden pflegt. Eine solche puerile Respiration kann bei Erwachsenen angetroffen werden in Folge sehr angestrengten Athmens beim Sprechen, Singen ꝛc., oder auch in Folge krankhafter Zustände an einzelnen Theilen der Lunge; doch findet man dieselbe bisweilen auch bei ganz gesunden Erwachsenen. Im Allgemeinen steht die Intensität des Geräusches im unmittelbaren Verhältniß zu der Dichtigkeit der Lunge, wie zur Häufigkeit der Respiration; und dieses in Verbindung mit dem gesteigerten Stoffwechsel, dem schnellen Puls und der dünneren Brustwand neben der Kleinheit des schallenden Raumes mag die Ursache des so besonders lauten Zellenathmens bei Kindern sein. — Eine Verminderung in der Stärke des Zellenathmens beobachtet man bei psychischen Aufregungen, z. B. durch die Gegenwart des Arztes und Aehnliches, ferner in den Jahren der Mannbarkeit. Dagegen wird es im Greisenalter im Zusammenhang mit der größeren Starrheit der Gewebe wieder schärfer, härter, mehr dem Blasen ähnlich.

Das Vorhandensein des normalen Athmungsgeräusches beweist, wie schon gesagt, für Gesundheit der Lunge. Nur zerstreute Einlagerungen krankhaften Stoffes oder tief gelegene Entzündungen kleinerer Theile können dabei bestehen. Dagegen beweist das Nichtvorhandensein desselben Nichts, da es bei ganz gesunden Personen aus verschiedenen Ursachen oft nicht oder nur äußerst schwach gehört werden kann. Ein Fehlen des normalen Athmungsgeräusches an einer einzelnen Stelle ohne weitere abnorme Geräusche wird nicht selten durch Verstopfung eines einzelnen Luftröhrenastes mit Schleim oder dergl. hervorgebracht.

In derselben Weise, wie das Athmen, wird auch die Stimme im ganzen Umfang der Brust und Luftwege durch das angelegte Ohr vernommen, und zwar an den Stellen, wo sie erzeugt wird, als ein eigenthümlicher leerer und hölzerner Klang; an der übrigen Brust über allen Stellen, wo Zellenathmen gehört wird, als ein leises Murmeln oder Summen, welches sich auch durch leise Schwingungen der Brustwand selbst mittheilt und daselbst durch die aufgelegte Hand gefühlt werden kann. Sehr stark können diese Schwingungen, wie auch das Murmeln sein bei voller kräftiger Stimme; bei Greisen erhält dasselbe eine meckernde Beimischung. Die Bedingungen des Zellenathmens und der murmelnden Stimme sind ganz die gleichen; nur die Ursachen sind sehr verschieden, indem das Geräusch der Stimme nicht an der Stelle entsteht, an welcher es gehört wird, sondern nur vom Kehlkopf her, in welchem die Stimme einzig und allein entsteht, fortgepflanzt ist. Beide, sowie alle in der Brust entstehenden Geräusche können die größten Veränderungen erfahren oder selbst ganz verschwinden und durch ganz fremde Geräusche ersetzt werden, sobald durch Krankheiten der Lunge die physikalischen Verhältnisse, welche den Grund jener Geräusche bilden, eine Veränderung erleiden. Da aber jeder solchen Veränderung bestimmter Art auch eine bestimmte Veränderung der Geräusche entsprechen muß und entspricht, so ist leicht einzusehen, welch mächtiges, zuverlässiges und doch leicht anwendbares Mittel dem Arzte durch Behorchen der Brust in deren Krankheiten an die Hand gegeben ist. Seitdem dieses Mittel angewendet wird, sind die Krankheiten der Brust, welche früher zu den dunkelsten und räthselhaftesten gehörten, zu den lichtvollsten und am leichtesten erkennbaren geworden — allerdings erst seit wenigen Jahrzehnten. Denn nicht länger ist es her, daß der ausgezeichnete Franzose Laennec die ganze Lehre schuf, begründete und beinahe vollendete. Wunderbar mag es uns dabei anmuthen, daß eine so einfache und auffallende Erscheinung, welche am eigenen Körper des Menschen ohne Mühe jeden Augenblick wahrgenommen werden kann, erst so spät die Aufmerksamkeit der Beobachter auf sich ziehen konnte! Zwar begegnet man schon in einer der Schriften, welche dem Nestor der Aerzte, dem Hippokrates, zugeschrieben werden, der merkwürdigen Aeußerung: „Wenn Du das Ohr an die Brust anlegst und dann zuhörst, magst Du erkennen, daß die Brust nicht Eiter, sondern Wasser enthält“; und die Anhänger der Asklepiadischen Schule bestimmten ganz richtig, daß in dem Falle, wo man das Schwappen einer Flüssigkeit im Innern der Brust bei deren Schütteln vernahm, Luft und Wasser zusammen da sein müsse. Auch schlug man sich von je gegen die Brust, um durch den vollen hallenden Ton, der dabei entsteht, die Güte derselben zu erproben; und 150 Jahre nach Christo spricht der römische Arzt Aurelian wieder von der Verschiedenheit der Töne und Geräusche, welche sich in einem entzündeten Brusttheil vernehmen lassen. Aber Alles dieses, wie auch des großen Harvey Aussprüche über die Töne und Geräusche des Herzens, blieb unverstanden und ohne Folgen; und auch der Wiener Arzt Leopold Auenbrugger, der als der eigentliche Erfinder der s. Percussion oder des Beklopfens der Brust zur Erkennung von Krankheiten angesehen werden muß, konnte mit seinem Buch über die „Neue Erfindung, durch Beklopfen der menschlichen Brust die innerlichen Krankheiten derselben zu erkennen" (1761) in seinem Vaterlande weder Aufmerksamkeit erregen, noch Anerkennung finden, bis ihn im Anfang unsers Jahrhunderts die praktischeren Franzosen aus dem Dunkel hervorzogen, und in Anlehnung an ihn Laennec die für die praktische Heilkunde wichtigste Entdeckung des Jahrhunderts machte.

Heute schon ist kaum ein Arzt mehr, der nicht durch Klopfen den Luftgehalt einer Brust zu prüfen suchte oder der nicht sein Ohr anlegte, um die Geräusche zu beobachten, welche die unaufhörlich ein- und ausstreichende Luft im Innern der Brust erregt. Ist das Lungengewebe normal, so geht auch dieses Hin und Her in bestimmter, normaler Weise von Statten, während, sobald die Lunge erkrankt ist, oder die ein- und ausstreichende Luft im Innern der Luftröhrenästchen oder in den Lungenzellchen auf Hindernisse stößt, auch die von ihr erzeugten Geräusche auf mannichfache Weise abändern. Uebrigens würde man sich — um auf unsern eigentlichen Gegenstand zurückzukommen — einer falschen Vorstellung hingeben, wollte man denken, die Lunge erneuere bei einem jedesmaligen Athmungs-Act ihren gesammten Inhalt oder — mit andern Worten — athme jedesmal so viel Luft ein, als sie zu fassen vermag, und stoße dieselbe wieder aus, um dafür bei der nächsten Einathmung ein ganz neues Luftquantum wieder aufzunehmen. Denn selbst bei der tiefsten Ausathmung entleert sich die Lunge niemals vollständig, sondern behält immer noch einen sehr großen Theil der vorher eingeathmeten Luft zurück. Leicht kann man sich davon überzeugen, wenn man an einer Leiche den Brustkorb öffnet und nun sieht, wie die Lungen, welche vorher fest an dessen Innenseite anlagen, in dem Maaße, als die Luft in die Höhle des Rippenfelles eindringt und damit der Luft im Innern der Lunge Gegengewicht leistet, zusammensinken und einen bedeutend kleineren Raum einnehmen, als vorher. In noch höherem Grade ist dieses der Fall, wenn man den Brustkorb bei einem noch lebenden Thiere öffnet, indem hier, nachdem einmal der Luftdruck von Außen zugelassen ist, die Lunge sich nicht bloß vermöge ihrer Elasticität, sondern auch durch die lebendige Contractionskraft der zahlreichen in ihr enthaltenen unwillkührlichen Muskelfasern zusammenzieht. Dieser Umstand ist es auch, welcher Verwundungen der Brust, bei denen die Brusthöhle geöffnet und der äußeren Luft Zutritt gestattet wird, durch Beeinträchtigung des Athmungsprocesses so lebensgefährlich macht. Wollte man eine Lunge durch künstliches Zusammenpressen aller der in ihr enthaltenen Luft berauben, so würde sie nur einen sehr kleinen Theil des Raumes, der ihr in der Brusthöhle angewiesen ist, ausfüllen — selbst wenn sich dieser Raum im Zustand der größten Verengerung befindet.

Also befinden sich die Lungen im lebenden Körper und selbst in der unversehrten Leiche stets im ausgedehnten Zustande und nehmen selbst bei der tiefmöglichsten Ausathmung nicht ihr natürliches Volumen ein. Das Maximum der vitalen Lungencapacität oder der Menge von Luft, welche eine Lunge über eine solche möglichst tiefe Ausathmung hinaus aufzunehmen vermag, fällt nach Dr. Schnepf's ausgezeichneten Untersuchungen in das 20.—25. Lebensjahr und kann zu etwa 4000 Cubikcentimetern angenommen werden. Diese Menge fällt mit zunehmendem Alter, bis sie sich im Greisenalter auf 3000 C. C. M. verkleinert. Von der Kindheit bis zum 20. Jahre nimmt sie jedes Jahr um 140—260 C. C. M. zu. Am stärksten geht die Entwicklung der Lunge vor sich in der Periode vom 14.—17. Lebensjahr. Die Capacität der Frauen bleibt sehr hinter der der Männer zurück, fast um die Hälfte. Je bedeutender die Körpergröße, um so stärker ist auch das Fassungsvermögen der Lungen; es kommt jedoch dabei weniger auf das Körpergewicht, als mehr auf die s. g. Taille und den Bau des Brustkorbs an. Die größte Lungencapacität haben im Allgemeinen Sänger, Reiter, Läufer u. s. w., und wo dieselbe unter dem Mittel bleibt, da liegt meist eine Krankheit der

Lunge zu Grunde. Die äußersten Grenzwerthe der vitalen Capacität bei gesunden Erwachsenen dürften etwa 1200 und 4500 C. C. M. sein. Am meisten Luft kann man im Stehen ausathmen; daher Sänger, welche der Ausathmungsluft zur Hervorbringung der Töne bedürfen, beim Singen zu stehen pflegen! Die Größe eines gewöhnlichen Athemzuges oder der s. g. „Athemluft" ist schwer zu messen und schwankt auch natürlich je nach den verschiedenen Zuständen, unter denen sich das athmende Individuum befindet, sehr hin und her. Bei gesunden Männern dürfte sie durchschnittlich zwischen 500 und 600 C. C. M. betragen. Die Menge Luft, welche nach einer gewöhnlichen Ausathmung durch Muskelanstrengung noch ausgestoßen werden kann, oder die s. g. „Reserveluft" wird zwischen 1248 und 1804 C. C. M. angegeben, und die s. g. „rückständige Luft" oder die Luftmenge, welche nach Aufgebot aller den Brustkorb verengenden Kräfte noch in den Lungen bleibt, hat man zu 1230—1640 C. C. M. veranschlagt. Somit würden die Lungen eines Erwachsenen nach einer gewöhnlichen Ausathmung etwa 2500—3400 C. C. M. Luft enthalten, nach einer gewöhnlichen Einathmung aber 3000—3900.

Aus diesen Angaben ist nun leicht ersichtlich, daß wir, weit entfernt, mit jedem Athemzuge den gesammten Luftinhalt unsrer Lungen zu wechseln, vielmehr nur einen Theil desselben erneuern und außer Stande sind, unsre Lungen durch eine noch so tiefe Ausathmung jemals ganz leer zu machen. Es findet also wohl ein fortwährender

Luftwechsel, aber nicht mit Einemmale, sondern nur nach und nach statt.

Es mögen unter gewöhnlichen Verhältnissen ungefähr sechs Athemzüge hinreichend sein, um eine gänzliche Erneuerung der Lungenluft herbeizuführen. Natürlich ist dieses sehr verschieden, je nachdem ein Mensch absichtlich tiefer als gewöhnlich aus- und einathmet, oder je nach den zeitweiligen Zuständen, unter denen er sich befindet. Wir athmen tiefer im Stehen, als im Sitzen, tiefer im Sitzen, als im Liegen, tiefer bei Bewegung als in der Ruhe, tiefer bei lautem Lesen und Singen, tiefer in der Wärme und im Sonnenlicht, als im Dunkel, tiefer, wenn wir kalte Bäder oder Waschungen vornehmen, tiefer nach jeder Mahlzeit, tiefer beim Genuß gewisser Speisen und Getränke, während andere wieder die Athmung herabsetzen u. s. w. u. s. w. Das Minimum einer gewöhnlichen Athmung fand E. Smith, welcher dieselbe im Mittel auf 26 Cubikzoll berechnet, während der Nacht mit 18, das Maximum am Tage um 1 Uhr Nachmittags mit 32 Cubikzoll! Wie mächtig wirkt also die Verschiedenheit der Zustände und äußern Einflüsse, unter denen sich unser Körper befindet, auf einen der wichtigsten Lebensvorgänge, mit dem alle andern theils in unmittelbarer, theils in mittelbarer Verbindung stehen!

Aber nicht bloß die Tiefe, auch die Häufigkeit der Athemzüge wird durch solche Einflüsse auf das Wesentlichste bestimmt und damit die Erneuerung der Lungenluft bald beschleunigt, bald verlangsamt; denn auch sie ist sehr verschieden bei verschiedenen Personen und unter verschiedenen Umständen. Selbst die Angaben der Beobachter über die Zahl der normalen Athemzüge während einer bestimmten Zeit und unter Abwesenheit aller störenden Einflüsse sind auffallenderweise sehr verschieden. Nach Fick thut die überwiegende Mehrzahl der erwachsenen Personen zwischen 16 und 24 Athemzüge in der Minute, während Andere nur die Zahlen 11—14 finden. Als äußerste Grenzen werden für den gesunden Erwachsenen 9 und 40 Athemzüge in der Minute angegeben, während Vierordt angibt, daß die größte Zahl, bis zu welcher er die Häufigkeit der Athemzüge willkührlich steigern könne, ohne die Tiefe derselben zu verringern, 120—130 beträgt. Unter den Ursachen, welche diese Mittelzahlen abändern, ist vor Allem das Alter zu nennen, durch welches ganz in derselben Weise, wie die Zahl der Herzschläge, auch die der Athemzüge bestimmt wird. So athmet der Neugeborne circa 44 mal in der Minute! Alles was die Häufigkeit des Pulses vermehrt, vermehrt im Allgemeinen auch die des Athmens. Im Durchschnitt aus vielen Beobachtungen hat sich herausgestellt, daß auf 4 Pulsschläge oder Herzcontractionen ein Athemzug kommt! Jede angestrengte Muskelthätigkeit, namentlich Bergesteigen, beschleunigt die Athmungsthätigkeit, damit den Puls und den gesammten Stoffwechsel außerordentlich; und wenn wir unter gewöhnlichen Umständen nach der Berechnung von E. Smith in der Minute 493 Cubikzoll, in 24 Stunden aber 6—800,000

Cubikzoll Luft in unsre Lungen aufnehmen, so kann sich diese Menge, wie schon früher angeführt, durch solche besondere Erregungen der Athmungsthätigkeit verdoppeln, verdreifachen u. s. w.

Was die verhältnißmäßige Dauer der einzelnen Stadien der Athmung angeht, so weiß man jetzt, daß im Normalzustand die Ausathmung um ein Weniges länger als die Einathmung dauert, da die ausgeathmete Luft die eingeathmete an Volumen oder Ausdehnung sowohl als auch an Menge überhaupt übertrifft. Ursache dafür ist der hinzugekommene Wasserdampf und die Ausdehnung, welche die Luft in den Lungen durch Erwärmung erleidet.

Die Nerven, welche die zur Athmung nothwendigen Muskelbewegungen erregen und beherrschen, haben ihren Mittelpunkt in dem sog. verlängerten Mark nicht weit von den Ursprungsstellen des herumschweifenden Nerven. Es findet sich hier eine nicht sehr umfangreiche Stelle, von deren Erhaltung die Athmungsverrichtung und damit das Leben abhängt. Die Zerstörung derselben bei Thieren hat den unmittelbaren Tod zur Folge, indem sie sowohl Athmung als Herzschlag aufhebt; und diese Stelle ist es, welche man zu treffen sucht, wenn man Thieren den rasch tödtenden sog. Genickfang gibt. Man hat viel darüber gestritten, ob die Athmung eine willkührliche oder unwillkührliche Verrichtung sei. Die Wahrheit liegt wohl in der Mitte. Für gewöhnlich ist die Athembewegung eine so stetige, regelmäßige, in bestimmten gleichbleibenden Pausen vor sich gehende, daß man annehmen muß, die Thätigkeit des Nervenapparats, welche den Anstoß zu den Athembewegungen gibt, dieselben im Gange erhält und leitet, sei eine ebenso unwillkührliche, wie die, welche dem Mechanismus des Herzens vorsteht. Vielleicht übt das mit Kohlensäure überladene Blut einen solchen Reiz auf die Athemnerven und auf die oben genannten Centralstellen der Athmung im verlängerten Marke aus, daß dadurch eine Einathmungsbewegung hervorgerufen wird. Ist diese ausgeführt, so mindert sich der Reiz, indem sich das Blut eines Theiles seiner reizenden Stoffe entledigen kann. Daher folgt nun Erschlaffung und Ausathmung, bis sich das vorige Spiel wiederholt und so fort. In dieses regelmäßige Spiel kann nun allerdings der Wille verändernd eingreifen, aber nur bis zu einem gewissen Grade; er ist nicht im Stande es aufzuheben, noch weniger es allein zu beherrschen; und bei gänzlicher Aufhebung des Willenseinflusses — so im Schlafe oder bei durch narkotische Mittel Betäubten — ist die Regelmäßigkeit am größten. Der Wille kann die Athembewegung nur für kurze Augenblicke stillestehen machen, sie beschleunigen, verlangsamen, unregelmäßig machen, aber nicht länger als eine Minute unterdrücken; sobald dieses versucht wird, gewinnt bald die noch unbekannte Ursache, welche die Triebfeder des unwillkührlichen Mechanismus ist, die Oberhand über den Willen und leitet demselben zum Trotz die Bewegung wieder ein. Nur eine ganz außerordentliche Willenskraft mag im Stande sein, in einzelnen seltenen Fällen dennoch die Oberhand zu behalten und dadurch den Tod herbeizuführen.

Auf besondere Weise abgeänderte Athembewegungen sind die bekannten Erscheinungen des Schlürfens und Saugens, des Schluchzens, Seufzens, Gähnens, Hustens, Lachens u. s. w. u. s. w. So besteht das Schluchzen in kurzen, abgebrochenen, schnell hintereinander wiederholten Einathmungen, hauptsächlich durch starke Zusammenziehungen des Zwerchfells hervorgebracht; das Seufzen aus einer einmaligen tiefen Einathmung mit folgender kräftiger und kurzer Ausathmung, während das Husten und Niesen krampfhafte Reflexbewegungen der Athemmuskeln mit heftiger ein- oder mehrmaliger Ausathmung sind. Das Lachen besteht in schnell hintereinander folgenden, kurzen, stoßweisen, mit einem schallenden Tone verbundenen Ausathmungen.

Dieses ist das Wesentliche von dem, was wir über den sog. Mechanismus der Respiration oder von den mechanisch-physikalischen Bedingungen wissen, unter denen die Luft in unsre Lungen abwechselnd ein- und ausgepumpt wird. Weit wichtiger ist das, was wir den Chemismus der Respiration nennen, oder die Betrachtung der chemischen Veränderungen, welche die eingeathmete Luft in den Lungen in Wechselwirkung mit dem sie durchströmenden Blute erleidet. Denn während jenes nur Mittel zum Zwecke ist, liegt in diesem, wie wir jetzt wissen, die eigentliche physiologische Bedeutung der Athmung für den thierischen Körper — eine ebenso neue als wichtige Erkenntniß! Die Alten hatten keine andre Vorstellung vom Athemholen, als daß es dazu diene, das Blut abzukühlen. Demohnerachtet ist die Erfahrung, daß die Luft beim Athmen sich verändert, oder daß das Athmen der Menschen und Thiere die umgebende Luft „verdirbt", eine Sache so gemeiner und alltäglicher Erfahrung, daß sie wohl zu keiner Zeit der Beobachtung ganz entgehen konnte. Allein man wußte mit einer solchen Thatsache nichts anzufangen, so lange man sie nicht zu deuten wußte; und diese Deutung mußte natürlich so lange verborgen bleiben, als man von der chemischen Zusammensetzung der Luft nichts wußte, und die Kunst, die Luft auf ihre einzelnen Bestandtheile zu untersuchen, unbekannt war. Ganz vergeblich bemühten sich daher auch die Physiologen vor Lavoisier, die eigentliche Ursache des Todes von Thieren kennen zu lernen, welche man in verschlossenen Räumen athmen ließ. Erst als Priestley entdeckte, daß der in der atmosphärischen Luft enthaltene Sauerstoff die Eigenschaft besitzt, venöses Blut in arterielles umzuwandeln, konnte es Lavoisier gelingen, seine chemische Theorie der Athmung auszuführen. Mit ihm — dem Vater der heutigen Chemie — „brach denn auch", wie Karl Vogt sagt, „für den Athemproceß das Licht an, und seine Arbeit über denselben wird stets als eine der herrlichsten in der Geschichte der Chemie dastehen."

Im Jahre 1777 veröffentlichte Lavoisier seine „Versuche über die Athmung der Thiere.“ Unter eine mit Luft gefüllte Glasglocke, welche über einem Quecksilberbecken stand, versetzte er verschiedene kleinere Thiere. Nach ihrem Tode fand man, daß die Luft in der Glasglocke zum Athmen, sowie zur Unterhaltung eines Verbrennungsprocesses untauglich geworden; und ihre Untersuchung zeigte, daß sie Kohlensäure enthielt und weniger Sauerstoff, als in ihrem normalen Zustande. Hieraus schloß Lavoisier, daß das Athmen der Thiere die Luft ihres Sauerstoffs beraube, keine Aenderung in ihrem Stickstoffgehalt hervorbringe, aber den Sauerstoff durch nahezu ein gleiches Volumen Kohlensäure ersetze. In dem nämlichen Jahre verlas er vor der Akademie der Wissenschaften seine berühmte Denkschrift: „Ueber Verbrennung im Allgemeinen.“ Er verließ den Gegenstand nicht, ohne seine Doctrin auf die Erläuterung der Athmungserscheinungen anzuwenden. Die reine Luft (Sauerstoff), sagte er, welche in die Lungen eingetreten ist, kommt aus ihnen theilweise in fixe Luft (Kohlensäure) verändert wieder heraus. Mittelst dieses Durchgangsprocesses durch die Lungen erleidet daher die reine Luft eine ähnliche Zersetzung wie diejenige, welche während der Verbrennung der Steinkohlen stattfindet &c. &c. Späterhin überzeugte sich Lavoisier, daß, selbst bei den Säugethieren, die Lunge nicht die einzige Athmungsoberfläche ist; er entdeckte die Hautathmung und faßte solchergestalt, in ihrer Vereinigung und in ihrem vollen Umfang, die Beziehungen zusammen, welche die lebenden Wesen mit der Atmosphäre verbinden. Nach ihm bewies Spallanzani durch glänzenden Untersuchungen, daß die Aufsaugung des Sauerstoffs auch den niedrigeren Thieren nothwendig ist, er zeigte, daß ihre Haut ein wahrhaftes Athmungsorgan ist; er that selbst dar, daß die Hautathmung bei Fröschen von größerem Belang ist, als die Lungenathmung, und für sich allein genügt, um das Thier lange am Leben zu erhalten.*)

Lavoisier's Ansichten würden eher zur allgemeinen Anerkennung gelangt sein und früher die Früchte getragen haben, deren sich die Gegenwart erfreut, wenn sich nicht die „Naturphilosophie" hindernd in den Weg gestellt hätte. Denn für sie blieb das alte Element „Luft" immer noch bestehen, selbst nachdem es durch die Chemiker in seine einzelnen Theile zerlegt war, und sie sah die beiden Gasarten, aus denen die Luft besteht, nicht als wirkliche Bestandtheile, sondern nur als künstliche, durch die chemische Behandlung hervorgebrachte Producte derselben an. Nicht bloß eine „Veränderung" erfährt ihr zufolge die Luft in den Lungen, sondern eine totale Umwandlung, so daß „die Luft, welche eingeathmet wird, in so weit sie wirklich zum Athmen verwendet wird, als solche ganz zerstört wird; und daß dagegen diejenige Luft, welche wir aus-

*) Von Spallanzani's „Mémoires" sagt Lewes, „daß sie noch jetzt ein sorgfältiges Studium verdienen, sowohl als Muster wissenschaftlicher Untersuchung, als auch als Schatzkästen werthvoller Thatsachen."

athmen, in der inneren Umwandlung von Neuem erzeugt wird." Abgesehen davon, daß die „dreiste" Behauptung der Chemie, als ob es wirklich in der Natur einen besonderen Kohlenstoff u. s. w. gebe, gar nicht bewiesen werden kann, so ist auch die Meinung, daß das Sauerstoffgas vorzüglich geeignet sei, das Leben, insoweit es vom Athmungsproceß abhängt, zu unterhalten, und daß die atmosphärische Luft nur insoweit dazu tauge, als auch in ihr jene Qualität enthalten sei, welche sich gesondert im Sauerstoffgas darstellt — gewiß eine irrige und nicht mit der „Harmonie der Natur" übereinstimmende.

Mit solchen Ansichten, welche heute wohl nicht mehr von eigentlichen Naturforschern, doch noch von manchen „Philosophen" getheilt werden, war natürlich eine ernstliche, auf die Wirklichkeit gerichtete Forschung unverträglich. Doch konnte es nicht fehlen, daß in dem zwischen beiden entbrennenden Kampfe die letztere schließlich die Oberhand behielt und die lächerliche, selbst heute noch bisweilen gehörte Ansicht, als seien die durch die Chemie nachgewiesenen Bestandtheile der Körper nur künstliche, nicht in der Natur bestehende Hervorbringungen, als Thorheit erkannt wurde. Ohne die Chemie würden wir über die interessanten Vorgänge der Luftveränderung in den Lungen und damit über das Wesen des Athmungsprocesses selbst heute noch grade soviel oder so wenig wissen als frühere Jahrhunderte, während durch sie in dieses ehedem so dunkle und geheimnißvolle Wesen vollkommene Klarheit gekommen und das mit ihrer Hülfe gewonnene Resultat ebenso einfach als wichtig zum Verständniß aller übrigen Lebensvorgänge ist.

Dieses Resultat besteht nun darin, daß durch die Athmung Kohlensäure aus dem Blute abgeschieden und ihre Stelle in demselben durch aus der Luft aufgenommenen Sauerstoff ersetzt wird. Denn wenn man die aus der Lunge zurückkehrende Luft auf ihre chemischen Bestandtheile untersucht und mit der Zusammensetzung der normalen Atmosphäre oder Einathmungsluft vergleicht, so findet man sofort, daß diese für das fernere Athmen untauglich gewordene, „verdorbene" Ausathmungsluft von jener in ihrer Zusammensetzung auf das Wesentlichste abweicht; oder — die durch die Lungen hindurchgegangene Luft, welche vor ihrem Durchgang nur Spuren von Kohlensäure enthielt, hat um $^1/_{10}$—$^1/_{15}$ ihres Umfangs oder um $^1/_{10}$—$^1/_{17}$ ihres Gewichtes an Kohlensäure zu- und dafür um noch etwas mehr an der Menge ihres normalen Sauerstoffgehaltes abgenommen; außerdem ist eine nicht unbedeutende Menge von Wasserdampf hinzugekommen. Daß dieses Wasser und die hinzugekommene Kohlensäure nirgend anderswoher stammen können, als aus dem die Lungen durchströmenden Blute, ist ebenso zweifellos, wie daß der verloren gegangene Sauerstoff umgekehrt an das Blut abgetreten worden ist. Lavoisier und Laplace, welche nur das einfache Resultat der beschriebenen Luftveränderung vor sich hatten, aber nach dem Stande ihrer Kenntnisse unfähig waren, den eigentlichen Quellen dieser Veränderung nachzuforschen, glaubten ganz folgerichtig, die Kohlensäure sowohl als das Wasser der Ausathmungsluft würden in den Lungen selbst mit Hülfe des eingeathmeten Sauerstoffs aus dem mit dem Blute zugeführten Kohlenstoff und Wasserstoff gebildet, oder — mit andern Worten — diese beiden Stoffe würden durch den Sauerstoff der Athmungsluft in den Lungenzellen zu Kohlensäure und Wasser verbrannt, welche beiden Körper bekanntlich nichts weiter als Oxydationen des Kohlenstoffs und Wasserstoffs oder Verbindungen dieser beiden Stoffe mit Sauerstoff sind. Tiefere Einsicht in die Verhältnisse des Stoffwechsels, sowie auch ein sehr einfacher Versuch lehrten das Irrige dieser Ansicht kennen. Denn versetzt man Thiere in eine keinen Sauerstoff enthaltende Atmosphäre, z. B. unter eine mit Wasserstoffgas gefüllte Glocke, so fahren sie nichtsdestoweniger, so lange ihr Leben dabei erhalten bleibt, fort, Kohlensäure auszuathmen — was unzweifelhaft beweist, daß sich diese letztere nicht durch den Einfluß des eingeathmeten Sauerstoffs in der Lunge bilden kann, sondern im Blute, aus dem sie unter Vermittelung der Lungen nur abgeschieden wird, vorher existiren muß. Ebenso ist der ausgeathmete Wasserdampf nur Product einer auf der Oberfläche der Lungenzellen ununterbrochen vor sich gehenden Verdunstung der wässerigen Bestandtheile des Blutes. Nach Valentin ist die ausgeathmete Luft mit Wasserdunst gewöhnlich so weit gesättigt, als die Temperatur von 37 Grad C., bis zu der sie in den Lungen erwärmt zu werden pflegt, verträgt. Jemehr Wasser dabei die eingeathmete

Luft bereits enthält, um so weniger geben wir zu ihrer Sättigung aus unserm Körper her und umgekehrt, woraus auch weiter folgt, daß die Menge des ausgeathmeten Wassers zu verschiedenen Zeiten sehr verschieden sein muß. Valentin gibt diese Menge bei erwachsenen Männern während 24 Stunden zwischen 288 und 860 französische Grammen an. Durchschnittlich haucht ein erwachsener Mann täglich zwischen 300 und 600 Gramm Wasser aus, was freilich nicht die eigentliche Menge des dem Körper durch die Athmung entzogenen Wassers ausdrückt, da von ihr die Menge des bereits in der eingeathmeten Luft enthalten gewesenen Wassers abgezogen werden muß. Denn in einer Atmosphäre, die mit Wasserdampf gesättigt ist, geben wir nur $^{3}/_{5}$—$^{4}/_{5}$ des in der ausgeathmeten Luft enthaltenen Wassers her, während bei 20 Grad C. fast diese ganze Menge von dem Körper geliefert wird. Im Allgemeinen kann man jedoch rechnen, daß wir täglich ungefähr ein Pfund Wasser aus unsern Lungen ausathmen. Etwas mehr am Gewicht beträgt die Menge der täglich ausgeathmeten Kohlensäure. Während, wie oben gezeigt wurde, unsere Untersuchungsmittel in der normalen unverdorbenen Athmungsluft nur Spuren von Kohlensäure nachzuweisen im Stande sind, finden sich in der von Menschen oder Thieren ausgeathmeten Luft nicht weniger als 4—5 Theile dieser Gasart dem Umfang und 5—6 Theile dem Gewichte nach auf hundert Theile Luft. Daß überhaupt die ausgeathmete Luft Kohlensäure enthält und zwar in nicht geringer Menge — davon kann sich selbst der Lale durch einen sehr einfachen an sich selbst angestellten Versuch überzeugen. Bläst man nämlich einige Zeit durch einen Strohhalm oder durch ein Rohr in ein mit Kalkwasser gefülltes Gefäß — am besten in ein Glas — so wird man bemerken, wie sich nach und nach das vorher klare Wasser trübt, ein milchiges Ansehen annimmt und bei ruhigem Stehen ein feines weißes Pulver zu Boden fallen läßt. Dieses Pulver besteht aus in Wasser unlöslichem kohlensaurem Kalk, welcher sich durch eine chemische Vereinigung der ausgeathmeten Kohlensäure mit dem Kalk des Wassers gebildet hat. Durchschnittlich athmen wir in 24 Stunden 11—12 Cubikfuß Kohlensäure aus. Dem Gewichte nach ist dies mehr als ein Pfund und entspricht beinahe einem halben Pfund Kohlenstoff, welcher in unserm Körper durch den Einfluß des Sauerstoffs zu Kohlensäure verbraunt worden ist. Scharling berechnet das Gewicht der in 24 Stunden von gesunden erwachsenen Männern ausgeathmeten Kohlensäure auf 867 franz. Grammen, während Dr. Kolb dasselbe zu 23 Unzen oder 46 Loth angibt. Natürlich sind dieses Alles nur Mittel- oder Durchschnittszahlen, da die Menge der ausgeathmeten Kohlensäure auf das Bedeutendste hin- und herschwankt, je nach Alter, Geschlecht, Temperament, Nahrung, Körperkraft und Größe, sowie auch nach Maaßgabe der augenblicklichen Umstände, unter denen sich der athmende Mensch befindet. Alles, was die Lebhaftigkeit des Stoffwechsels erhöht, genauer alle Ursachen, welche den Umsatz kohlenstoffreicher Gewebe im Körper nach Kraft oder Ausdehnung vermehren, vermehrt die Kohlensäurespannung im Blute und damit die Menge der Ausscheidung. Dies ist so bedeutend, daß die Menge der unter gewöhnlichen Verhältnissen ausgeschiedenen Kohlensäure durch angestrengte Arbeit oder Bewegung sogar auf das Fünffache erhöht werden kann! Denn es bilden die Muskeln durch ihre Zusammenziehung besonders viel Kohlensäure. Aus demselben Grunde athmen muskelstarke Menschen mehr Kohlensäure aus, als schwache oder magere, Menschen von lebhaftem, beweglichem Temperament mehr, als stille, phlegmatische u. s. w. Es steigt die Größe der Ausscheidung von der Geburt an stetig bis zu einem gewissen Alter und nimmt dann wieder ebenso stetig ab. Das Maximum fällt dabei etwa auf das 30ste Lebensjahr. Am Tage und im wachenden Zustande athmen wir weit mehr Kohlensäure aus, als in der Nacht und während des Schlafes, theils in Folge der Verschiedenheit von Thätigkeit und Ruhe, theils in Folge der Wirkung des Sonnenlichts, welches alle lebendige Thätigkeit des Körpers ungemein anregt. Den allergrößten Einfluß auf die Größe der Ausscheidung hat endlich die Nahrung, sowohl nach Menge als Beschaffenheit. Hungern wir, so zeigt sich eine stetige Verminderung der Kohlensäureausfuhr, während umgekehrt nach einer Mahlzeit dieselbe außerordentlich steigt. Die größte verhältnißmäßige Menge von Kohlensäure, welche wir überhaupt hervorbringen, zeigt sich in der Regel ein bis zwei Stunden nach dem Mittagessen. So enthielt in einem Versuche von Becher die Lungenluft, welche 46 Stunden nach einer Mahlzeit ausgeathmet wurde, zwischen 5 und 6 Procent Kohlensäure, während sich zwei Stunden nach dem darauf erfolgten gewöhnlichen Mittagessen nicht weniger als 8—9 Procent in der Ausathmungsluft nachweisen ließen; und Boussingault fand, daß fastende Tauben nicht die Hälfte der Kohlensäuremenge producirten, welche dieselben Tauben hervorbrachten, wenn sie gut genährt wurden. Auch die Art der Speisen und Getränke wirkt bald befördernd, bald herabsetzend auf die Menge der Kohlensäureausscheidung — worüber indessen genauere und feste Anhaltspunkte liefernde Nachforschungen noch fehlen. Auch Alles, was die Tiefe und Häufigkeit der Athemzüge vermehrt, vermehrt die absolute Menge der Ausscheidung. Endlich hat die äußere Temperatur einen nicht unbedeutenden Einfluß, und zwar der Art, daß um so mehr Kohlensäure ausgeathmet wird, je kälter die umgebende Luft ist, wohl in Folge einer stärkeren Verbrennung der kohlenstoffhaltigen Verbindungen durch den in größerer Menge eingeathmeten Sauerstoff. Der Unterschied ist so bedeutend, daß bei 0 Grad Kälte z. B. doppelt so viel Kohlensäure ausgeathmet wird, als bei 30 Grad C.

Auf diese Weise nun würde die ausgeathmete Luft, da sie in den Lungen nicht bloß Wasserdampf und Kohlensäure in beträchtlichem Maaße aufgenommen, sondern auch ihren Umfang durch Erwärmung vermehrt hat, an Umfang und Gewicht die eingeathmete Luft sehr bedeutend übertreffen müssen, wenn nicht in demselben, ja in noch größerem Maaße, als Kohlensäure von ihr aufgenommen, ein andrer ihrer Bestandtheile — Sauerstoff nämlich — an das Blut abgegeben würde. Untersuchen wir die ausgeathmete Luft auf ihren Sauerstoffgehalt, so finden wir, daß von den 20 bis 21 Procent Sauerstoff, welche die normale Athmungsluft enthält, durchschnittlich 4—6 Proc. verloren gegangen sind, und daß dieselbe nur mit einem Gehalt von 14—18 Procent Sauerstoff aus den Athemwerkzeugen wieder zurückkommt. Es ist daraus ersichtlich, daß durch die Athmung nur der geringste Theil des in der eingeathmeten Luft enthaltenen Sauerstoffs verzehrt wird. Dreiviertel bis vierfünftel gehen wiederum davon, so daß dieselbe Luft, abermals eingeathmet, immer noch zur Athmung dienen kann. Doch geht dieses nur bis zu einer gewissen Grenze, und ein Thier, welches genöthigt wird, eine und dieselbe Luft anhaltend einzuathmen, stirbt schon lange bevor aller in der Athmungsluft enthalten gewesene Sauerstoff verzehrt ist. Schon wenn die Einathmungsluft nur 10 Procent, also ungefähr die Hälfte ihres normalen Gehaltes an Sauerstoff besitzt, soll das Athemholen beschwerlich werden, und drückt man diesen Gehalt gar auf ein Drittheil des normalen herab, so soll dieses nach W. Müller's Untersuchungen die äußerste Grenze sein, bei der das Leben noch bestehen kann. Nach den Angaben von Regnault und Reiset athmeten Thiere in einem Raum, dessen Sauerstoffgehalt sich änderte, beschwerlich, wenn die Luft weniger als 10 Procent Sauerstoff enthielt, sehr beschwerlich, wenn der Sauerstoffgehalt auf 6 Procent fiel, und waren bei 4—5 Proc. dem Erstickungstod nahe. Doch gilt dieses im Allgemeinen nur für den Menschen und die warmblütigen Thiere. Die kaltblütigen (Frösche, Reptilien, Fische, Mollusken) sind in dieser Beziehung unempfindlicher und fahren nach Lewes in einem geschlossenen Raume so lange zu athmen fort, als noch ein Restchen Sauerstoff vorhanden ist. Im Ganzen nehmen wir nach den Berechnungen von Vierordt im Verlaufe eines Tages 746 französ. Grammen oder ungefähr 1½ Pfund Sauerstoffgas aus der Luft durch die Lungen in unsern Körper auf und geben dafür eine dem Umfang nach etwas geringere, dem Gewichte nach etwas größere Menge von Kohlensäure wieder aus. Da der in der Kohlensäure hinzugetretene Kohlenstoff den Umfang nicht vermehrt, so ist es klar, daß sich die Menge des eingeathmeten Sauerstoffs und der ausgeathmeten Kohlensäure nicht vollkommen die Wage halten, sondern daß wir mehr Sauerstoff einnehmen, als wir in der Kohlensäure wieder ausgeben. Die darüber angestellten Berechnungen haben gezeigt, daß für jedes Raumtheilchen Kohlensäure, welches austritt, ungefähr 1¹⁄₁₀ Raumtheilchen Sauerstoff eintritt. Da es nun keinem Zweifel unterliegt, daß derselbe Sauerstoff, welcher mit der Athmung in das Blut eingeführt wird, nachdem er seine Rolle im Haushalte des Stoffwechsels durch- und ausgespielt hat, schließlich in der ausgeathmeten Kohlensäure (welche eine Verbindung des Kohlenstoffs und Sauerstoffs ist) wieder erscheint, und da, wie gesagt, in dieser Form immer etwas weniger Sauerstoff erhalten wird, als aus der eingeathmeten Luft verschwunden ist, so ist es klar, daß der überflüssige, nicht wieder erschienene Sauerstoff eine anderweitige Verwendung im thierischen Haushalt gefunden haben und auf anderen Wegen davon gegangen sein muß. In der That hat dieser Ueberschuß dazu gedient, theils in Verbindung mit Wasserstoff Wasser, theils andere sauerstoffreiche Körper, welche auf andern Wegen den Organismus verlassen (Harnstoff, Harnsäure), zu bilden.

Was nun endlich den an Menge größten Bestandtheil der atmosphärischen Luft, den Stickstoff betrifft, so bleibt derselbe gewöhnlich bei dem Durchgange der Luft durch die Lungen nach Menge und Beschaffenheit unverändert. Nur bei anhaltendem Fasten wird ein Weniges von diesem für die Ernährung des Thierkörpers so wichtigen Stoffe in das Blut aufgenommen — wie denn auch winterschlafende Thiere ziemlich bedeutende Mengen davon aus der Atmosphäre an sich ziehen sollen. Häufiger kommt es vor, daß von dem in dem Blute jederzeit enthaltenen Stickstoff geringe Mengen an die Atmosphäre abgegeben werden, so namentlich nach dem Genusse stickstoffreicher Nahrungsmittel, wie Fleisch und Brod. Auch wenn man Thiere in stickstofffreien Gasgemengen (Sauerstoff und Wasserstoff oder Sauerstoff allein) athmen läßt, findet man, daß Stickstoff aus dem Blute ausgetreten und in die Athemluft übergegangen ist. Wie nichtssagend die durch das Stickgas bei der Athmung gespielte Rolle ist, und daß bei der

Erstickung der eintretende Tod hauptsächlich auf dem Mangel des Sauerstoffs beruht, beweist der Umstand, daß nach den Versuchen von Regnault und Reiset ohne schädliche Folgen und ohne Beeinträchtigung des Gaswechsels in den Lungen der Stickstoff der atmosphärischen Luft auf künstliche Weise durch Wasserstoff ersetzt werden kann!

Dieses sind die einfachen, durch die Chemie enthüllten Verhältnisse des Luftaustausches, der Luftveränderung oder des s. g. Gaswechsels in den Lungen. Ebenso einfach und leicht zu durchschauen, als diese Verhältnisse selbst, sind auch die Ursachen, welche jenen Gaswechsel hervorbringen oder ihm zu Grunde liegen. Sie beruhen auf den physikalischen Gesetzen der s. g. Diffusion der Gase, nach welchen luftförmige Körper, die durch eine poröse Scheidewand von einander getrennt sind, sich durch dieselbe hindurch gegenseitig so lange auszutauschen suchen, bis ein Gleichgewicht ihrer Spannung auf beiden Seiten eingetreten ist. Namentlich für die Ausscheidung der Kohlensäure ist dieses die einzige Ursache, während bei der Aufsaugung des Sauerstoffs auch noch eine chemische Anziehung des Blutes zu demselben mit im Spiele zu sein scheint. So lange daher die Kohlensäurespannung in der atmosphärischen Luft eine so unbedeutende ist, wie gewöhnlich, geht ein ununterbrochener Strom von Kohlensäure aus dem damit überladenen dunkeln und den Lungen zugeführten Venenblute durch die Wände der Haargefäßchen und Lungenzellchen hindurch nach der die Lungen durchströmenden Luft. Dieser Kohlensäurestrom kann erst stille stehen, wenn die Einathmungsluft so viel Kohlensäure enthält, daß ihre Spannung der Spannung innerhalb des Blutes gleichkommt, oder es kann gar ein umgekehrter Strom in das Blut hinein stattfinden, wenn die Luft dieses an Kohlensäuregehalt noch übertrifft. Nach Legallois' Versuchen hat dieses statt, wenn die eingeathmete Luft über 21 Procent Kohlensäure enthält. In einem solchen Fall, der nur in geschlossenen Räumen oder an Orten sich ereignen kann, wo massenhafte Entwickelung von Kohlensäure stattfindet, hat sofort der Gaswechsel in den Lungen ein Ende, und Erstickung ist unausbleiblich, sobald sich die Kohlensäure derart im Blute angehäuft hat, daß dasselbe damit gesättigt ist. Ganz unabhängig von diesem Kohlensäurestrom geht in umgekehrter Richtung ein Sauerstoffstrom aus der an Sauerstoff reichen Luft in das an demselben Stoffe arme Blut hinein, welches dadurch hellroth und durch seine Sauerstoffabgabe in den feinsten Haargefäßen und dem s. g. Parenchym der Organe selbst wieder fähig gemacht wird, immer neue Mengen von Sauerstoff aus der Luft an sich zu ziehen. Daher enthält das Blut des rechten Herzens, welches das aus dem Körper zurückkehrende Blut in die Lungen schickt, zwei Raumtheile Kohlensäure auf hundert Theile mehr und ebensoviel Sauerstoff weniger, dabei auch etwas weniger Stickstoff, als das Blut des linken Herzens, welches das aus den Lungen zurückkehrende Blut in den Körper treibt. Unter normalen Verhältnissen ist überhaupt der Gasgehalt des Blutes in beiden Richtungen ein ziemlich gleichmäßiger, da die Athmung gewissermaßen wie ein Regulator desselben wirkt. Sobald sich Kohlensäure im Blute über das gewöhnliche Maaß hinaus anhäuft, sei es nun durch vermehrtes Zufließen in Folge starker Arbeit, Muskelanstrengung, überflüssiger Nahrung u. s. w. oder durch eine Hemmung des Abfließens derselben in Folge einer vermehrten Kohlensäurespannung in der Athemluft, so steigert sich (wohl durch Vermittlung des Nervensystems) die Tiefe und Häufigkeit der Athemzüge, um jenen Ueberschuß loszuwerden. Ebenso muß das Blut ein bestimmtes Maaß von Sauerstoff haben. Ist dasselbe reich daran, so wird das Athmen seltner und weniger tief; ist es arm an Sauerstoff, so wird der Athem schneller und tiefer, es entsteht Lufthunger. Er stockt erst wieder, wenn die Verminderung eine zu bedeutende und die Lebensenergie selbst herabsetzende wird; aber dann ist auch die Erstickung nicht mehr fern. Diese kann auch eintreten, wenn die Luft zwar Sauerstoff genug, ja selbst im Ueberfluß enthält, wenn aber gleichzeitig die Kohlensäuremenge so anwächst, daß das Blut sich damit überfüllt und seines Ueberschusses sich nicht mehr zu entledigen vermag. So fand Bernard, daß warmblütige Thiere, in eine Atmosphäre von 50 Proc. Sauerstoff und 50 Proc. Kohlensäure gebracht — ersticken, obgleich es an der Menge des Sauerstoffs dabei gewiß nicht fehlte! Leicht einzusehen ist, daß dieser ganze Gaswechsel nur unter der Voraussetzung begriffen werden kann, daß die Art der Verbindung, in welche Luft und Blut mit einander gerathen, nur eine lockere und durch die angedeuteten Momente trennbare ist. Wahrscheinlich ist der Sauerstoff an den organischen Hauptbestandtheil des Blutzelleninhaltes, die Kohlensäure an das in der Blutflüssigkeit aufgelöste kohlensaure Natron, mit welchem sie ein doppelt-kohlensaures Salz bildet, gebunden. Die Art dieser Verbindung kennen wir zwar nicht näher, wissen aber, daß sie locker genug ist, um einerseits den Sauerstoff leicht an andre oxydable Blutelemente abzutreten, aus denen dann stufenweise durch viele Mittelglieder fortschreitender Verbrennung Kohlensäure und Wasser hervorgeht, und um andrerseits Kohlensäure bei Berührung mit kohlensäurefreier Luft so lange abzugeben, bis sie in dieser einen Grad der Spannung erreicht hat, welcher die weitere Zerlegung des doppelt-kohlensauren Salzes hemmt.

Ueber den aus dem Blute in die Luft gehenden Wasserstrom gelten dieselben Regeln, wie für den Kohlensäurestrom. Die mit jedem einzelnen Athemzuge ausgestoßene Luft wird um so mehr Wasserdampf enthalten, je länger sie in den Lungen verweilte und je trockner sie vorher war. Was endlich den Stickstoff anbetrifft, so scheint das Blut in der Regel grade soviel davon gelöst zu enthalten, daß es mit der freien Stickstoffatmosphäre im Gleichgewicht der Absorption oder Aufsaugung ist. Ein gegenseitiger geringer Austausch wird daher nur in Folge der bereits angedeuteten Verhältnisse eintreten können. In der Regel enthält das aus den Lungen zurückströmende Blut etwas weniger Stickstoff als das hinzuströmende, und hat diese geringe Menge in den Lungen an die Atmosphäre abgegeben.

So sind die Lungen für den ununterbrochenen und unsrem Leben nothwendigen Verkehr oder Austausch, welchen die uns umgebende Atmosphäre oder Luft mit unsrem Körper unterhält, die unentbehrlichen, wenn auch nicht einzigen Vermittler. Denn auch die äußere, unsern Körper umkleidende Haut versieht auf ihrer gesammten Oberfläche eine gleiche Verrichtung oder athmet, d. h. nimmt Sauerstoff auf und gibt Kohlensäure ab — mit Hülfe der vielen kleinen das Hautgewebe durchsetzenden Blutgefäßchen, an deren Inhalt nothwendig die gleichen Vorgänge in Berührung mit der äußern Luft sich geltend machen müssen, wie in den Haargefäßchen der Lunge. Aber doch liegen die Verhältnisse für diesen Verkehr in der Haut um so Vieles ungünstiger als dort, daß auch das Resultat weit hinter jenem zurückbleibt. Nur ein bis einige Hundertstel der von den Lungen ausgeschiedenen Kohlensäuremenge konnten in der Kohlensäureausscheidung der Haut nachgewiesen werden, und in demselben Maaße mag auch die Sauerstoffaufnahme eine nur sehr geringe sein. Größer im Verhältniß ist die Menge des in unsichtbarer Form als Gas durch die Haut abgegebenen Wassers. Im Ganzen verlieren wir auf diesem Wege — dem Wege der s. g. Perspiration — täglich ungefähr 500—800 französische Grammen oder mehr als ein Pfund an Stoffen, von welchen das weitaus Meiste auf Rechnung des ausgeschiedenen Wassers kommt. Aber endlich ist es außer den Lungen nicht einmal bloß die Haut, sondern wahrscheinlich jedes thierische Gewebe, welches diesen merkwürdigen Verkehr mit der Luft oder den beschriebenen Gaswechsel an sich wahrnehmen läßt. Ein ausgeschnittener und in freier Luft aufgehängter Muskel z. B. respirirt, athmet — wie die Versuche von G. v. Liebig nachgewiesen haben — oder mit andern Worten nimmt Sauerstoff auf und gibt Kohlensäure aus, so lange seine Lebensthätigkeit nicht erloschen ist, oder so lange er sich auf Reize zusammenzuziehen vermag; und der gleiche Proceß im Innern der lebenden Gewebe selbst muß als die hauptsächlichste Quelle der fortwährenden Gasveränderung des Blutes angesehen werden. Man kann daher eigentlich sagen, daß jeder Theil, jedes Volumen eines Thieres athme, da er — wenn auch nicht in unmittelbarer Berührung mit der Luft — doch ohne Aufhören an das ihn durchkreisende Blut Kohlensäure abgibt und Sauerstoff dafür aufnimmt. Alles dieses stimmt auf das Befriedigendste mit den Thatsachen und Schlüssen, welche uns durch die vergleichende Anatomie und Physiologie geliefert werden. Diese lehren, daß die Absorption von Sauerstoff und die Abgabe von Kohlensäure eine der allgemeinsten und durchgreifendsten Eigenschaften des thierischen Lebens bildet — in derselben Weise, wie der umgekehrte Gaswechsel die eigentliche Bedingniß für das Leben der Pflanze ist. Denn diese lebt noch viel mehr von der Luft, als das Thier. Wird ihr durch Entziehung von Licht unmöglich gemacht, Kohlensäure aufzunehmen, so wird sie bleichsüchtig, krank und stirbt. Führt man ihr dagegen Kohlensäure im Lichte künstlich in Menge zu, so steigt ihre Ernährung; sie kann leben bloß mit Kohlensäure und Wasser und ihre Substanz dabei auf das Doppelte vermehren. Für die aufgesaugte Kohlensäure gibt sie Sauerstoff wiederum ab, welcher in derselben Weise dem Thiere zur unentbehrlichen Nahrung dient. Denn es gibt keinen thierischen Stoffwechsel ohne Mitwirkung von Sauerstoff, ohne Abscheidung von Kohlensäure, welche überall als das letzte, auszuscheidende Product desselben auftritt. So allgemein also auch dieser für alles Leben unentbehrliche Gaswechsel durch die organische Welt hindurch ist, so verschieden sind doch die Mittel und Wege, durch welche er erreicht, die Einrichtungen, durch welche er möglich gemacht wird, die Organe, welche demselben dienen. Während, wie gezeigt wurde, bei den Menschen und in der höheren Thierwelt ein besonderes, complicirtes und mit einer wunderbaren Einrichtung versehenes Organ, die Lungen, diesem Zwecke dient und nebenbei in seiner Thätigkeit nur um ein Geringes durch das Organ der äußeren Haut unterstützt wird, sind die Pflanzen und die niedersten Thiere so weit davon entfernt, ein besonderes Organ der Athmung zu besitzen, daß sie vielmehr vermittelst ihrer ganzen Körpersubstanz diese Verrichtung ausüben. Jedes Blatt, jeder Zweig einer Pflanze stößt im Lichte auf seiner gesammten Oberfläche Sauerstoff aus und nimmt Kohlensäure auf, und ebenso wissen wir von den niedersten Thierformen, daß sie besonderer Athmungsapparate meist ganz ermangeln, und daß ihnen entweder ihre dünne

Haut oder äußere Körperhülle als Athmungsorgan dient, oder daß die im Wasser lebenden auch wohl das lufthaltige Wasser in den Magen und Darmkanal so aufnehmen und einsaugen, daß es zwischen die Eingeweide dringen und einen Wechselverkehr mit den dort befindlichen Blutgefäßen unterhalten kann. Bei solchen dieser niederen Thiere, welchen ein Kreislauf des Blutes fehlt oder welche vielleicht gar keine solche Flüssigkeit besitzen, brauchen nur die den Körper tränkenden Säfte mit den Gasen der Luft oder des Wassers in hinreichende Wechselwirkung gesetzt zu werden, um den Austausch möglich zu machen. Bei allen höheren Thieren dagegen finden wir — entsprechend jenem allgemeinen Grundgesetz der thierischen Welt, nach welchem sich die einzelnen Verrichtungen des Lebens, je höher hinauf, um so mehr an besondere und auch räumlich getrennte Organe oder Organreihen vertheilen — den Gasaustausch an solche besondere Theile des Körpers gebunden, deren Einrichtung übrigens, so verschiedenartig und mannichfaltig auch ihre Lage, Bauart u. s. w. sein mag, doch immer nur darauf hinzielt, Blut und sauerstoffhaltige Luft oder sauerstoffhaltiges Wasser in möglichst großer Ausbreitung und nur durch dünne Häute von einander getrennt, in eine solche gegenseitige Berührung zu bringen, welche den Durchtritt und Austausch gasförmiger Stoffe möglichst begünstigt. Selbst die Mehrzahl der wirbellosen Thiere besitzt eigne Athemwerkzeuge; doch kommt auch noch bei höheren Formen derselben (z. B. Mollusken) außer diesen Werkzeugen eine unmittelbare Aufnahme von lufthaltigem Wasser gleichsam als Ergänzung oder als Vermischung einer höheren und niederen Einrichtung vor. „Es finden sich hierzu am Fuße vieler Schnecken und Muscheln besondere Oeffnungen, welche zu Kanälen führen, die den Fuß durchziehen und Wasser in die Körperhöhle bringen.“ (Funke, Physiologie.) Selbst noch höher hinauf erstrecken sich solche Anklänge an die Athmungseinrichtung der niederen Thiere. So soll ein Fisch (Cobitis fossilis) die Gewohnheit haben, Luft in seinen Darmkanal hinabzuschlucken, und Kohlensäure durch den After von sich geben. (Siehe Bergmann und Leukart: Vergl. Anatomie und Physiologie.)

Wo nun besondere Athemwerkzeuge vorhanden sind, da treten dieselben unter drei Hauptformen auf: Lungen, Kiemen und Tracheen (oder Luftgefäße, Luftröhren). Ist die häutige, zur Berührung mit dem lufthaltigen Medium bestimmte Fläche in das Innere des Körpers eingestülpt, wobei sie bald nur einen einfachen, bald einen innen mehr oder weniger verzweigten Sack bildet, so nennen wir dies eine Lunge; ist sie dagegen nach außen ausgestülpt, wobei sie bald nur als anhangartiges Gebilde auf der äußeren Körperfläche aufsitzt, bald in Form von Lappen, Blättern, Kämmen u. s. w. in einer Spalte oder Oeffnung des Körpers angebracht ist, so nennen wir dies eine Kieme; sie ist eigentlich nichts anders, als eine umgekehrte Lunge, oder vielmehr die Lunge eine umgekehrte Kieme. In der Regel finden wir Lungen bei den luftathmenden, Kiemen bei den im Wasser athmenden Thieren. Das deutlichste Beispiel dieser letzteren bildet der Fisch, welcher zu beiden Seiten des Kopfes unter dem s. g. Kiemendeckel in großen offnen Spalten die Kiemen, d. h. büschel-, kamm- oder faltenförmige Organe trägt, an denen sich zahlreiche Blutgefäße in den feinsten Verzweigungen verbreiten. In unaufhörlicher Bewegung nimmt der Fisch das Wasser durch den Mund und Schlund auf und läßt es nach hinten durch die Kiemenspalten wieder ausströmen, wobei es an den in der Kiemenhöhle liegenden Kiemen in Menge vorüberfließt und einen Gasaustausch mit dem in diesen strömenden Blute bewerkstelligt. Das Medium, in welchem die Fische leben, oder das Wasser enthält jederzeit hinreichende Mengen Luft, um jenen Austausch möglich zu machen, da es selbst aus der auf ihm ruhenden Atmosphäre fortwährend Luft aufnimmt, namentlich den für die Athmung wichtigsten Bestandtheil derselben, den Sauerstoff. Daher ist auch das im Wasser aufgelöste Luftgemisch sauerstoffhaltiger, als die Atmosphäre selbst, und besitzt nach den darüber angestellten Untersuchungen 32 Raumtheile Sauerstoff, während jene nur 20—21 Theile davon enthält. In luftfreiem Wasser ist eine Athmung natürlich unmöglich; daher sterben Fische schnell, wenn man sie in abgekochtes und dadurch seiner Luft beraubtes Wasser bringt. Ebensowenig können sie in Wasser leben, dessen Luftwechsel mit der äußeren Atmosphäre künstlich gehindert ist.

Der Vorgang der Athmung selbst ist ganz der gleiche, ob in Wasser oder Luft geathmet wird. Fische würden auch in der Luft athmen können, wenn die Kiemen darin nur feucht bleiben könnten, denn ohne dieses vertrocknen sie an der äußern Luft und werden dadurch verrichtungsunfähig. Merkwürdigerweise macht eine besondere Veranstaltung es manchen Fischen möglich, auf einige Zeit das Wasser zu verlassen und an der Luft zu leben, indem aus einer Wasser enthaltenden Höhleneinrichtung im oberen Theil der Kiemenhöhle langsam Wasser über die Kiemen hinfließt und dieselben feucht erhält. Außer den Fischen und einem Theil der Amphibien, welche zwar meist nur während des Anfangstheils ihres Lebens durch Kiemen, später aber durch Lungen athmen, athmet auch ein großer Theil der wirbellosen Thiere durch Kiemen oder kiemenartige Organe. Indeß gibt es unter der großen Abtheilung der Mollusken oder Weichthiere einige, welche, auf dem Lande lebend, selbst lungenartige Apparate für unmittelbare Luftathmung besitzen. Den Uebergang von den niedersten, nur durch ihre Körperoberfläche oder mit Hülfe sog. Wassergefäße athmenden Thieren zu den kiemenathmenden bilden jene merkwürdigen Fälle, in denen sich als erste Andeutung eines besonderen Athmungsorgans faden- oder büschelförmige Anhänge der Körperoberfläche entwickeln, welche, bald an der Rücken-, bald an der Bauchfläche, bald an den Füßen angebracht, mit dem sie bespülenden Wasser den erforderlichen Gasaustausch unterhalten.

Die dritte Hauptform der Athmungsorgane sind die bereits genannten Tracheen oder Luftgefäße der Gliederthiere oder Insekten, welche, wie die Lungen, für die Luftathmung bestimmt sind. Sie stellen ein durch den Körper der Thiere in verschiedener Ausdehnung verzweigtes System elastischer Röhren dar, welche durch besondere in verschiedener Anzahl vorhandene Oeffnungen an der Körperoberfläche, sog. Stigmata, mit der äußern Luft communiciren. Die Luft strömt durch diese Oeffnungen ein, und der Wechsel derselben wird dadurch hervorgebracht, daß durch die Bewegungen der Körperwände die elastischen Wände der Luftröhren zusammengedrückt werden und dadurch ein Theil der Luft ausgetrieben wird; während neue Luft von selbst einströmt, sobald mit dem Aufhören der Zusammenpressung die Röhren sich wieder ausdehnen. Diese Bewegungen kann man z. B. leicht an dem mit beweglichen Ringen versehenen Hinterleib der Käfer nach abgenommenen Flügeldecken, oder der Heuschrecken beobachten; wie sich denn überhaupt die Respirationsbewegungen dieser Thiere meist auf den Hinterleib, dessen Ringe sich leicht zusammendrücken lassen, beschränken. Es sind abwechselnde Zusammenziehungen und Erweiterungen, durch welche das Abdomen in Länge und Höhe bald abnimmt, bald wächst und welche in bestimmtem Rhythmus erfolgen — bei den Heuschrecken etwa 50mal in der Minute, bei dem Hirschkäfer etwa 25mal. Ueberhaupt ist die Athmungsthätigkeit der Gliederthiere so bedeutend, daß sich ohne Zweifel viele Insekten ebenso hoch als manche Säugethiere, ja selbst Vögel erheben. Zwar zeigen sie hierin, wie man denken kann, in ihren einzelnen Ordnungen selbst wieder große Verschiedenheiten, welche sich nach der Beweglichkeit und dem größeren oder geringeren Stoffwechsel der Thierchen richten. So kann eine Biene, nach hierüber angestellten Versuchen, in einer Menge von zwei Cubikzoll atmosphärischer Luft nur zwölf Stunden leben, während ein Laufkäfer darin siebenzehn, ein Mistkäfer vierunddreißig Stunden und ein Todtenkäfer gar fünf Tage leben kann. Da die Biene unter diesen Thieren das kleinste ist, so ist der Unterschied selbst noch größer, als er scheint. Eine Abtheilung der Gliederthiere, die sog. Kruster (Krebse 2c.), athmet durch Kiemen, deren Form und Sitz die größten Verschiedenheiten darbietet. Ueberhaupt kommen die drei genannten Hauptformen der Athmungsorgane in mannichfaltigster Anordnung und Verbindung, sowie auch in zahlreichen Uebergangsformen vor. Am meisten Interesse gewährt in dieser Beziehung die schon genannte Klasse der Amphibien, welche zwischen Fisch und Vogel oder Säugethier mitten inne steht und bald durch Kiemen, bald durch Lungen athmet. Es gibt unter ihnen ganze Ordnungen, wie die Frösche und Salamander, wo die Larve oder das Thier im Puppenzustand durch Kiemen, das entwickelte Thier aber durch Lungen athmet; bei andern wieder bleiben die Kiemen neben den Lungen das ganze Leben hindurch bestehen, wie beim Proteus. Der merkwürdige Lepidosiren oder Schuppenmolch in Afrika und Südamerika, ein Mittelding zwischen Fisch und Amphibium, welches gewissermaßen als ein lebendes

Fossil aus grauer Vorzeit, wo die einzelnen Gattungs-Charaktere noch nicht so fest unterschieden waren, wie heute, in die Jetztwelt hineinragt, athmet das ganze Leben hindurch mit Kiemen und Lungen gleichzeitig. Bei den nackten Amphibien findet sich auch die einfachste oder Anfangsform des höchst entwickelten Athmungsorgans oder der Lunge, welche sich selbst erst nach und nach und durch Ueberschreitung vieler Mittelformen zu derjenigen Ausbildung entwickelt, welche sie im Menschen und den höchsten Thierformen besitzt. So bestehen die Lungen des Wassersalamanders in nichts weiter, als in einem Paar ganz einfacher, langgestreckter, häutiger Säcke oder Schläuche, welche an einem ganz kurzen Kehlkopfrudiment sitzen und innerlich weder Zellen noch auch nur Vorsprünge oder Ausbuchtungen zeigen; die Luft erfüllt den ganzen glatten Raum, an dessen Wänden zahlreiche Bluthaargefäßchen den Luftaustausch vermitteln. Bei den Fröschen schon ist diese einfachste Einrichtung dadurch verwickelter geworden, daß von der inneren Athmungsfläche der Lungensäcke zahlreiche sich kreuzende Leistchen in die Höhlung vorspringen, welche zellenartige Räume mit freier Oeffnung nach innen abtheilen; auf diesen Leistchen erheben sich wieder zarte Fältchen, welche jede Zelle nochmals in kleinere Zellen abtheilen. In merkwürdiger Weise finden sich bei vielen Schlangen diese beiden Einrichtungen derart vereinigt, daß neben einem sehr fein in Zellen verschiedener Ordnung getheilten Abschnitt der Lungen ein anderer, nach dem oben genannten Schema construirter, einfach blasiger gefunden wird. Das Ende der sehr langen cylindrischen Lungen stellt nämlich nur einen einfachen Schlauch dar, während weiter aufwärts sich einfache, weite, flache Zellen finden und am vordersten Theil eine bereits sehr entwickelte Zellenbildung angetroffen wird. Auch bei den sog. Sauriern ist regelmäßig der vordere Theil der Lunge feiner entwickelt, als der hintere. Bei den Krokodilen und Schildkröten wird die Entwicklung noch zusammengesetzter, indem das Innere der Lunge in getrennte Taschen ausgebildet ist, deren jede in ihrem Innern zellig und zum Theil sehr fein abgetheilt sich darstellt. Den einzelnen Taschen wird die Luft zugeführt, indem der Luftröhrenast tief in die Lunge eindringt und an seinen Seiten von Löchern durchbohrt ist, welche sich in die einzelnen Taschen öffnen. Noch viel höher getrieben ist, nach verschiedenen Vorbildern, die Entwicklung der Athmungsfläche bei Vögeln und Säugethieren, wie denn auch diese die Fische und Reptilien, deren trägere Natur einen mäßigeren Stoffwechsel mit sich bringt, an Kraft der Athmung und Größe des Luftwechsels weit übertreffen. Die Lungen der Säugethiere sind nach dem bereits für den Menschen beschriebenen Vorbild der traubenförmigen Drüsen gebaut, und ihre Luftröhrenäste vertheilen sich baumförmig in immer feinere Aeste, um zuletzt in den Lungenbläschen oder Lungenzellen zu endigen, während in der Vogellunge die Vertheilung der Luftkanäle eine etwas andere ist; was bei den Vögeln mit der eigenthümlichen Verbreitung der

Luft über die Grenzen der eigentlichen Lunge hinaus in die Bauchhöhle und in viele Theile des Knochengerüstes zusammenhängt. Trotzdem diese Einrichtung nicht gerade eine höhere oder feinere Entwicklung des Lungengewebes bedingt, ist doch die Athemverrichtung selbst bei der Klasse der Vögel bekanntlich besonders stark und ausgebildet und es entwickeln dieselben unter allen Thieren verhältnißmäßig die meiste Kohlensäure und im nothwendigen Zusammenhang damit die meiste Muskelkraft. Bei manchen kleinen Vögeln ist die Athmung so intensiv, daß nach den Versuchen von Regnault und Reiset das Gewicht des von ihnen binnen vier Tagen aufgenommenen Sauerstoffs dem Gewichte des ganzen Thieres gleichkommt! Zuletzt mag nur noch bemerkt werden, daß, wie bei dem Menschen, so auch bei allen Thieren die Thätigkeit der besonderen Athemorgane noch durch den Gasaustausch an der gesammten Körperoberfläche einigermaßen, wenn auch oft in nur sehr geringem Grade, unterstützt wird. Namentlich geschieht dieses bei solchen Thieren, welche, wie die nackten Amphibien, durch eine dünne, glatte und feuchte Haut der äußeren Luft eine für den Gaswechsel besonders geeignete Fläche darbieten.

Nach Allem diesem ist es klar, daß die Beziehung der Luft zu dem Leben der organischen Wesen und des Menschen und insbesondere zu deren Athemorganen eine der wichtigsten und unentbehrlichsten Bedingungen des Lebens überhaupt ausmacht. Die Unwissenheit darüber, die Unkenntniß jener Beziehungen und die Unbekanntschaft mit den hier wirkenden Naturgesetzen hat bereits die traurigsten Folgen, nicht bloß für Einzelne, sondern selbst für das Menschengeschlecht als solches gehabt. Wüßten wir auch nicht aus den zahlreichen Versuchen der Physiologen an Thieren und Menschen, wie und in welchem Grade nothwendig ein unaufhörlicher Zutritt frischer und unverdorbener Luft zur Erhaltung des Lebens ist, und wären wir so unaufmerksam, die Lehren der täglichen Erfahrung und Selbstbeobachtung darüber außer Acht zu lassen, so müßten uns doch die schrecklichen und leider nicht seltenen Beispiele von Erstickung vieler Menschen in geschlossenen Räumen und die fürchterlichen Scenen, welche sich dabei ereignet haben mögen, als immerwährende Warnung dienen. „Freitag, den 2. December 1848," so erzählt Lewes, „lief der Londonderry, ein zwischen Liverpool und Sligo laufender Dampfer, mit 200 Passagieren, meist Auswanderern, an Bord (von Irland nach Liverpool) aus. Es kam stürmisches Wetter, und der Capitän befahl, daß Alle hinuntergehen sollten. Die Kajüte für die Hinterdeckpassagiere war nur 18 Fuß lang, 11 Fuß breit und 7 Fuß hoch. In diesen kleinen Raum wurden die Passagiere eingezwängt. Wären die Luken offen gelassen worden, so hätten sie doch wenigstens nur eine gewisse Unbequemlichkeit beim Athmen zu leiden gehabt; der Capitän ließ sie aber schließen, und aus einem noch unerklärlichen Grunde ließ er einen Gummimantel über den Eingang der Kajüte werfen und befestigen. Die unglücklichen Passagiere waren nun verurtheilt, dieselbe Luft immer von Neuem wieder zu athmen. Das wurde bald unerträglich. Und nun begann eine schaudererregende Scene von Wahnsinn und Gewaltthaten unter dem Stöhnen der Sterbenden und den Flüchen der Kräftigeren; sie wurde nur durch einen der Leute unterbrochen, dem es gelang, sich mit Gewalt einen Weg auf das Verdeck zu bahnen und den ersten Steuermann in Alarm zu bringen, dem nun ein fürchterliches Schauspiel bevorstand. 72 waren bereits todt, viele waren im Sterben, ihre Körper waren krampfhaft gewunden, das Blut trat aus den Augen, Nasenlöchern und Ohren.

Der Grund zu diesem tragischen Vorfall lag in der Unwissenheit des Capitäns und seines Steuermanns. Sie hatten nichts von der Bedeutung frischer Luft für das Leben erfahren. Ihnen war nie gelehrt worden, daß bereits einmal geathmete Luft ohne Nachtheil nicht noch einmal wieder geathmet werden kann; ihnen war die Thatsache fremd, daß die Luft, welche einmal in die Lungen ein- und wieder ausgetreten ist, verdorben ist, und daß verdorbene Luft so schlimm ist wie Gift."

Ebenso unwissend waren Diejenigen, welche die Schuld daran trugen, daß im Jahre 1840 auf dem englischen Transportschiffe Mary Somes eine Anzahl Truppen, welche man wegen eingetretenen Sturmes in dem dicht geschlossenen untern Raum zusammengedrängt hatte, durch Erstickung ums Leben kamen. Bekannt genug ist auch das Schicksal der englischen Soldaten, die im Jahre 1756 in

Calcutta nach einer Niederlage im Felde als Geißeln in ein enges Gefängniß gesperrt wurden. Von 146 fand man am andern Morgen 123 erstickt!

Einer solchen Vernachlässigung wird sich ohne Absicht Derjenige nicht schuldig machen, der da weiß, daß ein Erwachsener zur Unterhaltung seines Athmens für jede Stunde wenigstens 100—200 Cubikfuß frischer Luft bedarf, und daß in geschlossenen Räumen unser eignes Athmen die Quelle einer fortwährenden und mit jedem Moment sich steigernden Luftverderbniß wird. Die Ursache dafür ist theils die fortdauernde Verminderung des zur Unterhaltung des Athemprocesses allein dienlichen Sauerstoffs in der Athemluft, theils die Anhäufung der demselben Proceß schädlichen Kohlensäure in derselben. Denn in demselben Maaße, als eine solche Anhäufung stattfindet, wird nach den bekannten Gesetzen der Diffusion der Gase die Ausscheidung der Kohlensäure aus dem Blute und damit aus den Geweben selbst beeinträchtigt oder gar ganz unmöglich gemacht. Nothwendige Folge davon ist eine Verlangsamung oder ein Anhalten des Stoffwechsels und eine Anhäufung der Kohlensäure in den Geweben, namentlich in den Centraltheilen des Nervensystems, wodurch schließlich Schwindel, Betäubung und Tod erfolgt.

Aber selbst lange bevor eine solche letzte Grenze erreicht ist und bevor wirkliche Erstickung droht, kann und muß eine nicht genügende Ventilation oder Lufterneuerung unserer Gesundheit nachtheilig werden. Die ausgezeichneten

Untersuchungen von Max Pettenkofer haben, was bereits Erwähnung fand, nachgewiesen, daß in bewohnten Räumen ein vermehrter Kohlensäuregehalt der Luft stets mit einer verhältnißmäßigen Ansammlung und Beimischung riechbarer organischer Stoffe einhergeht, welche, eingeathmet, der Gesundheit schädlich werden müssen; und dieses ist der Fall schon lange bevor der Kohlensäuregehalt der Luft so groß ist, daß er unmittelbar Nachtheil bringen kann. Schon wo mehr als ein Theil Kohlensäure auf tausend Theile Luft in einem bewohnten Raume gefunden wird (also eine Menge, welche das Athmen noch lange nicht belästigt), muß nach Pettenkofer ventilirt oder gelüftet werden, und bildet die Sorge für eine gehörige Lufterneuerung in allen Räumen, wo viele Menschen beisammen sind, so in Theatern, Schulen, Kasernen, Spitälern, Gefängnissen u. s. w., eine der wichtigsten Aufgaben der Gesundheitspflege. Namentlich den Schulzimmern, in denen die lernende Jugend einen großen Theil ihres heranreifenden Lebens zubringt, sollte hierin ganz besondere Aufmerksamkeit zugewendet werden. Frühere Zeiten haben sich in dieser Hinsicht leider die traurigsten Vernachlässigungen zu Schulden kommen lassen, und es kann kein Zweifel darüber sein, daß Tausende das Opfer der allgemeinen Unwissenheit über diesen wichtigen Gegenstand geworden sind, ohne daß man eine Ahnung davon hatte. „In dem Dubliner Gebärhause", so erzählt Lewes, „kamen im Laufe von vier Jahren unter 7658 Geburten 2944 Todesfälle neugeborener

Kinder im Alter von 1—15 Tagen vor; diese Zahl wurde plötzlich während einer gleichen Periode auf 279 vermindert, nachdem ein neues System der Ventilation eingeführt worden war. Es kamen daher mehr als 2500 Todesfälle, oder einer auf drei Geburten, nothwendig auf Rechnung der schlechten Ventilation." Nach einer in London für die Jahre 1838—51 angestellten Berechnung ergab sich, daß von den 134 täglich in dieser Weltstadt vorkommenden Todesfällen 38 auf Rechnung der von der Uebervölkerung herrührenden Luftverderbniß gesetzt werden mußten! Die Sterblichkeit in dem berühmten Hotel-Dieu in Paris betrug im vorigen Jahrhundert 25 Procent; dieses Verhältniß sank auf 12½ Procent, nachdem man bessere Vorkehrungen für Luftreinigung getroffen hatte. Ganz entsprechend sind die Erfahrungen, die man auf englischen Seeschiffen gemacht hat. Während diese früher alljährlich einen großen Theil ihrer Bemannung in die Hospitäler senden mußten und bedeutende Verluste durch Sterblichkeit hatten, verlor Parry nach Einführung der von Cook empfohlenen Lüftungsmaaßregeln auf drei Reisen von mehrjähriger Dauer von 334 Mann nur noch 71 Von den Sträflingen, welche aus England in die Colonien gesandt werden, starben früher bei der Ueberfahrt 30 Procent, jetzt nur noch 1—2 Procent u. s. w. u. s. w. Gewiß muß man daher Prof. Bock Recht geben, wenn er sagt: „Die freie Luft ist das Hauptmittel zur Erhaltung der Gesundheit, die freie Luft ist es auch, welche die Heilung der meisten Krankheiten unterstützt, und der die Bäder, die Kaltwasseranstalten, die Reisen u. s. w. zum allergrößten Theil ihre günstige Wirkung auf Kranke verdanken. Der Mangel freier Luft dagegen in engen finsteren Wohnungen, in niederen, mit Menschen überfüllten Räumen, in dunkeln Geschäfts- und Arbeitslocalen, in schmutzigen Hütten oder Kellern ist es, welcher allmählig ein unheilbares Siechthum erzeugt. Leider ist es nur zu gewiß, daß die Mehrzahl der Menschen, selbst in civilisirten und wohlhabenden Ländern, den größten Theil des Lebens in Räumen zubringt, welche geradezu als positiv nachtheilig für die Gesundheit bezeichnet werden müssen."

Dieser Nachtheil würde noch viel größer sein, wenn nicht in unsern Privatwohnungen durch natürliche Umstände und auch ohne unser Zuthun für eine solche Lufterneuerung gesorgt wäre, welche wenigstens eine zu starke Verderbniß in den meisten Fällen unmöglich macht; und zwar geschieht dieses — woran wohl vor den Untersuchungen Max Pettenkofer's kaum Jemand gedacht haben mag — durch die steinernen Wände unserer Wohnhäuser hindurch. Die Zimmerwände sind, wie Pettenkofer nachwies, permeabel oder durchgängig für die Luft und unterhalten einen beständigen Luftaustausch, der um so stärker ist, je poröser die Wände sind. Dazu kommt der unaufhörliche Luftwechsel durch die Ritzen der Fenster und Thüren hindurch. Die natürliche Ventilation wird im Winter, wo wir die Fenster geschlossen halten, mächtig unterstützt durch den Ofen, welcher fortwährend einen

Theil der Zimmerluft durch den Schornstein entführt und so zugleich als Ventilator dient. Er wirkt natürlich um so kräftiger, je stärker geheizt wird. Dieser Umstand in Verbindung damit, daß die natürliche Ventilation eines Zimmers um so stärker vor sich geht, je größer der Unterschied der Temperatur zwischen Innen und Außen und damit das Streben der beiden Luftschichten nach Ausgleichung ist, bringt das scheinbar widersprechende Resultat zu Stande, daß unsere Zimmerluft um so reiner ist, je kälter die Luft draußen ist, und je ängstlicher wir deßwegen Fenster und Thüren geschlossen halten. Daher wir uns auch im hohen Winter in unsern Zimmern trotz der fehlenden Lüftung durch offne Fenster am seltensten über verdorbene Luft zu beklagen haben, während im Frühjahr und Herbst, wenn bei nur mäßiger Kälte die Fenster geschlossen sind und die Feuerung gering ist, die Luft sehr rasch verdirbt und den darin Athmenden alsbald unangenehme Empfindungen verursacht. Uebrigens reichen diese Momente einer natürlichen Ventilation in Räumen, wo mehrere Menschen beisammen sind, bei Weitem nicht hin, und kann z. B. die durch den Ofen bewirkte Ventilation in einem Zimmer nach Pettenkofer's Versuchen nur die für anderthalb Menschen nöthige Menge frischer Luft herbeibringen. Es muß daher bei einer größeren Menschenzahl außerdem noch von Zeit zu Zeit durch Oeffnen der Fenster gelüftet werden. Pettenkofer bestimmt die Menge frischer Luft, deren ein Mensch in einer Stunde bedarf, wenn die Luft gut bleiben soll, auf die hohe Zahl von 60 Cubikmetern und erklärt Ventilation jedesmal für nothwendig, sobald der Kohlensäuregehalt der Luft größer wird, als ein Theil auf tausend Theile.

Was die nicht in geschlossenen Räumen befindliche Luft oder die freie Atmosphäre angeht, so ist eine Verderbniß derselben in ähnlicher Weise, wie in unseren Wohnräumen, unmöglich. Zwar mag die Menge der über den ganzen Erdball von Menschen und Thieren ausgehauchten, durch Verbrennung gelieferten und sonst noch erzeugten Kohlensäure eine ungeheure sein, und hat z. B. Boussingault im Jahre 1845 die Menge der Kohlensäure, welche täglich aus Paris in die Atmosphäre entsendet wird, in offenbar noch zu geringer Schätzung auf nicht weniger als 67 Millionen Cubikmeter berechnet. Auch hat man, wie schon früher angedeutet wurde, in der freien Luft sehr volkreicher Fabrikstädte den Sauerstoffgehalt um ein Geringes kleiner, den Kohlensäuregehalt um ein Geringes größer und eine vermehrte Beimischung organischer Stoffe gefunden. Allein die unaufhörlichen Strömungen der Luft durch Winde und das Bestreben jedes einzelnen Gases, in dem ungeheuren, die Erde umgebenden Luftmeere selbst sich soweit als möglich auszubreiten, bewirken eine solche Ausgleichung, daß schädliche Anhäufungen nicht stattfinden können, während die organischen Stoffe überdem eine Zersetzung durch die Atmosphäre selbst erleiden, und die Kohlensäure durch Regen fortwährend niedergeschlagen wird. Außerdem wirkt bekanntlich das Leben der Pflanzenwelt der von den Thieren und durch Verbrennung bewirkten Verderbniß des Luftmeeres dadurch unaufhörlich entgegen, daß in umgekehrter Weise, wie in dem thierischen Stoffwechsel, Kohlensäure von den Pflanzen aufgenommen und Sauerstoff abgegeben und auf diese Weise die normale Zusammensetzung der Atmosphäre erhalten wird. Wäre dieses aber selbst nicht der Fall, so wird uns doch keine Furcht vor einer allmähligen Verderbniß des Luftmeeres durch unser und der Thiere Athmen anwandeln dürfen, wenn wir bedenken, daß dieses Meer eine solche Größe und Ausdehnung besitzt, daß nach des berühmten französischen Chemikers Dümas Berechnung (zufolge einer Anführung von Lewes) all der Sauerstoff, welcher von sämmtlichen Thieren an der Oberfläche unsrer Erde während einhundert Jahren verbraucht wird, noch nicht mehr beträgt, als $^1/_{8000}$ seiner gesammten Menge in der Atmosphäre; und daß demnach ein Zeitraum von tausend Jahren dazu gehören würde, ehe seine Verminderung für unsere bis jetzt erfundenen Instrumente nachweisbar werden könnte.

Alles dieses hindert jedoch nicht, daß an einzelnen Orten oder zu gewissen Zeiten Stoffe auch in der freien Luft auftreten können, welche der Gesundheit äußerst nachtheilig sind und deren Natur meist noch nicht näher erkannt ist. Abgesehen von den giftigen Gasarten, welche, wie das Kohlenoxydgas, das Leuchtgas, das Arsenikwasserstoffgas, der Schwefelwasserstoff, das Ammoniak, Dämpfe von Metallen, wie Blei, Quecksilber u. s. w., doch auch [illegible] geschlossenen Räumen, seltener in freier Luft, schädlich werden mögen, so ist eine der gewöhnlichen Verunreinigungen der Luft im Freien die durch s. g. *Sumpf-* oder *Fieberluft*, welche sich überall entwickelt, wo stehende Wasser ohne gehörigen Zu- und Abfluß ihre Ausdünstungen der über ihnen und in ihrer Nähe befindlichen Luftschichte mittheilen. Diese Ausdünstungen mögen ihre Entstehung zumeist der durch die Feuchtigkeit begünstigten Fäulniß pflanzlicher und thierischer Ueberreste verdanken, wobei sich schädliche Luftarten in Menge, wie Ammoniak, Schwefelwasserstoff, Phosphorwasserstoff, Kohlenwasserstoff, entwickeln. Zugleich wird der Atmosphäre Sauerstoff entzogen und Kohlensäure zugeführt. Doch wissen wir nichts Genaueres über die eigentliche Beschaffenheit der Sumpfluft und des in ihr befindlichen *Miasma's* oder verunreinigenden Stoffes. Nur soviel ist gewiß, daß an den Orten, wo sich dasselbe entwickelt, bestimmte Arten von Fiebern (Sumpffieber, Wechselfieber) einheimisch sind, die jährlich zu bestimmten Zeiten in größerer oder geringerer Ausdehnung und Heftigkeit herrschen. Solche Orte finden sich z. B. in größerer Ausdehnung in Holland, an den Küsten der Nordsee, in Ungarn, in den Reisfeldern Oberitaliens und den Maremmen Mittelitaliens; noch häufiger und gefährlicher unter dem heißen Himmel der tropischen Zone, so namentlich an den Ufern und Mündungen der gewaltigen Ströme Amerika's u. s. w. Einem ähnlichen Miasma verdankt auch das berüchtigte *gelbe Fieber* seine Entstehung; vielleicht auch die *orientalische Pest*. Als miasmatische Krankheiten werden ferner angesehen die *Cholera* und *Influenza* oder *Grippe*, und sie unterscheiden sich von den vorgenannten nur dadurch, daß sie nicht an bestimmte Oertlichkeiten gebunden bleiben, sondern sich von dem ursprünglichen Erzeugungsort aus rasch über ganze Erdstriche verbreiten. Die eigenthümliche ihnen jedenfalls zu Grunde liegende Luftbeschaffenheit ist uns ihrer Natur nach bei diesen Krankheiten, wie bei noch mehreren andern mit Luftveränderungen im Zusammenhang stehenden, ganz unbekannt und beruht vielleicht zum Theil auf eigenthümlichen, überall möglichen *Selbstzersetzungen der Atmosphäre*, welche sich bald örtlich begrenzen, bald über viele Orte hinweg ausbreiten. Jedenfalls bleibt hier der Wissenschaft zur genaueren Aufhellung dieser Verhältnisse noch eine große Arbeit übrig. Ebensowenig wissen wir mit den Hülfsmitteln der Wissenschaft bis jetzt noch genauer zu sagen, warum eine s. g. *Luftveränderung* auf das Befinden oder Gedeihen der meisten organischen Wesen (Menschen, Thiere und Pflanzen) auch im Zustande der Gesundheit durchschnittlich einen so günstigen Einfluß äußert oder Kranke heilt, und können uns nur im Allgemeinen vorstellen, daß eine Luft, je reiner sie von Kohlensäure und beigemischten organischen oder überhaupt verunreinigenden Stoffen ist, wie z. B. die *Bergluft*, der Gesundheit um so zuträglicher sein muß. Trotzdem ist der Einfluß verschiedener Luft auf den Körper so bedeutend, daß bekanntlich die Anwendung einer solchen Luftveränderung oder eines Aufenthaltes an bestimmten Orten mit gewissen Eigenthümlichkeiten der Luft eines der mächtigsten Mittel in der Hand des Arztes zur Herstellung gestörter Gesundheit bildet. Freilich kommen hierbei auch Klima, Luftströmungen, Feuchtigkeits- und Salzgehalt der Atmosphäre, persönliche Zerstreuung u. s. w. mit in Betracht — Alles Verhältnisse, welche uns in der Wahl eines veränderten Aufenthaltsortes für Kranke auf das Wesentlichste zu leiten haben.

Was endlich die gröberen, unsern Hülfsmitteln erkennbaren Beimischungen fester Stoffe im fein zertheilten Zustande zu der Athmungsluft betrifft, wie alle Arten von Staub, von denen die Luft fast immer mehr oder weniger erfüllt ist, so wirken dieselben, abgesehen von fein zertheilten Metallgiften u. dgl., wohl nur mechanisch und daher auch nur örtlich schädlich. Der Ort, dem sie am meisten Schaden bringen können, sind die Lungen selbst, welche durch sie einer andauernden Reizung ihrer Schleimhäute ausgesetzt sind. Kleinere Mengen Staub oder auch größere Mengen, wenn sie nur während kurzer Zeit eingeathmet werden, können als unschädlich angesehen werden, wogegen ein dauerndes Einathmen einer mit viel Staub verunreinigten Luft allerdings die nachtheiligsten Folgen haben muß. Sehr deutlich ist dieses in Fabriken, Spinnereien, Mühlen, überhaupt bei allen Gewerben, wo die Beschäftigung das Einathmen vielen Staubes mit sich bringt, zu beobachten; und langwierige Katarrhe nicht bloß, sondern auch tiefer gehende, die Lunge selbst angreifende Leiden sind die gewöhnliche Folge davon. Ueberhaupt ist zur Stärkung und zur Erhaltung der Gesundheit dieses hochwichtigen Organs nichts dringender geboten, als möglichstes Reinhalten der Luft von diesen wie von allen schädlichen Beimischungen; denn eben weil die Lungen in einer fortwährenden offenen Berührung mit der Außenwelt stehen und auf diese Weise bei ihrer großen Zartheit und Verletzbarkeit fortwährenden Beleidigungen ihrer Theile von Außen ausgesetzt sind, sind sie auch zu Erkrankungen mannichfaltiger Art besonders geneigt. Man kann annehmen, daß unter allen den menschlichen Körper betreffenden Leiden die Erkrankungen der Athmungswerkzeuge, insbesondere aber der Lungen, den weitaus stärksten Bruchtheil bilden.

Unter diesen Erkrankungen gibt es wiederum eine, welche als die gefährlichste und verheerendste aller Krankheiten, welche es gibt, eine ganz besondere Aufmerksamkeit verdient. Die Tuberkelsucht oder (fälschlich) Schwindsucht der Lungen rafft alljährlich und an fast allen Orten der Erde eine solche Menge von Menschen hinweg, daß ihr in Bezug auf ihre zwar langsamen, aber sicheren und ohne Aufhören fortgehenden Verheerungen keine andere Geißel des Menschengeschlechts, sei es Pest, Cholera, Hungersnoth, Krieg u. s. w., geschweige denn eine anderweitige der gewöhnlichen Krankheiten, auch nur entfernt an die Seite gesetzt werden kann. Schon Sydenham sagte, der fünfte Theil des Menschengeschlechts sterbe an der Tuberkulose, und dieser Ausspruch ist so wahr, daß man nach neueren Berechnungen ¼—⅕ aller überhaupt vorkommenden Todesfälle auf Rechnung dieser Krankheit schreiben darf. So tödtete im Jahre 1855 die Tuberkulose in England und Wales nicht weniger als 116,032 Menschen, und kommen dort durchschnittlich unter 400,000 jährlichen Sterbefällen 60—70,000 Schwindsuchtsfälle vor. In Paris und Straßburg gar beträgt das Verhältniß in manchen Jahren ein Drittheil, an andern Orten ein Fünftel bis ein Achtel aller Gestorbenen u. s. w. Sie ist eine Krankheit jedes Alters und Geschlechts, sowie aller Breiten, aller Himmelsstriche, aller Klimate; und nur wenige Orte der Erde soll es geben, wo sie unter den Einwohnern selten oder nie beobachtet wird. Brehmer (Die chronische Lungenschwindsucht, ihre Ursachen und ihre Heilung, 1858) nennt als solche Orte: Island, die Faröer-Inseln, die Fii-Inseln der Südsee, die Steppen um Orenburg; ferner in zweiter Linie: Ceylon, Algerien, Aegypten, das Tafelland der Cordilleren in Peru, die mexicanischen Hochebenen und die westlichen Regionen von Texas. Rullmann bezeichnet als südliche klimatische Curorte, an welchen Tuberkulose selten vorkommt, hauptsächlich Venedig, Madeira, Algier und Cairo. Auch mit der verhältnißmäßigen Erhebung über die Meeresfläche nach aufwärts scheint die Tuberkulose entschieden abzunehmen, und über eine gewisse Grenze hinaus ganz aufzuhören. Nach Mühry's klimatologischen Untersuchungen findet sie sich in der Schweiz über 4500 Fuß hinaus gar nicht mehr und über 3000 Fuß hoch nur in einzelnen Fällen. Das Vorkommen der Phthisis nimmt daher nach ihm mit dem Luftdruck in senkrechter Erhebung ab. Dagegen ist sie häufig in niedrigern Gebirgsgegenden; ebenso in tiefliegenden Ländern mit feuchten Niederungen, z. B. Holland. Dieses gilt jedoch nicht für alle am Meere gelegenen Länder; im Gegentheil hat sich gezeigt, daß die Nähe des Meeres von günstigem Einflusse ist. Nach den 25jährigen Beobachtungen des Dr. Verhaeghe in Ostende ist die Lungentuberkulose an dem Ufer des Meeres eine Seltenheit, und man hat unter 871 Todesfällen im Civilhospital in Ostende nur 58 Fälle der Krankheit gezählt, während z. B. an dem Wohnorte des Verfassers im gleichen Falle 40 von 145 gezählt wurden. Auch unter den Matrosen, welche sich stets zur See aufhalten, soll Tuberkelsucht sehr selten sein. Was das Klima betrifft, so kommt die Krankheit nach Dr. Churchill (The effect of climate on tuberculous disease. London, 1858) am häufigsten in feuchten, seltner in trocknen Gegenden vor, namentlich wenn übermäßige Hitze mitwirkt, wie z. B. in Westindien. Im Allgemeinen muß bezüglich der Temperatur sowohl große Hitze, als große Kälte für schädlich angesehen werden, während ein gleichmäßiges Klima mit nicht zu raschen Temperaturwechseln als das beste erscheint. Daher sind die tropischen Gegenden im Allgemeinen ungünstig, und nimmt auch die einmal dort eingeleitete Tuberkelsucht meist einen weit rascheren Verlauf, als in gemäßigten Klimaten. Die rasche Versetzung aus diesen in [illegible] ist sehr gefährlich. So machte der französische Schiffsarzt Fossangrives die merkwürdige Erfahrung, daß ganz gesund von Frankreich absegelnde Matrosen in den Tropen rasch an Tuberkulose erkrankten, und daß bereits vorhandene Anlage dort ebenso rasch in die eigentliche Schwindsucht überging. Allerdings lebten diese Leute auch sonst unter keinen der Gesundheit günstigen Verhältnissen. Noch gefährlicher ist für die Bewohner der Tropen der Uebergang aus ihrem heißen in das gemäßigte oder kalte Klima, und bekannt genug ist es, daß die Mehrzahl der aus tropischen Gegenden in unsere Menagerien oder zoologischen Gärten gebrachten Thiere (besonders Affen) auch bei bester Pflege in den nächsten Jahren an Tuberkelsucht zu Grunde geht. Dagegen ist Versetzung aus der gemäßigten Zone mit ihren vielen sonstigen schädlichen Einflüssen und ihren schroffen Gegensätzen von Sommer und Winter in ein mehr warmes und gleichmäßiges Klima bekanntlich eines der mächtigsten Heilungsmittel der bereits vorhandenen Krankheit.

Die Ursachen der Tuberkelsucht sind höchst mannichfaltige. Die Mehrzahl der Fälle mag einer ererbten Anlage ihre Entstehung verdanken, welche freilich immer auf irgend eine Weise von den Voreltern erworben worden sein muß. Unter den weiteren Ursachen sind mangelhafte äußere Lebensverhältnisse, unzureichende Nahrung, ungesunde Wohnung und Kleidung, Einathmen verdorbener Luft, aber auch niederdrückende Gemüthsaffecte zu nennen; sowie Alles, was die Athmungsorgane schwächt oder häufigen, öfter wiederholten Reizungen aussetzt. Außer Erkältungen oder Entzündungen sind hier mechanische Beleidigungen der Lunge durch eingeathmete Staubtheilchen besonders gefährlich. Aus einer sehr belehrenden Zusammenstellung von Lombard über die Gewerbe auf dem Gebiete von Genf (1834) geht hervor, daß unter allen Schwindsucht erzeugenden Einflüssen der Gewerbe das Einathmen mineralischen oder pflanzlichen Staubes mit der Ziffer von 176 auf 1000 Fälle der Gesammtsterblichkeit obenansteht, während bei Vorhandensein schützender Einflüsse die Zahl nur zwischen 89 und 53 auf 1000 beträgt. Von den Scheeren- und Gabelschleifern in Sheffield in England, deren Beschäftigung ebenfalls das Einathmen vielen Staubes bedingt und welche auch sonst noch unter armen, ungünstigen Lebensverhältnissen leben — sterben nach den Mittheilungen von Holland (1843) noch vor Ablauf des 49sten Lebensjahres unter 1000 schon 843 an der Tuberkelsucht, und ist von den Gabelschleifern über das 50ste Jahr hinaus keiner mehr am Leben, während die gleiche Berechnung für die übrige Bevölkerung nur 3—400 auf 1000 ergibt. Kein anderes Monument, als die Zahlenreihe des Statistikers, bezeichnet das Grab dieser unglücklichen Helden der Civilisation des neunzehnten Jahrhunderts!

Die Tuberkelsucht ist heilbar — vorausgesetzt, daß sie rechtzeitig erkannt wird, was freilich in den meisten Fällen wieder nur mit Hülfe der von Auenbrugger und Laennec begründeten physikalischen Untersuchungs-

Methode oder mittelst des Beklopfens und Behorchens der Brust möglich ist.*) Daß dieser Satz früher angezweifelt wurde, lag an dem Mangel der nunmehr bei Leichenöffnungen verstorbener Personen gemachten Erfahrungen, wo man nicht selten die unzweideutigen Spuren früher bestandener und geheilter tuberkulöser Processe in den Lungen antrifft. Heute sprechen sich die bedeutendsten Schriftsteller über Lungensucht, in Frankreich Piorry und Thiercelin, in England Alison und Churchill, in Deutschland Canstatt, Niemeyer und noch viele Andere mit Entschiedenheit für die Heilbarkeit aus; Thiercelin sogar für die Heilbarkeit in jedem Stadium. Außer zahllosen arzneilichen Mitteln, unter denen sich der Leberthran, das Eisen (insbesondere als schwefelsaures Eisen und das Jod (für frühere Stadien) den meisten Ruf erworben haben und welche, in richtiger Weise und zur richtigen Zeit angewandt, schon für sich allein nicht geringe Erfolge zu erzielen im Stande sind, sind es namentlich diätetische und hygieinische Mittel und Maaßregeln, denen das meiste Vertrauen zu schenken ist. Um einer vermutheten Anlage zu begegenen, sind Bewegung, Beschäftigung im Freien,

*) Auf einzelne Stellen unter dem Schlüsselbein beschränkte s. g. Respiration saccadée, dann verlängerte Exspiration und Schwäche des Respirationsgeräusches daselbst sollen nach Bourgade die ersten Zeichen für den Beginn der Tuberkelsucht in den Lungen sein — wie denn überhaupt Zeichen eines länger dauernden und auf die Lungenspitzen beschränkten Katarrh's schon frühzeitig Verdacht begründen.

Gymnastik der Brust durch Muskelübungen der Arme, lautes Lesen im Stehen, häufiges und tiefes Einathmen, kalte Waschungen der Brust, Pflege der Haut durch kühle Bäder im Sommer, warme Bäder im Winter, nahrhafte Diät mit Milch, Eisen 2c., Landaufenthalt, Schutz vor Erkältung oder Nervenerregung, Sorge für möglichste Reinheit der Luft und manches Andere am Wohnorte des Kranken selbst anzuwendende Mittel, welche auch da, wo die Krankheit bereits einen Anfang gemacht hat, fortzusetzen sind. Dabei dürfte das gleichzeitige Tragen eines Jeffrey'schen Respirators oder eines den Mund bedeckenden Drahtgitterapparates, bestehend aus mehreren hinter einander liegenden Gittern von Neusilber, Silber oder Gold, welche mit dünner Seide überzogen sind und das Einathmen einer warmen, etwas feuchten und von Staub reinen Luft möglich machen, von Nutzen sein, zum Wenigsten während des Winters — vorausgesetzt, daß der Kranke im Stande ist, sich an den etwas unangenehmen Gebrauch eines solchen Instrumentes zu gewöhnen.

Als eigentliche Curen sind die Brunnen- und Badecuren, die Molken- und Milchcuren*), der fortgesetzte Ge-

*) Die genossene Milch sucht man jetzt auch durch Fütterung der Thiere mit Jod mit diesem Stoffe künstlich zu schwängern. In Frankreich haben Labourdette und Dumesnil seit 1840 Versuche darüber angestellt und ihre Resultate 1856 der französischen Akademie vorgelegt. Leider hat die Methode bestimmte Nachtheile für die Versuchsthiere, welche sie wahrscheinlich unausführbar machen.

brauch des Leberthrans u. s. w. anzusehen. Karner empfiehlt Stahlquellen, in denen das Bicarbonat des Eisens den Hauptbestandtheil bildet; ebenso Molken, welche auch mit dem Stahlwasser gemischt werden können; Bouault verlangt frühzeitige Ableitungen auf die Brust; Piorry redet dem Eisen, der eingekochten Milch und den Joddämpfen das Wort, welche aus Gefäßen mit weiter Oeffnung eingeathmet werden. Joly ist ebenfalls für Joddämpfe, Amedée Latour für das Meersalz; und Wiebasch auf Norderney, welcher die Seeluft untersucht und auf der Strandluft ausgesetzten Glastäfelchen unter dem Mikroskop Krystalle von Kochsalz und Salmiak nachgewiesen hat, empfiehlt künstlich erzeugte Seewasserdämpfe. Mojsisovics in Wien empfiehlt ebenfalls Salzdampf-Inhalationen, zu welchem Behufe in Ischl eigne Inhalationskammern über den Salzpfannen errichtet sind. Ueberhaupt kommen die Einathmungs- oder s. g. Inhalationscuren (Atmiatrie) neuerdings wieder mehr in Aufnahme, und kann ihnen die Wirksamkeit, da die Gase und Dämpfe ohne Zweifel bis in die Lungenzellen gelangen und daselbst aufgenommen werden, nicht abgesprochen werden. Zu ihren Gunsten spricht schon ganz im Allgemeinen die günstige Wirkung der Seeluft oder der Luft in der Nähe von Gradirwerken, das Wohlthätige des Land-Aufenthaltes in der Umgebung von Nadelholzwäldern und Aehnliches. Auch hat man jetzt an vielen Badeorten besondere Einathmungskammern eingerichtet. — Chloroform-Einathmungen sind nach Spencer-Wells vorzüglich zur

Beseitigung der asthmatischen Beschwerden; Einathmungen künstlich verdichteter Luft, wie sie z. B. in dem Compressions-Apparat des Herrn Tabarié in Nizza gemacht werden können, sind nach Vivenot insofern von Nutzen, als sie mit jedem Athemzuge mehr Sauerstoff einführen, als gewöhnlich, und daher durch selteneres Athemholen eine größere Ruhe in den Lungen und einen verminderten Blutandrang nach der Lungenschleimhaut, auch überhaupt eine geringere Erregung des Kreislaufs und des ganzen Stoffwechsels bedingen. Pravaz will bloß durch zusammengepreßte Luft Besserungen und selbst Heilungen der Tuberkelsucht erzielt haben.*) Ein eigenthümliches Licht auf die bekannte Wirkung des Leberthrans in dieser Krankheit mag auch eine Angabe englischer Schriftsteller werfen, wonach in den englischen Leuchtthürmen, welche mit Stockfischöl gespeist werden, die Luft in der s. g. Laterne derart mit flüchtigen Oelbestandtheilen geschwängert sein soll, daß die Wärter, welche diese Luft einathmen, feist und stark darin werden und von Lungenleiden ganz genesen!

Wirksamer als Alles dieses ist jedoch Versetzung des Kranken oder zur Erkrankung Geneigten in ein der Heilung günstiges und den Umständen angemessenes Klima. Am besten hierfür muß im Allgemeinen ein Ort mit mäßiger Erhebung über der Meeresfläche bezeichnet werden,

*) Apparate für die therapeutische Anwendung der comprimirten Luft sind seit einigen Jahren in vielen Städten und Bade-Orten aufgestellt und mit nicht geringem Erfolge bei Leiden der Athmungs-Organe gebraucht worden. Anm. zur zweiten Aufl.

welcher ein warmes, möglichst gleichmäßiges Klima und Schutz gegen Nord- und Ostwinde durch Gebirge darbietet.*) Eine bedeutende Erhebung über die Meeresfläche ist trotz der Seltenheit der Tuberkelsucht in gewissen Höhen aus verschiedenen Gründen nicht rathsam. Nach den Beobachtungen von Plantamour und d'Espine leiden die Mönche des St. Bernhard, wenn auch nicht an Tuberkelsucht, doch viel an entzündlichen Affectionen der Brustorgane und sind nach einer Reihe von Jahren wegen asthmatischer Beschwerden genöthigt, in die Ebene zurückzukehren. Auch sind Blutspeien und Lungenentzündung in den Gebirgsgegenden häufige Zufälle. Uebrigens bekommt dem Einen mehr warme und trockene, dem Andern eine mehr warme und feuchte, wieder Andern eine mehr kühle oder Gebirgsluft (wenigstens im Sommer) besser. Churchill räth für lymphatische und scrofulöse Constitutionen ein warmes und trocknes Klima an, während sich sanguinische und nervöse Personen nach ihm besser in etwas feuchter Atmosphäre befinden. Ein warmes, gleichmäßiges und trocknes Klima haben nach demselben Schriftsteller Oberägypten und die südliche Küste von Spanien; nach ihnen nennt er die Hyeren, Nizza, Mentone, Malta,

---

*) Rullmann bezeichnet als klimatische Curorte: Malaga, Hyères, Nizza, Venedig, Pisa, Rom, Palermo, Kairo, Algier, Madeira — nach diesen Cannes, Villafranca, Mentone, San Remo, Neapel, Messina, Catania. — Unter diesen Orten hat sich das an der oberitaliänischen Küste in sehr geschützter Umgebung gelegene Mentone neuerdings den meisten Ruf erworben.

Anm. zur zweiten Aufl.

Neapel. Veränderlicher in Temperatur und Feuchtigkeit sind Madeira, Algier, Pisa, Peru, Rom. Seereisen sind im Anfang oft sehr gut; doch sollen angenehme Landreisen im Ganzen besser bekommen. — Ueberhaupt mögen Seereisen als Curmittel nur Solchen anempfohlen werden, welche im Stande sind, sich dabei alle wünschenswerthen Bequemlichkeiten zu verschaffen, und bei denen eine vermehrte Reizung der Luftwege durch die Salztheilchen der Atmosphäre nicht zu erwarten steht, während ohne dieses der Schaden meist größer sein wird als der Nutzen. Dagegen kann ein bloßer Aufenthalt in der Nähe des Meeres oft um so günstiger wirken. Eines besonderen Rufes erfreut sich in dieser Beziehung Venedig wegen des Brom- und Jodgehaltes seiner Luft, wegen seines absoluten Mangels an Staub und wegen seines angenehmen Klimas. Doch kann hierfür nach Dr. Kleefeld nur eine Wohnung in der s. g. Riva empfohlen werden, welche Sonne und Schutz vor Winden hat, und wo die Kranken fast den ganzen Winter im Freien zubringen können, während im Innern der Stadt die Sonne selten ist und unaufhörlicher Zug herrscht. Ebenfalls ein ausgezeichnetes Klima und den Vortheil der Nähe des Meeres oder der Seeluft hat die berühmte Insel Madera oder Madeira, auf welcher die tiefste Kälte der Nacht nicht unter 9 Grade C., die höchste Wärme am Tage im Schatten nicht über 29 Grad C. beträgt. In Frankreich zieht Amedée Latour Cannes, Pau und die hyerischen Inseln allen andern Orten vor, während aus Deutschland und England Kranke mit

Reisen nach dem südlichen Frankreich, namentlich der Provence, sowie an verschiedene Orte Italiens geschickt werden. Unter diesen dürfte sich Neapel durch sein Seeklima, seine herrliche Lage und reizende Umgebung, seinen ganzen, psychisch erheiternden Charakter, sowie auch durch die Möglichkeit einer guten ärztlichen und sonstigen Verpflegung besonders empfehlen.

Den verbreitetsten Ruf hat sich jedoch unter den in oder in der Nähe von Europa gelegenen Orten als Winteraufenthalt für Brustleidende (neben Algier) das alte Wunderland der Pharaonen, Aegypten, erworben, dessen warmes, trocknes und gleichmäßiges Klima, dessen herrlicher Himmel und dessen milde, durch Winde sanft bewegte und meist staubfreie Luft den meisten Anforderungen genügen.*) Der kälteste Monat dort ist der Februar, in welchem jedoch die Temperatur nie unter 2 Grad Wärme sinkt, während als Mittel aus vielen Beobachtungen für den Winter in Kairo (Unterägypten) 13 Grad. R. gefunden wurden. Große tägliche Temperaturschwankungen gibt es dabei nicht. Die Tuberkelsucht ist unter den Eingebornen höchst selten und noch seltener unter den dort angesiedelten Europäern; nur die aus dem Süden kommenden Neger und Nubier werden lungenkrank. Die Kranken treffen durchschnittlich gegen Mitte October in Alexandrien

*) Nur Kranke mit Blutandrang nach der Brust und s. g. trocknem Katarrh passen nach Dr. Uhle (Der Winter in Oberägypten, 1858) besser in ein feuchteres Klima, z. B. nach Madeira.

ein, bringen zwei Monate hier und in Kaïro zu und treten Mitte December mit zunehmender Kälte die bekannte Reise auf dem Nil aufwärts nach dem wärmeren Oberägypten an, von wo sie zu Mitte oder Ende März auf demselben Wege zurückkehren. Als Hauptaufenthalt in Oberägypten, dessen Luft sich durch große Reinheit auszeichnen soll, räth D. Rullmann Theben oder Assuan an. Der heiße Sommer wird nicht in Aegypten, sondern, wenn man nicht weit gehen will, irgendwo an den Ufern des mittelländischen Meeres (Italien, Syrien, Insel Rhodus, Tripoli, Beyrut 2c.) zugebracht. Rullmann räth für den ganzen Sommer den Aufenthalt im Libanon an. Oder der Kranke bringt den Sommer auf dem Continent in Oberitalien, der Schweiz oder in einem der berühmten Bäder des Festlandes zu. Ein Winter in Aegypten reicht selten hin, sondern müssen vielmehr nach dem einstimmigen Urtheil der Sachverständigen deren 2—3 aufeinanderfolgende dort verlebt werden. Weiter vorgeschrittene Kranke sollen nach Reyer für einige Jahre ganz nach Aegypten übersiedeln und den Winter in Kaïro, den Sommer in Alexandrien zubringen.

Das beste Zeichen beginnender Heilung ist Zunahme des Körpergewichts.

Das Chloroform.

Auf dem Grund
Schlaf gesund!
Gießen will
Ich dir still
Auf die Augen Arzenei.
Puck (Sommernachtstraum).

In der 403. Nacht der Mährchen aus Tausend und Einer Nacht wird erzählt, wie der Sultan die Hand der schönen Prinzessin Nurunnihar demjenigen seiner drei Söhne Hussain, Aly und Achmed verspricht, der von seinen Reisen die außerordentlichste Seltenheit mitbringen würde. Die Prinzen reisen ab und kommen mit folgenden drei Seltenheiten zurück, welche sie unterwegs für vieles Geld erstanden haben. Hussain brachte einen Teppich, welcher die Eigenschaft hatte, daß er jeden, der sich darauf niederließ, augenblicklich und ohne Hinderniß an jeden, wenn auch noch so entfernten Ort brachte, wohin der Besitzer gebracht zu sein wünschte — also gleiche Bedeutung hatte mit dem Faust'schen Zaubermantel, dessen Idee vielleicht jenem Mährchen entlehnt sein mag. Prinz Aly dagegen brachte ein elfenbeinernes Rohr, etwa einen Fuß lang und von der Dicke eines Daumens, welches an jedem Ende ein Glas hatte und die wunderbare Eigenschaft besaß, daß man durch dasselbe sogleich Alles erblickte, was man irgend zu sehen wünschte. Prinz Achmed endlich brachte einen künstlich gemachten Apfel, der wunderbare Heilkräfte auszuüben vermochte, und zwar auf die leichteste Weise von der Welt, nämlich durch das bloße Riechen daran. Er war die Frucht der Studien und Nachtwachen eines berühmten Philosophen, der sich sein ganzes Leben hindurch auf die Erforschung der Kräfte der Pflanzen und Mineralien gelegt hatte und endlich auf den Punkt gelangt war, daraus eine zusammengesetzte Masse zu bereiten, aus welcher der Apfel, der so merkwürdige und heilsame Eigenschaften besaß, angefertigt war.

Bevor die Prinzen an den Hof ihres Vaters zurückkehrten, kamen sie an einem verabredeten Orte zusammen und fanden hier Gelegenheit, von den merkwürdigen Kräften ihrer Besitzstücke den wohlthätigsten Gebrauch zu machen. Durch das Rohr des Prinzen Aly nämlich sahen sie den Gegenstand ihrer Wünsche, die Prinzessin Nurunnihar, in einem völlig hoffnungslosen Zustande krank darniederliegen; durch den Teppich des Prinzen Hussain versetzten sie sich in einem Nu an ihr Sterbelager und stellten sie durch den Apfel des Prinzen Achmed wieder her.

Das Mährchen der Tausend und Eine Nacht ist zur Wirklichkeit geworden, das nur der Phantasie des Dichters möglich Scheinende in Erfüllung gegangen! Dank seinen großen Männern, und seinem unermüdlichen Streben nach materieller Verbesserung ist das neunzehnte Jahrhundert in den Besitz von Schätzen gekommen, welche jenen Producten dichterischer Einbildungskraft aus der orientalischen Gedankenwelt an Werth und Wunderbarkeit kaum etwas nachgeben. Wie mit Hülfe von Zauberteppichen lassen wir uns durch die Kräfte des Dampfes im wunderbarer Geschwindigkeit von einem Orte zum andern versetzen; wie mit einem Zauberrohr sehen wir durch Fernröhre und Vergrößerungsgläser, sowie mit Hülfe der s. g. Spektral-Analyse, in die entferntesten Räume des Weltalls wie in das verborgenste Innere der uns umgebenden Körperwelt, oder lassen uns durch electrische Drähte in einem Augenblicke berichten, was an den entferntesten und unsrer unmittelbaren Wahrnehmung ganz unzugänglichen Stellen der Erdoberfläche geschieht; an den Zauberapfel endlich gemahnt uns die Entdeckung eines der wohlthätigsten Stoffe, welche jemals der ärztlichen Kunst gedient haben, des Chloroforms nämlich, mit dessen Hülfe so viele Schmerzen gestillt, so viele Kranke schmerzlos von schrecklichen Uebeln befreit werden.

Das Chloroform ist eine Verbindung des Chlors mit dem s. g. Formyl oder dem Radical der Ameisensäure, chemisch ausgedrückt: Formyl-Superchlorid. In der Ameisensäure, einer organischen, in den Waldameisen, den Haaren mancher Raupen, in den Brennhaaren der Nesseln und in vielen andern Thieren und Pflanzen vorkommenden Säure nämlich, ist ein aus Kohlenstoff und Wasserstoff bestehendes Radical, das Formyl genannt (C_2 H), mit drei Atomen Sauerstoff und einem Atom Wasser verbunden. Dieses Radical kann sich seinerseits verbinden mit Chlor, Brom, Jod oder Schwefel. Die Chlorverbindung ist das Chloroform, chemisch ausgedrückt durch die Formel: $C_2 H Cl_3$, und die drei Stoffe

Kohlenstoff, Wasserstoff und Chlor in dem durch die Formel angegebenen Verhältniß enthaltend. Indessen wird dasselbe nicht mit wirklicher Hülfe der Ameisensäure dargestellt, sondern einfacher durch Destillation von Alkohol mit Chlorkalk und Wasser.*) Das Chloroform ist eine helle, durchsichtige Flüssigkeit, schwerer als Wasser und in demselben untersinkend, dagegen leicht mischbar mit Aether, Weingeist und fetten Oelen in allen Verhältnissen, bei 60 Grad Wärme siedend, sehr flüchtig und von süßlichem, etwas stechendem oder brennendem Geruch und Geschmack. Es verdunstet rasch und leicht, und der von ihm erzeugte Dunst, mit den Athemorganen in Berührung gebracht und in die Luftwege eingesogen, geht rasch in das Blut des Menschen oder der Thiere über, um hier in Folge der Wirkung des so veränderten Blutes auf das Gehirn und das Nervensystem bald schneller, bald weniger schnell, meist aber im Verlaufe weniger Minuten, einen Zustand von Bewußtlosigkeit, Schlaf und Unempfindlichkeit hervorzurufen. Einem meist sehr rasch vorübergehenden Stadium der Exaltation oder Aufregung, wobei der Chloroformirte aufzustehen versucht, mit den Armen um sich wirft, spricht und meist mit erregten Phantasie- oder Traumbildern zu kämpfen hat, folgt ein solches der Depression oder Abspannung, worin die Glieder schlaff herabsinken, dem Einflusse des Willens entzogen sind und Unempfindlichkeit

*) Neuerdings geschieht die Bereitung meistens aus dem s. g. Chloral, einem durch Einwirtung von Chlorgas auf wasserfreien Alkohol entstehenden Körper.

neben mehr oder weniger aufgehobenem Bewußtsein eintritt. Bisweilen ziehen in dieser Zeit rasch sehr lebhafte, bald angenehme, bald unangenehme Traumbilder aller Art an der Seele des Betäubten vorüber; bisweilen aber auch bleibt das Bewußtsein zum größten Theile erhalten, und der Chloroformirte weiß und hört Alles, was um ihn vorgeht, kann sich auch nachher der von den Umstehenden gesprochenen Worte erinnern, empfindet aber nichts und ist außer Stande, die Glieder zu bewegen oder einen Widerstand gegen das mit ihm Vorgenommene zu leisten.*) Diese eigenthümliche Erfahrung soll den Dr. Snow in England, der sich mit vielfachen Versuchen über das Chloroform und andere Anaesthetica (Betäubungsmittel) beschäftigt, veranlaßt haben, seit einiger Zeit mit Eifer

*) Manchmal bleibt das Bewußtsein so sehr erhalten, „daß die Operirten, ohne etwas von dem chirurgischen Eingriffe zu empfinden, sich sehr angelegentlich mit ihrer Umgebung unterhalten, scherzen, lachen u. s. w. So sah im hiesigen (Prager) Spitale ein Amputirter zu, wie bei ihm die Gefäße aufgesucht, torquirt, unterbunden wurden, und behauptete ganz ruhig, „daß ihm das Alles nicht weh thue.“ Ein Anderer gab an, daß er das Durchsägen des Knochens gehört habe, ohne einen Schmerz zu empfinden. Courty beobachtete einen Soldaten, welcher schmerzlos den Ton des schneidenden Instruments hörte. Ein Italiäner discurirte während der ganzen Operation mit dem Operateur und beschrieb ganze Scenen aus seinem Vaterlande, ohne das Geringste zu empfinden, ꝛc.“ (Güntner, das Seelenleben des Menschen im gesunden und kranken Zustande, 1861.) Auch der Chirurg Dieffenbach hat einen ähnlichen Fall beobachtet, wo der Operirte das Ziehen und Reißen der Zange nur wie das Hin- und Herschieben eines hölzernen Stäbchens empfand. (Siehe Romberg, Lehrbuch der Nervenkrankheiten).

nach einem Mittel zu suchen, das unempfindlich macht, ohne das Bewußtsein aufzuheben! Würde dieses gelingen, so wäre allerdings dem Gebrauche des Chloroforms oder seiner Surrogate eine gewisse Unheimlichkeit genommen, welche ihnen durch ihre eigenthümliche Wirkung auf das Bewußtsein für das Gefühl der meisten Menschen anklebt.

Es ist kaum länger als zwei Jahrzehnte, daß das Chloroform als Einathmungsmittel in den Gebrauch der ärztlichen Welt gekommen ist und rasch den vor ihm (wenn auch nur während weniger Jahre) zu gleichen Zwecken geübten Gebrauch des Aethers oder Schwefeläthers verdrängt hat, da es schneller, sicherer und angenehmer wirkt, als dieser.*) Während man bei diesem nicht bloß einer längeren Zeit, sondern auch meist lästiger oder erschreckender Apparate bedurfte, um zu dem gewünschten Ziele zu gelangen, genügt bei jenem das einmalige oder

*) „Die Anwendung der Aetherinhalation, um unempfindlich gegen die Schmerzen bei Operationen zu machen, ist neueren Ursprungs. Die Idee dazu theilte gegen Ende des Jahres 1846 der Chemiker und Geologe D. Jakson dem Zahnarzte Morton mit, welcher sie zuerst in Boston realisirte. Von Amerika kam der Gebrauch der Aetherdämpfe nach England, Frankreich und Deutschland; nicht lange darauf wurden in Wien und Prag Versuche hierüber mit dem besten Erfolge angestellt. Bald jedoch wurde der Schwefeläther von dem Chloroform verdrängt. Dieses wurde im Jahre 1831 von Soubeiran und 1832 von Liebig dargestellt. Bereits seit dem Jahre 1844 gebrauchten es Guillot, Simpson rc. innerlich als angenehmes, flüchtiges Reizmittel, im Jahre 1847 führte es Simpson in Edinburg als schmerzstillendes Mittel in die Praxis ein.“ (Güntner, a. a. O.)

wiederholte Vorhalten eines oft nur mit wenigen Tropfen befeuchteten Tuches und das daran Riechenlassen. Aber trotz dieser großen Vorzüge hat auch das Chloroform bereits einen Nebenbuhler erhalten, der es eine Zeitlang verdrängen zu wollen schien. Das Amylen, eine Verbindung des Halibradicals Amyl mit Kohlenwasserstoff, ist, wie das Chloroform, eine durchsichtige, aber etwas unangenehm faulig riechende Flüssigkeit. Durch Balard im Jahre 1844 entdeckt und dargestellt durch Destillation von Fuselöl mit Säuren oder Chlorzinklösung, wurde es im Jahre 1856 zuerst durch den schon genannten Engländer Snow als Anästheticum versucht. Seine Wirkung soll noch schneller und sicherer, als diejenige des Chloroforms, sein. Jedoch hat die Pariser Akademie im Jahre 1857 sehr ungünstig darüber geurtheilt. Es wirkt zu flüchtig und riecht zu schlecht. Auch braucht man eben wegen seiner großen Flüchtigkeit sehr viel davon. Endlich hat es nicht weniger als das Chloroform lästige Nebenwirkungen und kann ebenso wie dieses tödtlich werden.

Dieser letztere Umstand hat dem Chloroform, und zwar nicht bloß unter den Laien, sondern selbst in einigen Aerzten, erbitterte Feinde zugezogen. Und in der That, wenn man bedenkt, daß die Anwendung eines Mittels, welches nur Wohlthaten und Erleichterung bringen soll und das möglicherweise für Jeden in jedem Augenblicke nöthig werden kann, solche Gefahren in sich birgt, so mag man leicht in die Versuchung kommen, seinen Gebrauch ganz oder theilweise zu verdammen. Aber in Wirklichkeit liegt in solcher Verdammung eine große Uebertreibung. Denn welche noch so nützliche Entdeckung oder Erfindung gäbe es, die nicht auch einige, bisweilen scheinbare, andere-mal wirkliche Nachtheile oder Gefahren mit sich führte — Gefahren, die grade in der ersten Zeit der Einführung nicht nur am größten scheinen, sondern auch meist am größten sind? Denn erst der längere Gebrauch einer neuen Erfindung macht mit solchen Gefahren derart bekannt, daß man ihnen auszuweichen oder wirksam zu begegnen versteht. So auch mit dem Chloroform! Trotz der außerordentlich vermehrten Anwendung desselben kann man sagen, daß sich die Zahl seiner Opfer in den letzten Jahren nicht vermehrt, sondern vermindert hat, und daß eine gesteigerte Aufmerksamkeit und Sachkenntniß der Aerzte sowie eine größere Sorgfalt in der Bereitung eines möglichst reinen Präparats, seine Anwendung sehr viel weniger gefährlich gemacht hat, als früher. Abgesehen davon, daß auch schon ohnedies die wirkliche Zahl der Opfer eine im Verhältniß zu der Zahl der Chloroformirten unendlich geringe ist! Dr. Potter in London erzählt, daß er unter viertausend Chlorofomirten nur einen Todten hatte, und daß dieser Eine herzleidend war, also die Anlage zu einem üblen Ausgange schon in sich trug. Auch sonst kann man berechnen, daß auf 10—20000 Chloroformirte ein Todter kommt — eine Zahl, welche im Vergleich zu der Zahl derjenigen, welchen durch das Chloroform das Leben gerettet worden ist, verschwindend erscheint. Vor allen Dingen weiß man jetzt, daß der Gebrauch des Betäubungsmittels um so ungefährlicher wirkt, je mehr atmosphärische Luft demselben beigemischt ist, und sorgt daher vor Allem für den Zutritt einer hinreichenden Menge reiner und frischer Luft. Man will sogar bemerkt haben, daß die bis jetzt bekannt gewordenen Todesfälle meist in engen, kleinen Zimmern stattfanden, in denen es an ausreichendem Luftzutritt mangelte. Alle noch so künstlichen Einathmungsapparate sind auch aus diesem Grunde zu widerrathen. Um die gefährliche Wirkung des Chloroforms abzuschwächen, machte Snow den Vorschlag, dasselbe mit gleichen Theilen Weingeist zu vermischen und die Dämpfe dieser Mischung einathmen zu lassen — ein Rath, der überall da, wo man nicht eine sehr rasche und kräftige Wirkung nöthig hat, befolgt zu werden verdient und manche Verlegenheit ersparen wird. Selbst da, wo bereits wirkliche Gefahr vorhanden ist, kann oft durch eine rasche Einleitung der s. g. künstlichen Athmung das Leben erhalten werden. Immerhin ist der Arzt nicht in jedem Falle Herr der Lage, und selbst bei Beobachtung aller Vorsichtsmaaßregeln kann ein unglücklicher Zufall nicht immer vermieden werden. Daher ein Kranker nicht, wie dieses so oft geschieht, bei unbedeutenden Leiden oder kleinen Operationen, deren Schmerzgefühl nicht allzu groß oder rasch vorübergehend ist, an den Arzt die Anforderung stellen soll, chloroformirt zu werden, und der Arzt, wenn die Anforderung gestellt wird, sie nicht erfüllen soll!

Dagegen ist das Chloroform jetzt eine unschätzbare und gar nicht mehr zu entbehrende Beihülfe in den Händen der Aerzte bei allen größeren oder sehr schmerzhaften Operationen am menschlichen Körper. Nicht nur, daß dadurch den Leidenden schreckliche Schmerzempfindungen erspart werden, welche sie am Ende auch kraft eines festen Willens hätten ertragen können, so wird vor Allem den höchst üblen Folgen begegnet, welche solche über das Maaß gesteigerte Empfindungen auf das Gesammtnervensystem — namentlich bei reizbaren Personen — auszuüben pflegen; es wird ferner dem Arzt seine Aufgabe auf eine außerordentliche Weise, sowohl physisch als moralisch, erleichtert und damit auch das Gelingen der Operation selbst; ja es werden überhaupt Operationen möglich gemacht, welche sonst wegen ihrer Schwierigkeit, übergroßen Schmerzhaftigkeit oder wegen ihrer langen Dauer gar nicht ausführbar gewesen sein würden. Endlich unterziehen sich nunmehr eine Menge von Personen bald und furchtlos für ihr Leben oder ihre Gesundheit nothwendigen operativen Eingriffen, welche sie ehedem verweigert oder zu ihrem Schaden verzögert und erschwert haben würden. Welche außerordentliche Ausdehnung nunmehr der Gebrauch des Chloroforms bei solchen Eingriffen gewonnen hat, mag daraus hervorgehen, daß im Krimmfeldzuge laut Zeitungsberichten 25,000 Verwundete chloroformirt worden sind! (Güntner a. a. O.)

Aber nicht bloß bei jenen unglücklichen Zufällen, bei denen die Erhaltung der Gesundheit den operativen Eingriff des Arztes fordert und welche nunmehr den größten Theil ihrer ehemaligen Schrecken verloren haben, hat sich das Chloroform als eine unschätzbare Panacee der leidenden Menschheit bewährt, sondern auch überall dort, wo unerträgliche Schmerzen, welche solche Eingriffe nicht fordern, zu beseitigen sind. Keine der bis jetzt bekannten schmerzstillenden Mittel erreichen die hohe und sichere Wirkung des Chloroforms, und gibt es auch sehr viele Fälle, in denen jene vorzuziehen sind, so bildet doch das letztere in den heftigsten oder hartnäckigsten Fällen die sicherste Zuflucht. Bei örtlichen Schmerzen geringern Grades und namentlich wenn sie aus solchen Theilen stammen, welche der Körperoberfläche nahe gelegen sind, reicht oft schon der äußerliche Gebrauch des Chloroforms mittelst wiederholten Aufstreichens auf die Haut hin, um die Schmerzempfindung in den Nerven zu betäuben oder aufzuheben. Ein Prickeln und Brennen auf der Haut, welches rasch verschwindet, ist Alles, was der Leidende Unangenehmes dabei zu empfinden hat, und von irgend welcher Gefahr für das Leben kann natürlich bei solcher bloß örtlichen oder äußerlichen Anwendung im Entferntesten nicht die Rede sein.*) Bei allgemeinen

*) In dieser örtlichen oder äußerlichen Art der Anwendung soll das Chloroform von zwei noch neueren Mitteln, dem Schwefelkohlenstoff und Chlorkohlenwasserstoff oder Chlorwasserstoffäther (Elaylchlorür) an Wirksamkeit noch übertroffen werden. Uebrigens sind die Erfahrungen darüber bis jetzt noch gering, und ist das eine Mittel durch seinen häßlichen Geruch, das andere durch seinen hohen Preis derart in der Anwendung beschränkt, daß sie dem Chloroform zunächst den Rang nicht ablaufen werden. — Neuerdings soll sich das s. g. Rhigolen, ein Destillations-Product

oder aus mehr innerlichen Ursachen stammenden Schmerzen dagegen, namentlich bei solchen, welche paroxysmenweise und in hohem Grade auftreten, und bei denen andere schmerzstillende Mittel im Stiche gelassen haben, dient der **innere** Gebrauch des Chloroforms, d. h. vermittelst Einathmens seiner Dämpfe. Aber nicht bloß Schmerzen, sondern auch der schreckliche Zustand andauernder Schlaflosigkeit, heftiger Husten, nervöse oder entzündliche Aufregung, Krämpfe und ähnliche Zustände werden durch das Chloroform, dessen Wirkungsgebiet sich durch fortgesetzte Erfahrungen immer noch erweitert, beseitigt oder zum Erträglichen gemindert.

Welche große Beruhigung liegt für Jeden, einerlei ob leidend oder gesund, in dem bloßen Gedanken daran, daß gegen jedes ihn möglicherweise betreffende Uebel ein Gegenmittel existirt, welches ihn wenigstens für einige Zeit sicher über das Bewußtsein seiner Lage oder seiner Schmerzen hinwegzuheben im Stande ist, und welches unter allen Umständen ein unschätzbares Erleichterungsmittel für die qualvollsten körperlichen Zustände, welche den Menschen betreffen können, bildet!

Die Empfänglichkeit für die Wirkungen des Chloroforms ist bei verschiedenen Menschen sehr verschieden.

---

des Petroleums, als das zweckmäßigste örtliche Anästheticum herausgestellt haben. Auch ist man im Stande, durch Aufspritzen von **Schwefeläther** mittelst eines von **Richardson** construirten Apparats auf die Haut große örtliche Unempfindlichkeit zu erzeugen und kleinere Operationen schmerzlos zu vollziehen.

Während manche schon von der geringsten Menge betäubt werden, bedürfen andere sehr großer Quantitäten oder können solche, besonders wenn sie sich einmal daran gewöhnt haben, ohne Nachtheil ertragen. Nach längerer Einathmung bleibt indessen jedesmal ein unangenehmer Zustand des Körpers mit Schwindel, Kopfweh, Neigung zum Erbrechen, Mattigkeit, schläfrigem Wesen u. s. w. zurück. In einem von dem Verfasser selbst beobachteten Falle schien es, als ob das Einathmen des Chloroforms, welches ursprünglich heftiger Unterleibsschmerzen wegen gebraucht wurde, bei dem Patienten zur Leidenschaft geworden sei — vielleicht wegen der damit verbundenen Nerven-Erregung, Traumsucht ꝛc.!

Manchen Menschen muß wegen bestimmter körperlicher Anlagen das Einathmen des Chloroforms überhaupt als gesundheitsgefährlich untersagt werden; ebenso verbietet ein angefüllter Magen seinen Gebrauch. Unter allen Umständen soll es nur dem Arzte erlaubt sein, dasselbe in Anwendung zu bringen, und Spielereien mit einem so mächtigen und zugleich gefährlichen Mittel sind auf das Nachdrücklichste zu widerrathen.

Der Gebrauch des Chloroforms, um schmerzlose Geburten herbeizuführen, ist, obgleich die Königin von England bei ihrer letzten Entbindung sich durch Chloroformirung über die Geburtswehen hinweghelfen ließ und dieses Verfahren dadurch in England gewissermaßen legitim machte, im Allgemeinen doch zu verwerfen, und keine verständige Frau sollte etwas der Art von ihrem

Aerzte verlangen. Unentbehrlich dagegen ist es überall dort, wo operative Eingriffe bei einem solchen Acte nöthig werden, oder wo excessive Schmerzen die Gesundheit bedrohen.

Manche Aerzte begnügen sich, um jede Gefahr möglichst zu vermeiden, an Stelle der vollständigen Betäubung oder des tiefen Chloroform-Rausches nur den Zustand der sog. Toleranz oder des Mittelrausches hervorzurufen und jedesmal erst bei Beginn der wiederkehrenden Empfindung von Neuem zu chloroformiren. In diesem Zustande ist ein selbstwilliger Widerstand des Kranken unmöglich, und ist auch die Empfindung wenigstens derart abgeschwächt, daß der körperliche Schmerz entweder gar nicht oder nur in sanften Schwingungen zum Bewußtsein kommt. In dem vollständigen oder tiefen Chloroform-Rausche freilich, welcher unter Umständen doch nicht entbehrt werden kann, fehlt jeder Schmerz, jedes Bewußtsein und nach demselben auch jede Erinnerung an das Vorgefallene. Nicht selten verlängert sich diese Art des Rausches in einen tiefen und wohlthätigen Schlaf, aus dem der Kranke erwachend sein bewußtes Leben da fortsetzt, wo er es am Anfange der Betäubung verlassen hatte.

Ist somit das Chloroform eine Wohlthat der leidenden Menschheit in materieller Beziehung und in seiner wunderbaren Wirkung mit Recht dem Zauberapfel des Prinzen Achmed zu vergleichen, welcher alle Krankheiten heilte — so hat es aber auch Verdienste um die geistigen Interessen des Menschen oder um die Wissenschaft als solche. Mittelbar dadurch, daß es die für die physiologische Wissenschaft so wichtigen sog. Vivisectionen an Thieren erleichtert und der ehemals mit ihnen nothwendig verbundenen, widerwärtigen Grausamkeit entkleidet; unmittelbar durch die an chloroformirten Personen über das Verhalten gewisser Seelenthätigkeiten des Menschen gemachten Erfahrungen. Wenigstens müssen diese für Denjenigen werthvoll sein, der in der höchsten aller Wissenschaften, in der Philosophie und hier im Besonderen in der Psychologie oder Seelenlehre, einigen Werth auf die Erfahrung legt. Die eigentlichen, zum Halten von Vorlesungen angestellten Philosophen vom Fach freilich denken meist nicht groß von diesem Wege der Erkenntniß und legen mehr Werth auf lange und dunkle Wortgespinnste aus dem „reinen Gedanken" über das „Schlechthinige", über das „absolute Ich", über das „Sein" und „Werden" und ähnliche mysteriöse Dinge, als auf ernst und ehrlich gemeinte Untersuchungen auf Grund des Wirklichen und Erfahrungsmäßigen, oder gefallen sich in phantastischen und ganz unwissenschaftlichen Träumereien auf Grund von Dingen und angeblichen Erscheinungen, welche die positive Forschung längst in das Gebiet der Mährchen und Fabeln verwiesen hat.

Aber nachdem alle ihre dickleibigen Bücher und Excurse, ihre noch so tiefsinnigen Speculationen auf dem Gebiet der Seelenkunde kaum im Stande waren, so viele

Körnchen der Wahrheit zu Tage zu fördern, als dieses die oft nur gelegentlichen Beobachtungen der Aerzte und die Fortschritte der physiologischen Wissenschaften vermocht haben, wendet sich die Seelenlehre wieder mit Vorliebe einer mehr erfahrungsmäßigen oder naturwissenschaftlichen Behandlungsweise zu. Zwar haben uns die Beobachtungen und Erfahrungen der Aerzte und Physiologen ebensowenig Aufklärung über das eigentliche Wesen der Seele und des Bewußtseins zu geben vermocht, wie die dunklen Auseinandersetzungen der Philosophen; aber sie haben uns doch wenigstens über eine Anzahl thatsächlicher Verhältnisse Belehrungen verschafft, welche uns die bisherige Philosophie (was ihr übrigens nicht zum Vorwurfe gemacht werden soll!) nicht nur nicht liefern konnte, sondern welche auch mit sehr Vielem von dem, was dieselbe bis jetzt für wahr hielt, in einem auffallenden Widerspruche stehen!

Denn was zunächst das Bewußtsein anbelangt, so verräth sich dasselbe in jenen Erfahrungen, und so auch wieder in den durch das Chloroform herbeigeführten, nicht als jener einheitliche, immaterielle und höchste Grund aller Seelenthätigkeiten, als welcher es philosophisch aufgefaßt und als mächtige Waffe in dem Kampfe gegen die psychologischen „Materialisten" verwendet zu werden pflegt, sondern vielmehr nur als ein Theil derselben, als eine Eigenschaft der Seele oder als ein an ganz bestimmte Zustände des Gehirns gebundenes, ja sogar räumlich in demselben von den Stellen der Empfindung und des Willens getrenntes, durch künstliche Mittel zu entfernendes und wiederherzustellendes, durch Krankheit veränderliches, im Kinde sowie aufwärts in der Thierreihe allmählig entstehendes, sogar in niederen Thieren (Würmern, Polypen künstlich theilbares Ding, welches dem Thiere ebenso wie dem vernunftbegabten Menschen zukommt und welches wohl zum Zustandekommen freier Seelenthätigkeit, Empfindung und Willkühr nothwendig scheint, aber doch nicht Grund und Ursache derselben ist. Aber auch in Bezug auf die Seele selbst dürfte das Chloroform ein nicht geringes Gewicht in die Wagschaale derjenigen Erfahrungsphilosophen werfen, welche die Seele nicht als ein so einheitliches, untrennbares und in sich selbst concentrirtes Ganze ansehen, wie die Mehrzahl der Philosophen, sondern als ein complicirtes, aus sehr mannichfaltigen Thätigkeiten oder Bestandtheilen zusammengesetztes, theilweise zerlegbares Gebilde, von welchem das Bewußtsein, wie gesagt, nur einen Theil oder eine Seite ausmacht. Denn wenn wir uns an die eben geschilderten merkwürdigen Fälle erinnern, in denen die Empfindung der Chloroformirten bei fortbestehendem Bewußtsein aufgehoben war, so haben wir damit eine gewiß sehr merkwürdige künstliche, man möchte fast sagen — chemische Zerlegung des Seelenwesens in zwei seiner einzelnen Bestandtheile vor uns, deren allgemeine Möglichkeit zwar den Aerzten und Physiologen schon durch frühere Erfahrungen nicht unbekannt war, welche aber doch in dieser Weise bisher noch nicht dargelegt werden konnte.

Bei der außerordentlichen und fast undurchdringlichen Dunkelheit, welche die Erkenntniß seines eignen Seelenlebens den Blicken des Menschen verbirgt, mag aber auch der geringste Lichtstrahl, welcher das Dunkel zu erhellen verspricht, mit Freuden begrüßt werden!